steckandose.com

Sven Thiele

Die Corona-Krise

Dummheit, Unfähigkeit oder Absicht?

steckandose.com, London, UK, 2020
1. Auflage 2020

Cover: MuellersBüro, Hamburg, Germany
Korrektur und Lektorat: DMR
Grafik: TGR, Hamburg

www.steckandose.com

ISBN: 9798657679342
Independently published

Never waste a good crisis

Winston Churchill

Die Dummheit von Regierungen

sollte niemals unterschätzt werden

Helmut Schmidt

Vorwort

Eigentlich sollte es ein Artikel für eine medizinische Fachzeitschrift zu den Entwicklungen hinsichtlich des neuen Corona-Virus werden. Bei der Recherche zu den Vorgängen, Entscheidungen und Abläufen zwischen Januar 2020 und Ende Februar 2020 wurde mir jedoch klar, dass dies nur die Anfänge von etwas Größerem sind.

Bilder aus China ließen nichts Gutes vermuten und da verwunderte es, wie entspannt deutsche Politiker mit der scheinbar bedrohlichen Lage umgingen. Man war mit anderen Dingen beschäftigt: dem bevorstehenden CDU-Parteitag und einer nicht enden wollenden Klimadebatte. In Thüringen wurde ein neuer Ministerpräsident demokratisch gewählt und die Kanzlerin forderte aus dem Ausland, die Wahl rückgängig zu machen. Die vom Corona-Virus verursachte Erkrankung und deren Verbreitung fand dagegen in den Meldungen der Medien nur eine marginale Aufmerksamkeit.

Für mich stellten sich täglich mehr Fragen. Denn mit einer fundierten medizinischen Ausbildung an der Wirkungsstätte von Rudolf Virchow und Robert Koch, war es für mich unverständlich, dass man in Deutschland offenbar keine Schutzvorkehrungen traf. Selbst als die ersten Erkrankungsfälle im Land auftraten, ausgelöst durch die aus China eingereiste Mitarbeiterin eines bayerischen Unternehmens, leitete man keine präventiven Maßnahmen ein. Gerade dann, wenn es sich um eine neue Erkrankung handelt, deren Verlauf man nicht wirklich kennt, liegt es in der Verantwortung von Politikern, die Bevölkerung zu schützen. Noch im Januar und Februar 2020 wurden kritische Stimmen, die vorbeugende Schritte einforderten, als

Verschwörungstheoretiker diffamiert. Von den politisch Verantwortlichen wurde die Meinung verbreitet, dass die neue Erkrankung nicht viel gefährlicher als eine normale Grippe sei. Ich entschloss mich, die bis Anfang März 2020 zusammengetragenen Fakten um ein Tagebuch zu erweitern. Denn angesichts der weltweiten Verknüpfungen im Personen- und Warenverkehr, waren dramatische Entwicklungen zu befürchten.

Im Verlaufe der Monate, die ich in diesem Buch dokumentiert habe, gab es erstaunliche Meinungsänderungen, Kehrtwendungen, grandiose Fehleinschätzungen, sensationelle Fehlleistungen und unverständliche Widersprüche in der Medizin und Politik auf deutscher sowie internationaler Ebene. Zudem entstanden mehr und mehr Fragen nach Abläufen im Hintergrund und scheinbar geplanten gesellschaftspolitischen Veränderungen. Ferner stellte sich mehr und mehr heraus, das es sich bei dem Virus nicht wie von den Medien und der Politik behauptet, um das Super-Killer-Virus handelt, das nur eine Handvoll Überlebende auf der Erde zurücklassen wird.

Heute, sechs Monate nach den ersten dokumentierten Erkrankungsfällen, ist Deutschland ein Land, in dem Maskenzwang besteht, ohne dass irgendjemand in der Bevölkerung eine Idee davon hat, wie lange dieser Zustand anhalten soll. Bürgerliche Rechte und Freiheiten sind in einem Maße eingeschränkt, wie es das in den letzten 75 Jahren der Bundesrepublik Deutschland nicht gegeben hat.

All diese Maßnahmen wurden auf der Grundlage seltsamer und ständig wechselnder Kriterien verhängt, ohne dass belastbare Zahlen und Fakten für die eingeleiteten Schritte vorgelegt wurden. Vielmehr lagen die Referenzfaktoren für die Maßnahmen bereits vor deren Inkrafttreten unter der für die Begründung der Maßnahmen festgelegten Größe.

Der bisher entstandene menschliche und wirtschaftliche Schaden wird über Generationen hinweg nachwirken und die dafür verantwortlichen Politiker werden sich ihrer Verantwortung zu entziehen wissen. Die medizinische Corona-Krise deckte bisher nicht nur die Unfähigkeit von Politikern, sondern genauso die der deutschen Medien auf. Gab es einst in der Bundesrepublik Journalisten, die derartig weitreichende politische und gesellschaftliche Entscheidungen kritisch hinterfragten, so ist die eigentliche vierte Gewalt im Staate mit der Absicherung des unverantwortlichen Regierungskurses beschäftigt. Es wird keine der getroffenen Entscheidungen hinterfragt, vielmehr werden Kritiker der Maßnahmen durch die Medien diffamiert und diskreditiert.

Angesichts der unendlich vielen Meldungen, Beiträge und Berichte in den Medien, der unzähligen Pressekonferenzen, Talk-Shows und Sondersendungen, habe ich versucht, das wichtigste daraus in diesem Buch festzuhalten und bei Bedarf kritisch kommentiert. Nicht immer wird mir dies gelungen sein. Zudem wird es vieles geben, was in den nächsten Monaten und Jahren aufzuarbeiten und zu untersuchen ist. Es bleibt fraglich, ob das Fehlverhalten vieler Akteure jemals eine Aufarbeitung erfährt oder juristische Konsequenzen nach sich zieht.

Zudem steht zu befürchten, dass wir erst am Anfang tiefgreifender und dramatischer sozialer, wirtschaftlicher und politischer Veränderungen stehen. Allerdings liegt es an einem Jeden selbst und der gesamten Gesellschaft, welches Ergebnis dieser Veränderungsprozess am Ende hervorbringt und die Dinge sich nicht doch zum Guten wenden können.

„The future´s not set. There is no fate but what we make for ourselves." (Die Zukunft ist nicht vorbestimmt. Wir selbst sind unseres Schicksals Schmied), John Connor, Terminator 2, Tag der Abrechnung

Die ersten Fälle traten Ende Dezember 2019 in China auf. Am **31.12.19** wurden sie erstmals als eine von einem neuartigen Virus verursachte Atemwegserkrankung diagnostiziert. Am **09.01.2020** kam die Meldung, dass in China ein neuer Typ Lungenkrankheit aufgetreten sei, am **11.01.20** wird der erste Tote durch die Krankheit vermeldet. Die Erkrankung breitete sich schnell aus, auch wenn bis **21.01.20** erst 300 Menschen infiziert waren. Die Viren infizierten in immer höherem Tempo jeden Tag neue Menschen, am **22.01.20** gab es in China 470 Erkrankte und neun Todesfälle. Es dauerte nicht lange, bis die chinesischen Behörden aktiv wurden, Quarantänemaßnahmen einleiteten, Sperrgebiete einrichteten und großflächige Desinfektionen durchführten. In den deutschen Medien wurde schnell darüber diskutiert, dass solche Maßnahmen nur in totalitären Regimen möglich sind. In westlichen Demokratien seien solche drastischen Einschränkungen des Lebens nicht nur nicht nötig, sie wären auch unmöglich. China selbst ist in den letzten Jahrzehnten zu einem bedeutenden Wirtschaft- und Industriestandort, einer der wichtigsten Handelspartner der EU und Deutschlands. Mit zunehmender Zahl der Erkrankten in China war anzunehmen, dass chinesische Wanderarbeiter, die zum chinesischen Neujahrsfest nach Hause fuhren, nicht pünktlich an ihren Arbeitsplatz zurückkehren. Fabrikarbeiter, Hafenarbeiter, Beamte, mehr Menschen als Deutschland Einwohner hat, saßen fest. Die Zahl der Infizierten stieg und stieg.

Angesichts der Erkrankungsfälle und der Tatsache geschuldet, dass bereits vor Einführung der Quarantänemaßnahmen zehntausende Chinesen im Ausland unterwegs waren, hätte man vielleicht einmal nachdenken sollen. Nachdenken von Seiten regierungsverantwortlicher Stellen, ganz besonders von Seiten des Gesundheitsministers.

Am **22.01.20** fragte die Tagesschau „Muss sich Deutschland gegen das Corona-Virus wappnen?“. Die Antwort des Präsidenten des Robert-Koch-Instituts, Lothar Wieler, war die folgende: „Allerdings ist die Übertragungsrate nicht kontinuierlich, nach dem jetzigen Wissensstand. Wir gehen also davon aus, dass nur wenige Menschen von anderen Menschen angesteckt werden können." Christian Drosten, Virologe an der Berliner Charité hielt eine Einreisewarnung für China für nicht effizient und weiter: „dass Krankenhäuser sich überlegen, was sie machen, wenn es zu einer erhöhten Fallzahl kommen sollte."

Wann meldete sich der deutsche Gesundheitsminister? Am **24.01.2020**. Dabei fabuliert er davon, dass es wichtig sei, die Krankheit einzuordnen und verweist auf die Grippe, an der jährlich bis zu 20.000 Menschen in Deutschland sterben würden. Zugleich weist er in diesem Zusammenhang darauf hin, die neue Lungenkrankheit sei vom Infektionsgeschehen milder.

Am **25.01.20** meldete Frankreich als erstes Land der EU drei Erkrankungsfälle mit dem Corona-Virus, nachdem drei Tage zuvor bereits der erste Infizierte in den USA gemeldet wurde. Am 25.01.20 berichtet die Tagesschau, dass Experten fordern, deutsche Kliniken sollen sich auf das Virus einstellen und fragt doch in der Tat, wie gefährlich das Virus sei. In China gab es zu diesem Zeitpunkt 1975 Erkrankte und 56 Tote durch das Virus. Wer halbwegs rechnen kann, dem dürfte bereits zu diesem Zeitpunkt nicht entgangen sein, dass die Morbiditätsrate in China bei 2,8 Prozent lag. Wieler, Präsident des Robert-Koch-Instituts spielt die Gefahr des Virus im ZDF herunter: „Außerhalb Chinas gibt es bisher keine großen Infektionsketten". Japan, Thailand, Vietnam, Singapur und Taiwan meldeten zu diesem Zeitpunkt ebenfalls Fälle außerhalb Chinas.

In Deutschland beschäftigte man sich am **27.01.20** hauptsächlich mit China-Bashing und die Tagesschau meldete „Trotz Durchhalteparolen der Führung wächst in China die Wut".
Am **28.01.20** wird Deutschlands erster Coronavirus-Fall in München vermeldet. Spahn sieht Deutschland gut gerüstet.
Bei Rückverfolgung der Infektionskette wird deutlich, dass sich der Erkrankte bei einer Chinesin angesteckt hatte, die beruflich im Unternehmen des Erkrankten zu tun hatte und aus diesem Grund aus China eingereist war.

Wäre es an dieser Stelle gegebenenfalls eine Überlegung wert gewesen, Kontakte aus China einzuschränken? Denn man hätte zwischenzeitlich wissen können, dass die Inkubationszeit etwa vierzehn Tage beträgt. Für alle, die sich nicht auskennen, Inkubationszeit ist die Zeit vom ersten Kontakt mit dem Virus bis zum Ausbruch der Krankheit. Noch am gleichen Tag, also dem 28.01.20 sagte Drosten von der Virologie der Charité: „Für den normalen Bürger, der sich fragt, ob er sich im Alltag infizieren kann, gibt es also im Moment keinen Grund zur Sorge." Nun, gut gesagt und trotzdem falsch. Denn jeder chinesische Tourist war auch zu diesem Zeitpunkt bereits ein potentieller Virusträger bzw. Infizierter, der die Erkrankung hätte übertragen können.

Die vom Corona-Virus verursachte Infektionskrankheit ist nicht die erste, die zu einer Pandemie führt. Wer als Medizinstudent ein wenig in den Vorlesungen aufgepasst hat, der weiß, dass es Bakterien und Viren gibt, die schon vor Jahrtausenden zigtausende Todesopfer forderten. Und genauso weiß man als Arzt spätestens seit Robert Koch, welche Maßnahmen rechtzeitig und zügig ergriffen werden müssen, um dies zu verhindern.

Bereits zwischen 531 und 580 brach die Pest im gesamten Mittelmeerraum und in Teilen Mitteleuropas aus. Für die Menschen war die gesamte, ihnen damals bekannte Welt betroffen. Es war zur Herrschaft des oströmischen Kaisers Justinian, als die nach ihm benannte Erkrankung die Bevölkerung drastisch reduzierte. Im Jahre 542 zählte man in Konstantinopel bis zu 1000 Tote am Tag.

Als im 14. Jahrhundert die Pest nach Europa zurückkehrte, wusste man kaum noch etwas von den Vorgängen im sechsten Jahrhundert. Der schwarze Tod raffte zwischen 1347 und 1352 etwa 25 Millionen Menschen in Europa hinweg. Damals richtete man Absperrungen ein, ordnete Reglementierungen an und führte die Quarantäne ein. Fast alle großen Hafenstädte am nördlichen Mittelmeer, wie z.B. Venedig, Marseille, Ragusa, schlossen sich diesen Maßnahmen an. Die Quarantäne, von quaranta giorni (vierzig Tage), galt damals für pestverdächtige Schiffe und Reisende.

Seit dem 16. Jahrhundert internierte man Pest- und Pockenkranke in Europa in sogenannten Pest- oder Blatternhäusern in Distanz zum Stadtkern, denn die Erkrankung kam periodisch immer wieder.

Im 18. Jahrhundert schließlich führte man Pest-Cordons ein, um Staatsterritorien und Bevölkerung vor Pestausbrüchen zu schützen. Die Habsburger Monarchie schuf einen solchen Sperrgürtel von immerhin 1900 Kilometern Länge.
1834, zwei Jahre vor dem großen Pestausbruch in Konstantinopel erließ Kaiser Franz II./I. weitreichende Gesetze:
„Abänderungen in Bezug auf das Verfahren gegen Uebertreter des Pest-Cordons. – Seine k.k. Majestät haben mit höchster Entschließung vom 25. Januar 1834 in Bezug auf das Verfahren

gegen Uebertreter des Pest-Cordons , folgende Anträge zu genehmigen geruhet:
a) sobald der Pest-Cordon gezogen ist, soll die Wache den Auftrag haben, gegen jeden, der den Cordon überschreitet und auf Zurufen derselben nicht zurückweichet, oder gar Gewalt braucht, wenn kein anderes Mittel erübriget, auf der Stelle Feuer zu geben, ohne Unterschied, ob der Pest-Cordon auf den ersten, zweyten oder dritten Grad gezogen ist.
b) Der 21. Kriegs-Artikel ist in der Textirung dahin abzuändern: Der Contumaz-Uebertreter soll nach den bestehenden Gesetzen scharf bestraft , und wenn schon der Pest-Cordon gezogen ist, derjenige, der auf Anrufen nicht zurück kehrt , von der Wache, wenn kein anderes Mittel erübriget, niedergeschossen, derjenige aber, der, wenn schon der engste Pest-Cordon gezogen ist, mit Gewaltthätigkeit gegen die Wache durch den Cordon bricht , oder auch sich heimlich einschleicht, standrechtmäßig behandelt und mit Pulver und Bley hingerichtet werden."
(Sr. K. k. Majestät Franz des Ersten politische Gesetze und Verordnungen für sämmtliche Provinzen des Oesterreichischen Kaiserstaates, mit Ausnahme von Ungarn und Siebenbürgen. Zwey und Sechszigster Band, welcher die Verordnungen vom 1. Januar bis letzten Dezember 1834 enthält. Wien 1836)

Ähnlich wie die Pest, so waren auch die Syphilis im 16. Jahrhundert und die Pocken eine pandemische Krankheit im Verständnis der Bevölkerung.
Ebenso die asiatische Cholera, die in den 1830er und 1890er Jahren zu dramatischen Krankheitsverläufen führte und eine höhere Letalität aufwies, als die bis dahin in Europa bekannte Form der Erkrankung.

Ursache für die Verbreitung der hauptsächlich in Indien am Ganges-Delta auftretende Infektionskrankheit bis nach Europa waren einerseits der europäische Kolonialismus in Asien und die deutliche Zunahme von Waren und Menschenströmen in Richtung Europa und andererseits die Entstehung großer urbaner Metropolen in Europa und später Nordamerika mit Überbevölkerung, schlechten hygienischen Bedingungen sowie die dort herrschende Armut.

Bankkaufmann Spahn jedoch in einem Statement nach Bekanntwerden des ersten nachgewiesenen Corona-Falles in Deutschland: „Die Gefahr für die Gesundheit der Menschen in Deutschland durch diese neue Atemwegserkrankung aus China bleibt nach unserer Einschätzung weiterhin gering. Ich finde, diese Information ist sehr, sehr wichtig auch für die Einordnung des aktuellen Geschehens." (http://www.tagesschau.de/multimedia/video/video-653035.html)

Zur Anmerkung: es ist interessant, sich dieses Video vom Auftreten Spahns anzusehen und auf seine Körperhaltung, Gestik sowie seinen Gesichtsausdruck eingehend zu achten und mit Videos zu vergleichen, die keine zwei Wochen später von ihm veröffentlicht werden. In diesem Video vom 28.01.20 vermittelt er den Eindruck, alles im Griff zu haben und scheint wohl selbst davon überzeugt zu sein, dass das Virus mit vielleicht zwei oder drei Ausnahmen einen Bogen um Deutschland macht.

Am **29.01.20** ist British Airways die erste Fluglinie, die Flüge nach China aussetzt (https://www.welt.de/politik/ausland/article205427715/Coronavirus-British-Airways-streicht-wegen-Reisewarnung-Fluege-nach-China.html). Das Virus wurde in 17 Ländern nachgewiesen und Gesundheitsminister Spahn rät zu wachsamer Gelassenheit. Plötzlich war er der Meinung: „Es war zu erwarten, dass es auch zu Infektionen hier in Deutschland kommt, eben durch Kontakt mit Reisenden aus China." Auf Propagandakanälen wie der Tagesschau greift man immer wieder zum Vergleich mit der Grippe: „Stellt man die Lungenkrankheit und die Grippe nebeneinander, halten die Dimensionen einem Vergleich kaum stand. Rund 6000 registrierte Fälle der Lungenkrankheit gibt es Stand jetzt, die Zahl der Todesopfer liegt bei etwa 130. Bei den Toten handelt es sich meist um geschwächte Menschen mit erheblichen Vorerkrankungen. Dagegen gibt es Jahr für Jahr weltweit etwa drei bis fünf Millionen schwere Fälle von Grippe - mit Hunderttausenden Toten."

An dieser Stelle sei gesagt, dass belastbare Zahlen zu Todesfällen durch Influenza nicht vorliegen. Es handelt sich jeweils um Schätzungen. Dazu kommt, dass man mit Zahlen, wie von der Tagesschau oben ins Spiel gebracht, gut spielen kann, denn die meisten Menschen denken, bei den jährlich auftretenden Erkältungen handele es sich um eine Grippe, also Influenza. Das aber ist falsch. Eine echte Influenza ist durch Fieber von 40°Celsius und darüber mit Schüttelfrost gekennzeichnet. Und Schüttelfrost meint an dieser Stelle nicht etwa das, was Tante Erna denkt, wenn sie mit 38° Celsius erhöhter Temperatur sagt: „Ach, ich habe solchen Schüttelfrost". Schüttelfrost ist etwas, bei dem das Bett wackelt und wo der Patient verbal nicht mehr reflektiert, dass er oder sie Schüttelfrost hat.

Nachdem erste Fluggesellschaften reagiert hatten, kommt am Nachmittag des 28.01.20 die Meldung, dass auch die Lufthansa alle Flüge nach China aussetzt. Zudem kommen erste Hinweise, wie man sich vor einer Infektion schützen kann und ebenfalls darauf, dass Infizierte das Virus auch in der Inkubationszeit verbreiten können. Diese Meldung, eher in einem Nebensatz erwähnt, hätte eine völlig andere Bedeutung bekommen müssen. Denn während jeder einen Erkrankten klar erkennen kann, schließlich zeigen er oder sie Symptome einer Krankheit, ist dies bei Infizierten ohne Symptome schwierig, ja unmöglich. Man denkt, einem scheinbar nicht Infizierten gegenüberzustehen, da dieser ja keine Symptome zeigt, kann sich aber gleichzeitig auf verschiedenen Wegen selbst infizieren. Nehmen wir einmal an, jemand leckt sich nach dem Essen die Finger ab, was ja durchaus schon einmal vorkommen soll, wäscht sich danach nicht die Hände und gibt jemandem anderes die Hand zur Begrüßung. Derjenige wiederum fährt sich mit seinen Fingern an den Mund oder reibt sich die Augen. Damit wäre die potentielle Gefahr einer Virusübertragung und eine Neuinfektion gegeben. Ähnlich verhält es sich beim Vorgang der Tröpfcheninfektion. Ein Mensch mit feuchter Aussprache infiziert einen anderen durch feine Tröpfchen beim Sprechen.

Am **30.01.20** übertraf die Anzahl der durch das Corona-Virus Infizierten die Zahl derer, die sich im Jahre 2002/2003 mit SARS infizierten. Insgesamt hatten sich bis zu diesem Tag 8100 Menschen infiziert, es gab 170 Tote.
Am gleichen Tag erklärte die WHO, also die Gesundheitsorganisation der Vereinten Nationen, die Corona-Virus-Epidemie zum internationalen Gesundheitsnotstand. Gleichzeitig gab sie Empfehlungen heraus, wie sich Länder schützen und zudem eine Ausbreitung verhindern können. Ferner verpflichtete sie mit dem Gesundheitsnotstand ihre Mitglieder, die Maßnahmen zu koordinieren.

Im Gesundheitsministerium herrscht Ruhe, Spahn äußert sich nicht in der Öffentlichkeit zur WHO-Erklärung. Stattdessen

wird in Deutschland geplant, Deutsche aus der Wuhan in China zurückzuholen, was am 01.02.20 dann auch erfolgt. Im Gegensatz zu Gesundheitsminister Spahn, der Deutschland gut gerüstet sieht, erklärt die Bundesärztekammer am 31.01.20, Deutschlands Krankenhäuser und Kliniken seien schlecht für Corona gerüstet. Um eine Übertragungsgefahr des Virus auf Intensivstationen zu minimieren, brauche es Einzelboxen. Von diesen gäbe es in Deutschland aus Kostengründen zu wenige. Zudem sei der öffentliche Gesundheitsdienst massiv unterbesetzt. Dieser sei jedoch verantwortlich dafür, die Isolierung von Patienten zu Hause zu überwachen und für die gesamte Meldekette bei Neuerkrankungen.
Aus dem Gesundheitsministerium heißt es, man sei sehr wachsam, aber gelassen.

In den USA sieht man das zu diesem Zeitpunkt, also am **31.01.20** bereits etwas anders und warnt nicht nur vor Reisen nach China, sondern verhängt auch ein Einreiseverbot für China-Reisende. Was hier noch nach Panik oder vorschneller Reaktion aussieht, wird einen Monat später in einem anderen Licht erscheinen. Eine weitere Meldung, die kurze Zeit später noch Bedeutung erlangen wird ist die, dass in Italien zwei Corona-Fälle bestätigt werden und Italien den Flugverkehr nach China abriegelt.

Spahn erscheint am **03.02.20** erneut im Fernsehen, im Morgenmagazin der ARD
(http://www.tagesschau.de/multimedia/video/video-655527.html).
Die Frage an ihn lautet: Gibt es genügend Ärzte, gibt es genügend Pflegepersonal, Schwestern an den Krankenhäusern, da

hören wir ja jeden Tag, das Gesundheitswesen krankt am Personal. Können Sie also diese Aussage wirklich auch in Zeiten einer möglichen Epidemie aufrechterhalten?
Spahn: ...wenn wir in einer solchen Lage wären, und ich lege Wert darauf, da sind wir nicht, und bei zehn Erkrankten in Deutschland, Infizierten mit dem Corona-Virus noch lange nicht, dann würde man natürlich auch die Ressourcen anders bündeln und schauen, was ist eigentlich nötig im Normalbetrieb und wieviel an Personal, Ärzte, Pflegekräfte würde dann für eine solche Situation eben auch gesondert bereitgestellt. Dann würden eben alle im Gesundheitswesen sich auch anstrengen, die Ressourcen auch genau darauf zu konzentrieren, aber ich sag noch einmal, dafür gibt es auch die entsprechenden Planungen. Ich sag noch einmal, bei zehn Infizierten in Deutschland, denen es Stand jetzt, allen gesundheitlich sehr, sehr gut geht, sind wir da noch lange nicht und wollen wir auch gar nicht hin."

Hat er das wirklich gesagt? Ja, hat er. Und zeigt damit, dass die fachliche Kompetenz dieses Mannes hinsichtlich basisorientierten medizinischen Wissens geringer als rudimentär ist und er den Ernst der Lage zu diesem Zeitpunkt nicht begriffen hat. Selbst unter der Annahme, dass es sein Ziel war, keine Panik aufkommen zu lassen und die Bevölkerung zu beruhigen, zeigen die hier an den Tag gelegten Aussagen, wie wenig er in der Lage ist, medizinische Krisensituationen auch nur halbwegs vernünftig einzuschätzen.
Aber immerhin waren am Vortrag 112 Deutsche mit einer Maschine aus China in Deutschland gelandet und in Quarantäne verbracht. „Nur zwei Infizierte", lauteten die Schlagzeilen und diese Infizierten wurden in ein Krankenhaus zur weiteren Behandlung gebracht. Das war natürlich der Zeitpunkt, sich als

Gesundheitsminister ein wenig feiern zu lassen, denn man hatte ja die Vorstellung, alles im Griff zu haben.

Der Fokus lag eher auf einer Berichterstattung aus China, welche Fehler dort gemacht wurden und werden, wie man versuche, die tatsächlichen Zahlen der Erkrankten zu vertuschen. Gleichzeitig gab es weitere Todesfälle außerhalb Chinas und erste Reisewarnungen. Macau schloss alle seine Casinos. Noch am **04.02.20** wurde mitgeteilt, es gäbe keine Anzeichen für eine Pandemie, da sich das Virus nicht mindestens auf zwei Kontinenten anhaltend weiterverbreitet. Am selben Tag wurde die „Diamond Princess", ein Kreuzfahrtschiff, in Japan unter Quarantäne gestellt. Ein Kreuzfahrtpassagier war nach seiner Reise positiv auf das Corona-Virus getestet worden. Am Tag darauf wurden die Passagiere des Kreuzfahrtschiffes getestet und bei zehn Passagieren das Virus nachgewiesen. Gleichzeitig gab es in China inzwischen 24.324 Erkrankte und 490 Todesfälle. Von deutschen Instituten wird an diesem Tag mitgeteilt, dass sich das Virus auch von Patienten mit nur sehr milden Krankheitssymptomen übertragen werden kann. Man hatte das Corona-Virus bei Patienten mit schwachen Symptomen im Nasen-Rachenraum gefunden.

Zur Erinnerung, der Januar und Februar sind Monate, in denen Menschen leicht eine Erkältung oder einen grippalen Infekt bekommen können. Die Symptome bei diesen relativ harmlosen Infektionen sind aber die gleichen bzw. ähnliche, wie bei einer Erkrankung mit dem neuartigen Corona-Virus.

Bereits am **06.02.20**, also einen Tag nachdem bei zehn Passagieren die neue Atemwegserkrankung diagnostiziert wurde, hatten sich weitere zehn Passagiere auf der „Princess Diamond" mit dem Virus infiziert. Die Zahl der Infizierten hatte sich also um 100 Prozent erhöht. Für jemanden mit einer fundierten medizinischen Ausbildung zeigen diese Übertragungsketten, dass sich das Corona-Virus unter bestimmten Umständen schnell und gut verbreitet. Zum einen herrscht auf einem Kreuzfahrtschiff ein relativ enger Kontakt zwischen den Menschen, zum anderen gibt es dort Be- und Entlüftungssysteme sowie Klimaanlagen, die wahrscheinlich nicht mit entsprechenden Virenfiltern ausgestattet sind. Was aber heißt dies für Bereiche jenseits solcher Kreuzfahrtschiffe, wenn man den Schutz der Bevölkerung aufrechterhalten und sichern will? Was bedeutet dies für Deutschland und seine Großstädte? Was wäre mit dem bisherigen Wissen über das Virus und die Ansteckungswege, Infektions- und Morbiditätsraten jetzt wichtig, welche Maßnahmen müssten vernünftigerweise eingeleitet werden, um eine Verbreitung des Virus in Deutschland zu begrenzen bzw. einzudämmen. Was also müsste man prophylaktisch, vorausschauend tun? Diese Antworten und Lösungsansätze blieb Spahn schuldig, von ihm erfolgten dazu in der Öffentlichkeit keine Statements.

In China steigt die Zahl der Erkrankten und der Todesfälle weiter schnell an, innerhalb eines Tages gibt es mehr als 3600 Neuerkrankte. In Deutschland hört man bis zum 10.02.20 nichts von Spahn, stattdessen diskutieren die Systemmedien, inwieweit das repressive System in China für die Ausbreitung des Virus dort verantwortlich sei.

Am **11.02.20** erhält die neue Erkrankung von der WHO einen Namen: Covid-19. Dieser setzt sich zusammen aus Corona, Virus, Disease und dem Jahr seines ersten Auftretens, 2019. Isabelle Eckerle, Leiterin des Zentrums für Viruserkrankungen an der Universität Genf, sagte am gleichen Tag: Ein Problem, sei,

dass man trotz vieler Tests längst noch nicht weiß, wer sich alles mit dem Virus angesteckt hat. Weiter äußert sie: „Wir wissen eigentlich gar nicht das Ausmaß der Infizierten und können deswegen auch ganz schlecht sagen, welcher Teil von diesen Infizierten tatsächlich krank wird, schwer krank wird oder auch stirbt."
Auch hier gilt wieder: wenn ein Experte sich derart über eine neue Krankheit, hervorgerufen durch einen bisher unbekannten Erreger äußert, müssten bei den verantwortlichen Politikern und beim medizinischen Fachpersonal alle Alarmglocken klingeln. Sicherlich kann man Einschränkungen des öffentlichen Lebens verhängen, um dann später festzustellen, dass diese Maßnahmen überzogen waren. Und man muss sich hinterher der Kritik der Wähler stellen. Jedoch ist keine Maßnahme übertrieben, wenn durch sie mindestens ein Mensch davor geschützt wird, an der unbekannten Krankheit oder die durch den neuen Erreger hervorgerufenen Symptome zu sterben. Es ist nun mal eine alte Weisheit, die sagt „Lieber ein Jahr zu früh, als eine Sekunde zu spät“. Vor dem Tsunami in Japan, im Jahre 2011 gab es in Japan keine Probleme, Geiger-Zähler zu kaufen. Die Geräte lagen wie Blei in den Regalen. Am Tage nach der Katastrophe und dem GAU im Atomkraftwerk Fukushima waren die Geräte ausverkauft und nicht mehr zu bekommen.

Von Seiten der Politiker werden Tipps herausgegeben, wie man sich am effektivsten vor der neuen Krankheit schützen kann. Dazu zählt, sich regelmäßig die Hände zu waschen, in die Armbeuge zu husten oder zu niesen und etwa 1,5 Meter Abstand zu möglicherweise Infizierten zu halten. Mehr Sorgen macht man sich um die deutsche Wirtschaft, die aufgrund unterbrochener Lieferketten und eines Einbruchs des Konsums in China in eine Rezession rutschen könnte.

Kurz zurück zu den Verhaltensempfehlungen deutscher Politiker. Wenn, wie inzwischen klar ist, dass selbst Menschen das Virus übertragen, die noch keine Krankheitssymptome zeigen, wenn man weiß, dass man milde Ausprägungsformen der Erkrankung mit einer Erkältung verwechseln kann, wie soll man sich persönlich dann schützen. Wie verhält es sich mit den Menschen, die nicht mit dem eigenen Auto zur Arbeitsstelle fahren, sondern die öffentlichen Verkehrsmittel nutzen müssen? Die sich dabei an Handgriffen festhalten, die vielleicht ein Infizierter kurz zuvor berührt hat. Noch dazu, nachdem er in oder auf seine Hand gehustet oder geniest hat. Wie soll es gelingen, in überfüllten Bussen, S- oder U-Bahnen oder Straßenbahnen einen Sicherheitsabstand von 1,5 Metern einzuhalten? Dies aber wäre alles wichtig, um eine Verbreitung des Virus einzuschränken oder zu verhindern. Aber Her Spahn fabulierte ja noch wenige Tage zuvor, dass man schließlich nur zehn Erkrankte im Land hätte und alles unter Kontrolle sei. In China kann man inzwischen sehen, welche Auswirkungen das Virus auf das Land hat.

Am **12.02.20** gibt es mehr als 1100 Tote, das öffentliche Leben ist zum Erliegen gekommen, Menschen stehen unter Quarantäne, dürfen ihre Wohnung, ihre Stadt, ihre Provinz nicht mehr verlassen. Von zehn Millionen Menschen, die vor dem chinesischen Neujahrsfest Peking verlassen haben, sind nur zwei Millionen in die Stadt zurückgekehrt. Selbst einfaches Einkaufen wird schwierig. Man benötigt eine Genehmigung seines Vermieters, die Wohnung zu verlassen. Eine solche Genehmigung zu erhalten ist schwierig, denn der Vermieter haftet mit, wenn etwas passiert.

Am 12.02.20 ist die Anzahl der Infektionen in Deutschland von 12 auf 16 angestiegen. Das erscheint nicht sensationell hoch, allerdings vor dem Hintergrund der Tatsache, dass es nicht nur um absolute Zahlen geht, stieg die Anzahl der Infizierten um 30 Prozent. Inzwischen ist auch klar, dass ein Infizierter etwa drei neue Personen mit dem Virus infizieren kann. Es handelt sich also nicht um einen linearen Anstieg der Infektionsraten, sondern die Zahlen werden exponentiell ansteigen. Exponentielle Rechnungen im Kopf anzustellen ist für Menschen schlecht möglich. Wahrscheinlich ist jedem die Geschichte um den angeblichen Erfinder des Schachspiels und den König bekannt. Der König, fasziniert vom neuen Spiel fragt seinen Erfinder, was er denn als Lohn haben möchte. Der Erfinder sagt zum König, es würde ihm reichen, wenn der König ihm Reiskörner für seine Erfindung geben würde. Mit einem Reiskorn beginnend, wünsche er sich nicht mehr, als die Anzahl der Reiskörner auf jedem der 64 Felder zu verdoppeln. Der König, dem diese zurückhaltende Entlohnungsforderung gefällt, stimmt dem Wunsch zu. Zu diesem Zeitpunkt ahnt der König nicht annähernd das Ergebnis dieser Berechnung. Für alle, die an Mathematik interessiert sind, hier die simple erscheinende Berechnung:
Anzahl der Reiskörner = $2^{264 -1}$

Für alle, denen die Rechnung zu lange dauern würde, kommt hier das Ergebnis. Es handelt sich am Ende um 18.446.744.073.709.551.615 oder in Worten um 18 Trillionen, 446 Billiarden, 744 Billionen, 73 Milliarden, 709 Millionen, 551 Tausend, 615 Reiskörner. Dieses wäre ein mehrtausendfaches der jährlichen Reisernte.

Von Reiskörnern zurück zu den Infektionsanzahlen. Angenommen ein Infizierter kann drei neue Personen anstecken. Dann

gäbe es vier Infizierte, von denen drei erneut drei neue pro Infizierten anstecken, was neun neue Infizierte zur Folge hätte, die wiederum jeweils drei Menschen infizieren, was weitere 27 Neuinfizierte zur Folge hätte usw. Jeder kann sich die entstehenden Infektionszahlen selbst berechnen. Selbstverständlich ist auch solch eine Rechnung ungenau, es kann durchaus sein, dass nur ein einzelner oder zwei Menschen von einem Infizierten neu angesteckt werden können. Aber auch dies ergäbe ein exponentielles Wachstum der Zahl der Infizierten bzw. Neuerkrankungen.
Vor diesem Hintergrund tagte der Bundestag am 12.02.20, um über die Lage und mögliche Vorbeugemaßnahmen zu beraten. Dabei gab es parteiübergreifend die Meinung, das Krisenmanagement in Deutschland hätte sich bewährt.
Welches Krisenmanagement, wenn bisher noch gar keine Krise vorlag?

Es gibt neben China scheinbar Länder, denen die Bedrohungslage tatsächlich klar wird, so wird eine Mobilfunk-Messe in Barcelona abgesagt. Auch China verlegt das Formel-1-Rennen in Shanghai vom 19.04.20 auf einen späteren Zeitpunkt.

Am **13.02.20** treffen sich die Gesundheitsminister der EU und stellen fest: von einer Krise kann keine Rede sein. Spahn sagt, es brauche einheitliche Regeln, damit die Behörden nachvollziehen könnten, aus welchem Land oder welcher Region ein Corona-Patient komme - und wohin er weiterreisen wolle. Spahn spricht sich ebenfalls gegen Einzelgänge von EU-Staaten aus. Vielmehr müssten solche Entscheidungen europaweit getroffen werden. Italien hatte zuvor Einschränkungen, was den Reiseverkehr von und nach China verhängt.
"In Europa kann von einer Krisensituation keine Rede sein, denn aktuell gibt es in der EU etwa 40 Patienten. Wir müssen

natürlich wachsam bleiben und uns weiter vorbereiten, aber für Panik gibt es keinen Grund.", so die belgische Gesundheitsministerin an diesem Tag.
Angesichts dessen, was keine 14 Tage später in der Europa Realität wird, eine verhängnisvolle Einschätzung.

Am **15.02.20** verzeichnete China mehr als 66.000 Infektionsfälle und 1523 Todesfälle durch das Corona-Virus. Am gleichen Tag wird der erste Fall in Afrika, konkret in Ägypten, bestätigt. Europa hat seinen ersten Todesfall durch das Corona-Virus in Frankreich.

Zwei Tage später, am **17.02.20** werden 99 weitere Erkrankungsfälle auf der in Yokohama liegenden „Diamond Princess" vermeldet, insgesamt gibt es dort inzwischen 454 Krankheitsfälle.

Am **18.02.20** schließt Russland seine Grenzen für Einreisen aus China. In den folgenden Tagen steigen die Infektionsraten in China weiter, mal mehr, mal weniger schnell.

Am **22.02.20** gibt Süd-Korea eine Verdoppelung der Zahl der Infizierten innerhalb eines Tages auf 433 bekannt. In China geht man inzwischen davon aus, dass die Inkubationszeit auch bis zu drei Wochen betragen kann, was eine Eingrenzung der Ausbreitung der Erkrankung erschweren würde. Zudem zeigt sich die WHO besorgt, da es immer mehr Krankheitsfälle gibt, die keine klaren Infektionskettennachweise haben. Der 22.02.20 ist auch der Tag, an dem von zwei Todesfällen durch das Corona-Virus bei 79 Erkrankten in Italien berichtet wird.

Die Regierung riegelt am **23.02.20** nicht nur mehrere Städte im Norden des Landes ab, der Karneval in Venedig wird ebenfalls abgesagt.
In Deutschland denkt niemand daran, den Karneval abzusagen, denn inzwischen kann man die Veranstaltungen auch wunderbar nutzen, um eine Menge Menschen zu erreichen und mit der Kasperle-Keule auf Trump, Putin, die AfD und weitere Feinde der offenen, bunten Demokratie einschlagen. Wenige Tage später sollte man sehen, welche Folgen dies für das gesamte Land hatte.

Am **24.02.20** scheint im deutschen Gesundheitsministerium ein Wecker geklingelt zu haben, denn Spahn sieht eine neue Lage für Deutschland. Der Minister rechnet jetzt damit, dass sich das Virus auch in Deutschland ausbreiten KANN. Was für eine sensationelle Erkenntnis! Im ehemaligen Ostblock, genauer gesagt in der DDR war man in den 80er Jahren der Meinung, dass nach dem ersten Auftauchen von AIDS auch in der Bundesrepublik, das Virus kaum eine Chance haben könne, sich genauso in der DDR auszubreiten. Man ging wohl davon aus, dass die Mauer einen gewissen Schutz gegen das Virus darstellen würde und vergaß zu berücksichtigen, dass nicht wenige Homosexuelle ihre Spielpartner im Osten Berlins hatten. Spahn müsste sich eigentlich im Klaren darüber sein, dass es jetzt offene Grenzen sowie einen regen globalen Reise- und Güterverkehr gibt. Der Januar und Februar sind Monate, in denen Menschen zum Winterurlaub auch nach Italien fahren. Spahn verweist darauf, dass sich Infektionsquellen in Italien nicht mehr nachvollziehen lassen.
„Jeder kann einen Beitrag leisten, zu seinem eigenen Schutz, und zum Schutz der Mitbürger durch Hände waschen, durch Hustenhygiene", so Spahn. Was für sensationelle Mitteilungen

auf einer Pressekonferenz angesichts der Infektionsfälle in Italien und der Maßnahmen der italienischen Regierung. Österreich hatte am Brenner zwei Züge aus Italien gestoppt, da sich zwei Reisende unwohl fühlten. Nachdem ein Corona-Schnelltest negativ ausfiel, durften die Züge die Grenze passieren.

Was waren zum gleichen Zeitpunkt die Aussagen in Deutschland? Der Präsident des Robert-Koch-Instituts, ein Tierarzt, erinnert an die Grippewelle 2017/2018 und daran, dass diese zu 45.000 zusätzlichen Krankenhausaufenthalten führte. Auf der Intensivstation des Münchner Klinikums Großhaderns sieht man sich auf das Corona-Virus gut vorbereitet: „Wenn wir Patienten bekommen würden..., ...entsprechend sind wir gut eingerichtet“, so der leitende Oberarzt Michael Irlbeck. Und um Kapazitäten für Corona-Virus Patienten zu schaffen, könnten weniger dringliche Operationen verschoben werden (http://www.tagesschau.de/multimedia/video/video-665879.html).
Man könnte auch sagen, solch ein Optimismus ist nur ein Zeichen dafür, dass man nicht über alle Informationen verfügt. Man könnte jedoch auch vermuten, dass es einen gewissen Vorteil hat, wenn man in der Position des Bundesgesundheitsministers über eine fundierte Ausbildung im medizinischen Bereich und über mehr als nur ein rudimentäres Wissen zu den Ausbreitungswegen von Infektionen verfügt.

Kekulé, Virologe am Uni-Klinikum Halle im Interview der Tagesthemen: „Wir sind kein Stück besser vorbereitet, als die Italiener...“ Zusätzlich fordert er flächendeckende Tests, um ein Netz über Deutschland zu legen, um einen Ausbruch früh zu erkennen. (http://www.tagesschau.de/multimedia/video/video-665881.html)

Am **26.02.20** ruft die EU-Gesundheitskommissarin Kyriakides die Mitgliedsstaaten auf, ihre Pandemie-Notfallpläne zu überprüfen, zwei Monate nach dem ersten Ausbruch der Erkrankung in China. Man konnte ja nicht ahnen, dass sich das Virus aufgrund von wirtschaftlichen Verflechtungen und Tourismus nach Europa ausbreitet. Man hatte ja auch keine Idee davon, wie schnell sich das Virus in China ausgebreitet hatte, Informationen wurden ja weder durch Fernsehen, noch durch Internet geliefert. Am gleichen Tag sagte Regierungssprecher Seibert, das Virus sein näher gerückt. Welch Erkenntnis. Beinahe so, als sei ein Tischnachbar beim Essen ein wenig näher gerückt.
In den betroffenen Bundesländern Deutschlands (NRW 2, Baden-Württemberg 3 Infizierte) werden erst jetzt Krisenstäbe eingerichtet. Weltweit gäbe es inzwischen knapp 81.000 Infizierte weltweit, berichtet die WHO.
In Italien gab es zu diesem Zeitpunkt 322 Infektionen.
Der stellvertretende Präsident des RKI spricht von einer Morbiditätsrate von etwa 2 Prozent in einem Interview und weist darauf hin, dass schwere Verläufe unter älteren Patienten häufiger auftreten.

Inzwischen wird bekannt, dass beide Infizierten in NRW an einer Karnevalssitzung teilgenommen hatten, die Frau eine Kindergärtnerin mit vielen sozialen Kontakten sei.
Spahn und der Gesundheitsminister von NRW, Laumann, werden nicht müde zu betonen: „Unser Gesundheitswesen ist für solche Erkrankungen gut vorbereitet und aufgestellt".
Gleichzeitig gibt es Experten wie Kerkulé, die dies bezweifeln, denn Krankenkassen zahlen keine flächendeckenden Tests. Nur in Fällen von Patienten, die nach Definition des RKI zu den Risikogruppen gehören, kürzlich in China waren oder Symptome einer Lungenerkrankung zeigen, werden von den Krankenkassen die Tests übernommen. Und aus Politikerkreisen

heißt es fleißig weiter, die Gesundheit geht vor wirtschaftlichen Faktoren.

Marylyn Addo, Leiterin der Infektiologie am Universitätsklinikum in Hamburg-Eppendorf sieht fehlende Isolierstationen in den Krankenhäusern. Zusätzlich sind viele Krankenhäuser gerade im Winter bereits bis zu 85 Prozent ausgelastet und Intensivstationen arbeiten ohnehin am Limit. Was also geschieht, wenn sich medizinisches Personal infiziert und der Betrieb von personeller Seite nicht mehr aufrechterhalten werden kann? Addo spricht von einer Morbidität von 2 bis 3 Prozent, bei der Grippe liegt diese bei 0,1 Prozent.

Am Abend des 26.02.20, am Aschermittwoch, nachdem man die Karnevalsfeiern abgewartet hatte, erklärt Spahn, er sehe Deutschland am Beginn einer Epidemie, Infektionsketten könnten nicht mehr nachvollzogen werden: "Ich komme immer mehr zu der Überzeugung: Die Wahrscheinlichkeit, dass diese Epidemie an Deutschland vorbeigeht, wird sich nicht erfüllen und sich nicht ergeben." Nein lieber Herr Bankkaufmann, Prophezeiungen erfüllen sich. Oder auch nicht.

26.02.20 Kekulé bei Lanz (ZDF) (https://youtu.be/h1PSLrpkInM)
„Bei allen Seuchenausbrüchen ...da sind immer die Kindergärten so eine Art Durchlauferhitzer. Die müssen wir immer dann, wenn sie im Verdacht stehen, betroffen zu sein, als allererstes schließen. Kindern können sie nicht sagen, fass dir nicht ins Gesicht...wir haben viel zu spät angefangen uns systematisch darauf vorzubereiten, wir hätten Einreisekontrollen am Flughafen machen sollen, da hätte man auch den Ausbruch in München verhindern können (die ersten Fälle in Deutschland)..., zweitens, dass man sich auch sonst wenig vorbereitet hat..."

Kekulé spricht davon, dass das Problem verharmlost wurde und dass die Behörden ein Erklärungsproblem dadurch haben. „...fordere, dass wir jeden Fall in Deutschland, der nur irgendwie nach einer schweren Grippe oder ähnlichem aussieht, dass wir die parallel auf Corona-virus testen. Weil wir nur so ein Netzwerk über Deutschland legen können, wo wir wie beim einem Seismographen ganz früh merken, wenn was passiert"
Lanz: Warum wurde das bis jetzt nicht gemacht?"
Kekulé: Das müssen sie Herrn Spahn fragen. Das kann ich ihnen nicht erklären. Ich habe das auch ans RKI vor fast 3 Wochen schriftlich kommuniziert."
Kekulé sagt, es gibt inzwischen Fälle, die nicht mehr nachverfolgt werden können und beschreibt, wie gut das noch bei den ersten Fällen in München funktionierte. Bei etwa 200 Fällen kann man nicht mehr nachverfolgen und gleichzeitig kommt man dann in eine Situation, wo nicht mehr ausreichend Sonderisolierbetten in Deutschland vorhanden sind.
„Wenn das Personal davonläuft, haben wir aus einer Krise eine Katastrophe."
Kekulé bezieht sich auf den Fall, dass Personal in normalen Krankenhäusern, die für Infizierte umgeräumt werden, überfordert ist oder sich nicht ausreichend geschützt fühlt.
„Die Krankenhäuser sind inzwischen unter so einem Kostendruck, dass sie denen sagen, haltet was vor für den Tag X, für die rechnet sich das nicht."

Am **27.02.20** gelingt es der Bundesregierung endlich, einen gemeinsamen Krisenstab von Gesundheits- und Innenministerium einzurichten. Man segelt der sich ausbreitenden Welle von Erkrankungen hinterher, handelt reaktiv, statt proaktiv.

In einem Interview mit den Tagesthemen am 26.02.20 sagt Spahn: „Wir haben eine neue Qualität..., wir haben eine Situation, dass es hunderte Kontaktpersonen geben könnte, es war ja Karneval in der Region,...dass wir auch an anderen Stellen in Deutschland in der Folge Infektionsfälle und Infizierte hätten, wo dann eben der direkte Bezug nicht nachzuvollziehen ist, noch sind wir da nicht..."
Frage: „Hätte man den Karneval nicht beispielsweise absagen müssen?"
Spahn: „Die Frage ist immer die der Verhältnismäßigkeit einer Maßnahme und es war ja nicht abzusehen, dass es dort eine entsprechende Infektion gibt..."
Frage: „Aber hätte man damit nicht rechnen müssen?" Spahn: „Na mit der Begründung müssten wir ja das gesamte öffentliche Leben in Deutschland, Europa ,auf der Welt beenden."
Frage: „In Italien sehen wir das ja, in China ist es ja lahmgelegt. Droht uns so etwas auch?"
Spahn: „Wir sehen aber in Italien und in China, dass das am Ende eben auch das Infektionsgeschehen auch nicht beendet, wenn sie möglicherweise im ersten Moment einen Ort unter Quarantäne stellen. Ich war gestern in Rom, habe mich mit den Kollegen aus der Region Österreich, Schweiz, Frankreich, Slowenien, Italien getroffen, wir haben miteinander festgestellt, dass der Reiseverkehr, der Tourismusverkehr der Geschäftsverkehr, auch die familiären Beziehungen über die Grenze in dieser Region dort rund um Norditalien so intensiv sind, dass eine Beschränkung etwa von Reisen von Zügen, von Bussen das mehr Schaden anrichtet, als wir eben tatsächlich dann jetzt auch im Umgang mit dem Virus denn dann erleben würden. Man muss am Ende abwägen, was hat welche Folge, was ist eine angemessene Reaktion, das ist eben auch genau die

öffentliche Debatte, die es jetzt braucht, weswegen ich das ja auch von Anfang an transparent angehe."
Frage: „Was für Maßnahmen werden sie denn jetzt vornehmen und was werden sie umsetzen?"
Spahn:" Ich hab z.B. heute mit den Gesundheitsministern der Bundesländer gesprochen..., habe mit ihnen darüber gesprochen, auch die Landespandemiepläne zu aktualisieren, soweit noch nicht geschehen,...Informationen noch mal zu verstärken, ... also dass wir tatsächlich uns darauf vorbereiten auch umzugehen in der Information und in der Vorbereitung des Gesundheitswesens"
Frage: „Sie können ja auch jetzt schon für etwas Beruhigung sorgen."
Spahn ...Ich finde,... man sollte Dinge ...,immer dann vorstellen, informieren, etwas dazu sagen, Einschätzung abgeben, wenn tatsächlich auch eine 100%ige Sicherheit ist. Und übrigens auch immer Lage angemessen. Ich weiß ja, dass einige sagen, haben die nicht vor zwei, drei Wochen noch gesagt wir haben das unter Kontrolle. Ich habe aber immer gesagt, zum jetzigen Zeitpunkt haben wir das Infektionsgeschehen unter Kontrolle und können jeden Kontakt nachvollziehen, ich habe immer darauf hingewiesen, dass jetzt der Moment kommen kann, wo sich das auch verändert, dass wir in einer dynamischen Lage sind..."
Nach der nächsten Frage kommen Empfehlungen des Bankkaufmanns zum Infektionsschutz (http://www.tagesschau.de/multimedia/video/video-666925.html).

Am **27.02.20** sagte Wieler, Präsident des RKI: „Wir haben es mit einer schweren Krankheitsform zu tun. Wir sind dem aber nicht schutzlos ausgeliefert" und gibt Hygienetipps.

Auf einer Pressekonferenz von Spahn und Seehofer wird am 27.02.20 bekanntgegeben, dass Menschen, die aus Risikogebieten kommen, Aussteigerkarten ausfüllen sollen, die mit dem Flugzeug nach Deutschland kommen, aus China, Süd-Korea, Italien, aus dem Iran. Am 28.02 soll der Krisenstab u.a. darüber beraten, ob Großveranstaltungen, z.B. die anstehende ITB in Berlin abgesagt werden sollen.
Seehofer erklärt, „wir haben den Auftrag, alles menschenmögliche zu tun zum Schutz unserer Bevölkerung, ohne dass wir den absoluten Schutz versprechen können“
Der Präsident des RKI sagt, dass er es für einigermaßen unwahrscheinlich hält, dass wie in Italien Städte abgeriegelt werden.
Inzwischen steigen die Zahlen der Infizierten in Deutschland weiter an, im Laufe eines Tages wurden 22 neue Fälle registriert.
Spahn in einer Sendung im Fernsehen: "Wir müssen uns auf eine Knappheit in dem Bereich (der Schutzausrüstung) einstellen" und man solle feststellen, welche Lagerbestände es in Deutschland gebe.

Der Veranstalter sagt am **28.01.20** die ITB ab, da das zuständige Berliner Gesundheitsamt die Auflagen stark erhöht hatte. Im nordrhein-westfälischen Kreis Heinsberg befinden sich etwa 1000 Menschen unter Quarantäne. Die WHO schätzt das Risiko einer weltweiten Verbreitung als sehr hoch ein. Erstmals meldet sich Merkel auf einer Wahlkreisveranstaltung in Stralsund und plädiert für „Maß und Mitte“, denn Deutschland gehöre zu den Ländern, die die besten Voraussetzungen hätten, um mit dem Virus klarzukommen.

Der Krisenstab empfiehlt, Großveranstaltungen von bestimmten Bedingungen abhängig zu machen und empfiehlt eine Risikobewertung des RKI bezüglich dieser Veranstaltungen unverzüglich zu berücksichtigen.

Am **29.02.20** verzeichnet Südkorea innerhalb eines Tages 800 neue Fälle und richtet Drive-Inns zum Schnelltest auf den Corona-Virus ein. In Deutschland ist die Zahl der Infizierten auf 70 angestiegen, davon allein 60 im Kreis Heinsberg, in dem 1000 Menschen unter Quarantäne stehen.

Am **01.03.20** wird die Quarantäne für 600 bis 700 Menschen im Kreis Heinsberg aufgehoben, in Deutschland werden jetzt 117 Infizierte gezählt.
Seehofer sagt in einem Interview mit der Bild am Sonntag: „"Ich rechne damit, dass wir zum Jahreswechsel einen entsprechenden Impfstoff zur Verfügung haben" und schließt die Absperrung von Städten und Regionen nicht mehr völlig aus.

Am **02.03.20** kommen Meldungen, wonach Menschen in Deutschland in einigen Regionen mehr Konserven und Pasta, aber genauso Toilettenpapier einkaufen. Spahn sieht sich zu einer Stellungnahme veranlasst und meint, dass es keinen Anlass gebe, dass Lebensmittel knapp werden.
Am 02.03.20 wird die Absage der in München geplanten Handwerksmesse bekanntgegeben, am **03.03.20** die der Leipziger Buchmesse. In Deutschland gibt es inzwischen 188 bestätigte Infektionsfälle. Der Chef der Kassenärztlichen Bundesvereinigung Gassen sagt gegenüber der dpa: „Der Grundbestand (der Schutzausrüstung), über den die niedergelassenen Kollegen in ihren Praxen verfügen, wird bundesweit nicht ausreichen, wenn die Zahl der Verdachtsfälle steigen wird."

Am 03.03. wird auf tageschau.de über Spahns Rolle als Krisenmanager diskutiert (https://www.tagesschau.de/inland/spahn-303.html) . Die Corona-Krise könnte Spahns Gummistiefel-Moment sein, genauso, wie für Schröder, der sich beim Elbehochwasser profilierte, was ihm angeblich den Posten des Kanzlers ermöglicht hatte. Jeder weiß, dass dafür andere Punkte entscheidend waren. Dies zu einem Zeitpunkt, wo die Zahl der Infizierten in Deutschland bei 200 liegt. Inzwischen mehren sich Meldungen, wonach sich einige Ärzte mit dem Virus infiziert haben und den Verantwortlichen wird wohl klar, dass dies ein immenses Problem darstellt. Denn die Frage lautet, ob man ganze Stationen schließen soll. Was aber, wenn sich die Infektion weiter unter Ärzten und Pflegepersonal ausbreitet? Wer arbeitet dann noch in den Krankenhäusern, wie viele Betten stehen dann für akut Erkrankte noch zur Verfügung? Ein Staatssekretär aus dem Gesundheitsministerium des Saarlandes, wo es zu einem solchen Fall gekommen war, sagt, man habe sich entschlossen, die Klinik nicht zu schließen. Gewissermaßen dämmert es einigen, dass Deutschland zwar immer noch ein besseres Gesundheitssystem als andere europäische Länder hat, dieses aber ganz schnell aus dem Takt geraten kann.

Am **04.03.20** wurde vom Krisenstab der Bundesregierung der Export von Schutzkleidung und Atemmasken untersagt, inzwischen kommen auch Meldungen, dass in verschiedenen Krankenhäusern Desinfektionsmittel, Handschuhe und Gesichtsmasken gestohlen wurden. In Frankreich werden die Preise für Desinfektionsmittel gedeckelt, die Regierung gibt zehn Millionen Masken aus einer strategischen Reserve frei.

Am gleichen Tag verzeichnet Italien 2500 Infizierte und 79 Tote und lässt alle Schulen und Universitäten schließen. Alle Fußballspiele der A-Liga sollen vor leeren Rängen ausgetragen werden.

Am **04.03.20** gibt Spahn im Bundestag eine Regierungserklärung ab und sieht Deutschland gut vorbereitet für das Corona-Virus, und: "Fest steht: Der Höhepunkt der Ausbreitung ist noch nicht erreicht".
Das Thema der guten Vorbereitung sieht der Professor für Gesundheitsökonomie Bernd Mühlbauer anders als Spahn. In einem Interview mit tageschau.de (https://www.tagesschau.de/inland/corona-gesundheitssystem-interview-101.html) erklärt er: „Wir sind zumindest teilweise darauf vorbereitet, die Infizierten zu behandeln. Aber im Unterschied zu den bisherigen Infektionen könnte es passieren, dass sprunghaft eine Zahl von vielen Patienten gleichzeitig auftreten könnte - und das stellt uns vor große Herausforderungen.“ Und: „Vor allem im stationären Bereich könnte aber bald Personal fehlen. Schon jetzt fehlen uns 17.000 Pflegekräfte allein in der stationären Krankenhausversorgung. Wenn sich jetzt Mitarbeiter aus Krankenhäusern, Pflegeheimen oder niedergelassene Ärzte infizieren, wird zum einen auch die Infektionsrate in der entsprechenden Einrichtung höher. Zum anderen fällt dann eben das Personal aus. Und Pflegekräfte können nicht kurzfristig am Arbeitsmarkt beschafft werden. Was jetzt auf keinen Fall passieren darf, ist, dass das noch vorhandene Personal ausfällt.”
Gleichfalls fordert Mühlbauer bereits am 04.03., dass Notfall- und Pandemiepläne in den Krankenhäusern bereits jetzt überarbeitet werden. Er kritisiert ebenfalls den Mangel an Schutzbekleidung und Atemmasken, deren Bestände aus Kosteneffizienzgründen nicht ausreichend sind.

Am **08.03.20** erreicht Deutschland die Marke von 800 infizierten, zehnmal so viel, wie eine Woche zuvor. Von Spahn hört man, dass er eine Stärkung der europäischen Seuchenbehörde fordert.
Ebenfalls am 08. März handelt Italien und riegelt fast den gesamten Norden des Landes ab. Die Zahl der Infizierten war auf mehr als 5800 gestiegen, die der Toten auf 233, allein 103 an einem Tag. Während die WHO diese Maßnahme ausdrücklich lobt, fragt man in den deutschen Medien, wie durchdacht diese Maßnahme sei. Man wird später noch sehen, wie sinnvoll solche Maßnahmen auch in Deutschland gewesen wären. Dort sind inzwischen über 1000 Menschen positiv auf das Corona-Virus getestet worden und Spahn empfiehlt, Großveranstaltungen mit über 1000 Menschen abzusagen. In China geht die Zahl der Neuinfektionen derweil zurück und beträgt nur noch 44.

So langsam scheint es den Verantwortlichen in Berlin zu dämmern, dass die Zahl der in Deutschland Infizierten schneller steigt, als manch Politiker denken kann. Am **09.03.20** findet in Berlin eine Pressekonferenz mit Spahn statt. Spahn beginnt jetzt, die Bürger verantwortlich zu machen. Es liege in der Verantwortung eines jeden, dafür zu sorgen, dass sich die Ausbreitung des Virus verlangsamt. Seibert, der Regierungssprecher sagt: „Die Bürger können darauf vertrauen, dass die gesamte Bundesregierung mit der Bundeskanzlerin an der Spitze alles tut, um die Ausbreitung dieses Virus einzudämmen".
Man will die Ausbreitung des Virus verlangsamen, damit das Gesundheitssystem nicht überbelastet wird. Zu dieser Erkenntnis ist man inzwischen gekommen, wo es vor Tagen noch hieß, Deutschland sei gut vorbereitet. Nun ja, ich hatte das Beispiel des Schachbrettes gebracht.

Am **09.03.20** gibt es die ersten beiden Todesfälle in Deutschland. In Italien wird über das gesamte Land eine Sperrzone eingerichtet. Viele Italiener waren aus dem Norden noch auf die letzten Züge aufgesprungen oder hatten sich in ihrem Auto auf den Weg aus der Sperrzone im Norden des Landes Richtung Süditalien aufgemacht. Dass Land verzeichnet inzwischen etwas mehr als 9000 Infizierte Menschen und 463 Tote. Alle öffentlichen Veranstaltungen werden verboten, die Menschen sollen zu Hause bleiben, wenn sie nicht zur Arbeit müssten. Zudem wurden alle Skianlagen im Lande geschlossen. Aus China hingegen werden nur noch 19 Neuinfektionen gemeldet und die deutsche Qualitätspresse nutzt diese Meldung, weiteres China-Bashing zu betreiben.

Bayern ist das erste deutsche Bundesland, was am **10.03.20** Großveranstaltungen mit über 1000 Teilnehmern bis Karfreitag verbietet, die deutsche Eishockey Liga gibt bekannt, die Saison abzubrechen.
Spahn zu den Absagen von Großveranstaltungen am 10.03. in ARD extra (http://www.tagesschau.de/multimedia/video/video-672951.html): „..., entscheidend ist die Geschwindigkeit (der Verbreitung des Virus). Für 80 Prozent der Bevölkerung insbesondere für die Jüngeren ist es mild bis symptomfrei,... für die über 65jährigen, für die Älteren, chronisch Kranke gibt es größere Risiken..., die Intensivbetten brauchen, Beatmungsplätze, wenn die Zahl zu groß würde, zu schnell dann setzt das das Gesundheitssystem sehr unter Stress, deswegen geht es jetzt darum, die Verbreitung zu verlangsamen..."
Spahn weiter: „Die Ausgangsbasis ist im Vergleich schon mal ganz gut. Aber auch die kann natürlich unter Stress kommen. Weil ja die Betten auch heute schon vielfach benutzt wer-

den...Deswegen geht es darum, dass wir das Gesundheitswesen darauf vorbereiten.... dass man planbare Operationen verschiebt... damit wir dann eben auch Raum und Personal und Beatmungsgeräte und Intensivkapazitäten für schwere Verläufe haben..."
Merkel, wie Teilnehmer berichten, sagte in einer Fraktionssitzung am gleichen Tage, dass sich etwa zwei Drittel der Bevölkerung in Deutschland infizieren könnten.
Für die Beschaffung von medizinischen Schutzausrüstungen werden vom Haushaltsausschuss des Bundestages 500 Millionen Euro bereitgestellt.
10.März, Bild Zeitung: „Der Anpack-Minister. Wie Jens Spahn das Land durch die Corona-Krise führt": „Alle, die für unsere Gesundheit im Einsatz sind, stehen im Kampf gegen Corona an vorderster Front", sagt Gesundheitsminister Jens Spahn (39, CDU) im Bundestag. „Wir haben alle Kräfte mobilisiert!"

Kekulé am 10.03.20 bei Lanz (https://www.youtube.com/watch?v=Rev5BgtDkG4)
Lanz: „... vor 2 Wochen war das. Was hat sich seitdem verändert?"
Kekulé: „Die Politik ist ein bisschen aufgewacht. Heute gab es ja schon in den Nachrichten den Aufruf des Präsidenten des RKI, dass die Krankenhäuser sich jetzt vorbereiten sollen, auf ein größeres Ereignis....Das Gute ist, dass es eine Reaktion gibt, das Schlechte ist, dass leider natürlich, die Projektionen, die da waren, was man vorher schon berechnen konnte, jetzt eintritt. Und deshalb können wir auch davon ausgehen, dass wir natürlich ähnliche Szenen in Deutschland haben werden, wie sie jetzt in Norditalien zu beobachten sind.
Wenn wir heute 1200 Fälle haben, dann heißt das eigentlich, wir haben statistisch gesehen, 3600 Fälle und das ist ohne Dunkelziffer." (wen interessiert, wie er zu dem Ergebnis

kommt, sollte sich das Video anschauen, eine Erklärung wäre hier zu lang)
Kekulé (zur Quarantäne, da sich Infektionsketten nicht mehr nachvollziehen lassen): „... ich glaube, wir versuchen damit, die Krankheit, den Krankheitsausbruch ein bisschen zu glätten, zu verhindern, dass es zu schnell hoch geht. Wir sind aber in einer Situation, wo wir eigentlich da, glaube ich jetzt schon mit dem Rücken zur Wand stehen. Sie müssen davon ausgehen, dass es in den nächsten Wochen eine ganz massive Vermehrung von Fällen gibt."

(„Aber ich möchte noch einmal betonen, dass es sehr wenige Fälle sind, außerhalb von Chinas gibt bislang, die Menschen werden dort erkannt und wurden entsprechend behandelt. Aber insgesamt gehen wir davon aus, dass sich das Virus nicht sehr stark auf der Welt ausbreitet." Wieler, Präsident des RKI am 22.01.2020, nano auf 3sat)

(„Es ist eine ernste Situation. Ich fordere alle Bürgermeister und Landräte auf, ihre Krisenpläne zu aktivieren. Ich fordere alle Ärzte, alle Ärztinnen, alle Krankenhäuser auf, ihre Krisenpläne zu aktivieren. Die Krankenhäuser müssen sich darauf vorbereiten, wenn sie mehr schwere Fälle haben, dass sie die entsprechenden Strukturen in ihren Krankenhäusern anpassen. Und das ist wichtig, wir stehen am Anfang dieser Epidemie, und wir werden sie nur bewältigen, wenn alle Verantwortungsträger in unserem Land mit dieser bevorstehenden Krise entsprechend umgehen." Wieler, Pressekonfernz RKI 10.03.20)

Kekulé weiter: „Aus Sicht eines Epidemiologen ist es natürlich ein bisschen frustrierend, dass am Anfang diese krasse Fehl-

einschätzung da war. Das ist etwas, wo man natürlich tatsächlich sich fragt, wie es zu dieser Fehleinschätzung kommen konnte. Als Bürger würde man so ein bisschen das Vertrauen in die Institutionen verlieren."
Weiter spricht Kekulé von einem Missmanagement in der Corona-Krise (das Publikum klatscht, sehr verwunderlich bei Lanz)
Lanz: „Hätte man auch schon den Karneval absagen müssen?"
Kekulé: „Ja. Auf jeden Fall."
Pistorius (niedersächsischer Ministerpräsident, ebenfalls in der Sendung) sagt in der weiteren Diskussion zu den Absagen über Großveranstaltungen, dass eine Absage aus medizinsicher Sicht vielleicht notwendig, aber am Ende nicht akzeptanzfähig gewesen wäre. Seltsam, deutsche Soldaten in Mali sind akzeptanzfähig.
Kekulé dazu: „Wir rennen der Krankheit hinterher... Für mich ist es kein Zufall, dass Herr Spahn, nachdem er meinen Vorschlag, die Großveranstaltungen abzusagen, eine klare Absage immer erteilt hat. Er empfiehlt jetzt, die Großveranstaltungen nicht zu machen, als der erste tote Deutsche da war."
Pistorius: „Wenn Sie als Gesundheitsminister eine solche Veranstaltung absagen, dann müssen sie belastbare Argumente haben..." und gerät plötzlich unter Druck, da Sinn (ehem. Chef des ifo-instituts und ebenfalls in der Sendung) interveniert und sagt, es wäre auch die Meinung von Drosten gewesen. Pistorius überspielt den Einwurf mit einem billigen Wortspiel, versucht sich herauszureden und kommt mit der Keule, dass die Äußerung von Sinn populistisch sei und solche Äußerungen das Gemeinwesen im Land noch fragiler werden lassen, was er für bedenklich hält.
Lanz: „Sie sind doch einer der führenden Virologen im Land."

Kekulé: „Ich war 11 Jahre lang in der Schutzkommission, die dem Bundesinnenministerium zugeordnet ist und die die gesamte Bundesregierung beraten hat und den deutschen Bundestag. Die ist aber leider, weil sie immer wieder aus Sicht der Wissenschaft unbequeme Meinungen geäußert hat, das ist nicht so populär gewesen, aber die hat Herr de Maiziere abgewickelt, die Schutzkommission. Weil ich mir auch vorstellen kann, dass es für einen Politiker echt unangenehm ist, wenn er irgendwas entscheidet und dann irgendwelche Fachleute sagen, das war aber jetzt nicht gut, weil in der Öffentlichkeit natürlich die Meinung des Wissenschaftlers immer fundierter klingt.2

Am **11.03.20** erscheint Merkel das erste Mal seit Ausbruch der Corona-Krise in der Bundespressekonferenz.

Pressekonferenz Merkel, Spahn, Wieler:
Merkel berichtet, dass es am 10.03.20 es eine Video-Konferenz des Europäischen Rates, mit den Regierungschefs, v. d. Leyen und Lagard (EZB) gab.
Thema 1: Eindämmung (Grenzen sind offen zu diesem Zeitpunkt)
Merkel: „Das Virus ist in Europa angelangt, es ist da, das müssen wir alle verstehen...Die Maßstäbe für unser politisches Handeln ergeben sich aus dem, was uns Wissenschaftler und Experten sagen....Wenn das Virus da ist und noch keine Immunität der Bevölkerung gegenüber diesem Virus vorliegt, keine Impfmöglichkeiten existieren, auch noch keine Therapiemöglichkeiten, dass dann ein hoher Prozentsatz, Experten sagen 60 bis 70 Prozent der Bevölkerung infiziert werden, solange der Zustand so bleibt...

...es besondere Gruppen in der Bevölkerung gibt, nämlich Ältere und Menschen mit Vorerkrankungen, die einen schwereren Verlauf dieser Viruserkrankung haben können, dann bedeutet das, dass dies Vorgehen davon bestimmt sein muss, dass wir unser Gesundheitssystem nicht überlasten, sondern mit den Möglichkeiten des Gesundheitssystems so umgehen, dass wir die Ausbreitung des Virus und der Infizierungen verlangsamen... es geht um das Gewinnen von Zeit und wir werden dann natürlich auch Prioritäten setzen müssen..."
Warme Worte für Italien und die dort tätigen Ärzte, Krankenschwestern und Helfer folgen.
„Es geht jetzt nicht darum, dass wir uns in Europa voneinander abschotten (siehe hierzu die Entwicklungen drei, vier Tage später), sondern es geht darum, dass wir einen Modus finden, in dem möglichst kein Gesundheitssystem der Europäischen Union überfordert wird. Das führt natürlich auch zur Frage der medizinischen Ausstattung, wir haben eine ganze Reihe von Nachfragen, weil wir eine Exporterlaubnis für medizinische Güter eingeführt haben... das heißt nicht, dass wir nichts mehr exportieren, aber wir wollen wissen, dass es in die richtigen Hände kommt und an die richtigen Stellen, denn das ist jetzt von entscheidender Bedeutung."
Merkel sagt, sie hätte dafür geworben, die Allianz CEPI (new vaccines for a safer world) zu unterstützen, dafür hat Deutschland 140 Millionen Euro zur Verfügung gestellt.
„...die wirtschaftlichen Folgen. Dass all das, was jetzt passiert, Sie wissen das von Hotels, von Messebetreibern, von Gaststätten, von vielen anderen, geht an dieser Wirtschaft nicht spurlos vorüber. Und deshalb geht es hier in Europa um ein koordiniertes Vorgehen, bei dem jeder Mitgliedsstaat seinen Beitrag leisten muss..."
„...dadurch, dass wir ein föderales Land sind, d.h. es erlaubt dezentrales und am Problem angepasstes Handeln, das ist ein

Vorteil, dass nicht alles an seiner Stelle konzentriert ist. Und deshalb möchte ich jetzt auch an die vor völlig neue Herausforderungen Gesundheitsämter, Landratsämter, Oberbürgermeister ein herzliches Dankeschön formulieren (noch ein feucht-warmer Händedruck). Aber Verantwortung ist nicht dafür da, dass man Verantwortung wegschiebt (mal sehen, wie das bewertet wird und wer seinen Kopf aus der Schlinge zieht, wenn Bilanz gezogen wird), sondern...dass jeder an seiner Stelle Verantwortung wahrnimmt."
„...wir müssen alle Kräfte einsetzen, wir müssen alle notwendigen Maßnahmen ergreifen, das gilt für die Bundesregierung, das gilt für alle politisch Verantwortlichen, aber es gilt auch für die Bürgerinnen und Bürger, die 83 Millionen Menschen, die in unserem Land leben..."

Spahn: „...unser oberstes Ziel ist und bleibt es, die Ausbreitung des Virus in Deutschland und in Europa einzudämmen, zu verlangsamen (nebenbei, das sind zwei völlig unterschiedliche Vorgänge), um das Gesundheitssystem zuvörderst funktionsfähig zu halten... Das ist das, was uns seit vielen Wochen in dem, was wir tun, in der Gesundheitspolitik in der Arbeit mit dem RKI, zusammen mit den Bundesländern und den Institutionen in den Krankenhäusern vor Ort... „ (warum gibt es dann keine Ausrüstung?)

Spahn erzählt weiter Geschichten über Solidarität und Verantwortung. Kein Wort, was die medizinische Ausstattung, Verbrauchsmaterialien etc. angeht.

„...Wir als Bundesregierung arbeiten daran, diese Entscheidungen zu unterstützen (home office), indem wir Rahmenbedingungen schaffen, die dieses Entscheiden leichter machen, auch die Frage, wie wir wirtschaftliche Rahmenbedingen schaffen wird ja in den nächsten Tagen noch ein Thema sein, um die Entscheider vor Ort in ihren wirtschaftlich schwierigen Entscheidungen zu bestärken. Gesundheit geht vor ökonomischen Fragen (scheinbar nicht, wenn man Entscheider in ihren Entscheidungen bestärken muss). Gleichwohl müssen wir natürlich ökonomische Fragen im Blick behalten und die Folge der Entscheidungen (na, da war's ja wieder)."

Wieler: (Ordnet die Epidemie aus wissenschaftlicher Sicht ein) „Wir sind seit dem 06. Januar im Institut dabei, diese weltweite Situation intensiv zu analysieren (das sind mehr als zwei Monate!), mit zunehmender Intensität. Wir sind deshalb in der Lage, eine Einschätzung zu geben darüber, wie sich diese Krankheit ausbreitet (wichtige Aussage bezogen auf die von der Bundesregierung , den Ländern durchgeführten Maßnahmen) und wir wissen, ... dass es sich um ein pandemisches Virus handelt. Ein Virus, das 60 bis 70 Prozent der Menschen infizieren wird (schaut mal auf die Morbidität). Was wir nicht wissen, in welcher Geschwindigkeit das geschieht (aber Forscher können das Klima in 50 Jahren vorhersagen!)."

Erklärt im weiteren die Verlaufskurven und in welchem Stadium sich Deutschland befindet, über den Austausch mit anderen Instituten.
Warum hat man nicht nach China geschaut, wie dort das Virus eingedämmt wurde?

Wieler appelliert dann wieder an Krankenhäuser, sich vorzubereiten.

Fragen der Journalisten beziehen sich auf Finanzierungsfragen innerhalb der EU, Defizitfragen, auf die eventuell notwendige Verschiebung des CDU-Parteitages

Wie war das? Gesundheit vor Wirtschaft?

Auf die Frage eines Journalisten zur Abstimmung in der EU erklärt Merkel: „ Wir sind jedenfalls in Deutschland der Meinung, das Grenzschließungen keine adäquate Antwort auf die Herausforderung sind, wohl aber natürlich Maßnahmen, wenn man sagt, ich komme aus einer als Krisenregion eingestuften Region , dass ich mich dann so verhalte, dass ich mich nicht als nächstes in eine Veranstaltung von 955 Leuten hineinbewege, sondern Hausquarantäne oder ähnliches mache..."
(auch am 14.03. sind Deutschlands Grenzen noch offen, andere Länder dagegen haben reagiert)

Spahn ebenfalls dazu: „...Die Grenzen pauschal zu schließen verhindert das ja nicht, was da passiert. Es ist im Land und in dem Moment, wo sie Grenzmaßnahmen wieder reduzieren, fängt es auch wieder an."

Frage an Merkel, warum sie sich erst heute zu Wort meldet.
Merkel: „Der Bundesgesundheitsminister weiß, dass ich mich nicht erst seit heute um die Sache kümmere. Wann ich wo dazu etwas sage ist eine Entscheidung, die treffe ich nach den Umständen und nach den Sachverhalten (so sieht Ihre Führung aus, Frau Merkel und so sieht auch Bürgernähe aus in solch einer Krisensituation, schön, wenn der Gesundheitsminister weiß, dass Sie sich angeblich nicht erst heute um die Sache kümmern)..."
Spahn: „...dass wir auch ab Januar die Situation mit der nötigen Ernsthaftigkeit und Klarheit ja auch immer wieder besprochen haben. Mit dem, was ist jeweils, aber auch mit dem, was sich auch entwickeln kann (so, so, da hat man dann wohl doch einiges verschlafen, besprechen ist das Eine, handeln wäre wichtiger gewesen). Aber es ist eben eine sehr dynamische Lage,

wie wir alleine in den letzten zwei, drei Wochen gesehen haben (man hätte es schon in China sehen können)."

Spahn wird lauter und fordert, dass jeder einzelne begreifen muss, zurückzustecken, um nicht in eine Situation zu kommen, in der entschieden werden muss, wer beatmet wird und wer nicht (nun, dass hätte vermieden werden können Herr Minister, wenn Sie u.a. nicht das deutsche Gesundheitssystem kaputt gespart und Vorsorge getroffen hätten). Und sofort beginnt er darüber zu fabulieren, dass es in einer offenen, pluralen Gesellschaft eine größere Chance gibt, die Menschen zu bestärken, mitzumachen, als in einem chinesischen Zentralsystem. Um das zu unterstreichen, berichtet er von einer „wahnsinnig hohen Bereitschaft, sich zu engagieren" in der Notaufnahme der Charité, die er am Abend zuvor besucht hatte (meinen Sie wirklich, die Bereitschaft chinesischer medizinischer Fachkräfte sei geringer?).

Spahn weißt erneut daraufhin, dass man zu Hause keine Desinfektionsmittel braucht, auch keine normalen Masken. Denn es wird gefährlich, weil Desinfektionsmittel im medizinischen Bereich und in der Lebensmittelindustrie gebraucht werden (das ist doch eigentlich eine Bankrotterklärung, wenn nicht einmal ausreichend Vorräte an Desinfektionsmitteln vorhanden sind. Wie sagte er vor Wochen: „Wir sind vorbereitet").

Spahn: „Wir haben einen Fokus auf der Beschaffung von Masken, ...aber ich sag ihnen auch, es ist schwer, wenn gleichzeitig auf der ganzen Welt Staaten, Krankenhäuser und Privatpersonen (versuchen, diese zu kaufen, wollte er sagen, schweifte dann aber ab; Wann baute Noah seine Arche Herr Bankkaufmann? Vor der Flut!).

Spahn kommt noch einmal auf Abriegelung zu sprechen und meint, das Virus käme wieder, wenn man die Grenzen wieder öffne (aber will er die Ausbreitung nicht verlangsamen?)

Journalisten kommen wieder auf die Absage von Großveranstaltungen zu sprechen.
Spahn: „Wir sollten in einer ersten Stufe zuerst auf das verzichten, wo es leichter ist, zu verzichten. Es ist leichter, auf Fußballspiele oder Konzerte oder Clubbesuche zu verzichten, als für die Frage hab ich ´ne Betreuung und ´ne Beschulung für meine Kinder. Weil das für Pflegekräfte, Polizisten, Ärzte, Busfahrer, die, die das öffentliche Leben ... aufrechterhalten ´ne Folge hat. Und... wenn die Kinder dann bei Oma sind, können wir jetzt länger drüber diskutieren, ob das nicht eher Folgen in die falsche Richtung hat (als letztes Land verkündet Mecklenburg-Vorpommern, dass ab 16.03.20 alle Schulen und Kitas dicht sind)... Und wenn ich dann manchmal so leichthändig einige mit der Forderung sehe, alle Schulen und Kindergärten zu, dann bin ich mir nicht ganz sicher, ob dann immer zu Ende auch alle Folgen gedacht werden (wenn wir drei, vier Tage weiterschauen, ist das bei Ihnen Herr Spahn auch nicht ganz klar)... flächendeckend bin ich sehr zurückhaltend."

Italien schließt konsequent alle Geschäfte und Restaurants, nur Lebensmittelläden und Apotheken dürfen noch öffnen.
Konsequent handelt Dänemark aufgrund steigender Infektionszahlen, Schulen, öffentliche Einrichtungen und Kindergärten werden landesweit für mindestens 2 Wochen geschlossen. Von den 510 positiv getesteten Fälle liegen zehn im Krankenhaus und zwei auf der Intensivstation.
Frankreich beschließt ebenfalls, Schulen und Kitas im gesamten Land zu schließen (2876 positiv getestete Fälle). In Deutschland verkündet Bildungsministerin Karliczek, dass in

Deutschland keine generelle Schulschließungen zur Debatte stehen. Stattdessen sagt sie in einem Interview mit der Bild, die Kultusminister der Länder müssten „ jetzt intensiv darüber nachdenken, wie in nächster Zukunft der Schulbetrieb aufrechterhalten werden kann".

In einer Pressekonferenz nach der am gleichen Tage stattgefundenen Konferenz der Kultusminister, Susanne Eisenmann, Kultusministerin in Baden-Württemberg: „...dass die Schließungen von Schulen flächendeckend für einen gewissen Zeitraum plus der Kitas... nicht zu unterschätzen sind, dass sie im Grunde auch einer starken Reduzierung des öffentlichen Lebens mit einhergeht, auch das ist keine Besonderheit und dass es natürlich auch darum geht, wirtschaftliche Konsequenzen, die wahrlich nicht zu unterschätzen sind in dem Zusammenhang auch, mit zu berücksichtigen. Das ist eine Herausforderung". (https://www.youtube.com/watch?v=FIPcYR-rzIM8&feature=share)

Wie war das, was noch gestern vom Podium der BPK tönte? Gesundheit geht vor Wirtschaft.

Trump verhängt ein 30-tägiges Einreiseverbot für Reisesende aus der EU. Dies erfolgt mit der Begründung, Europa hätte nicht genügend gegen die Ausbreitung des Corona-Virus getan. Von der Leyens Statement, nachdem sie ihrer Empörung Luft gemacht hat: „Die Europäische Union handelt entschlossen, um die Ausbreitung des Virus zu begrenzen."
In einem vom NDR täglich stattfindenden Podcast „Corona-Update" #12
(https://www.youtube.com/watch?v=3qj5qi_iVRw&feature=share) wird Drosten dazu befragt. „Wir haben hier in Europa sicher nicht mehr Fälle, als in den USA. Wenn man richtig

testen würde, dann würde man sehen, dass die USA natürlich schon längst sehr viele Fälle haben. Das ist auch logisch, denn in die USA ist ja die Einreise aus China im Januar viel stärker gewesen, als nach Europa."

Nochmals zur Erinnerung. Die USA verhängten ein Einreiseverbot für China-Reisende am 31.01.20.

Bis zum **12.03.20** landen in Europa Flieger im Direktflug aus China. Wie genau sind die Passagierzahlen China-USA und China-EU? Nur, weil diverse europäische Fluglinien China derzeit nicht mehr anfliegen, heißt das nicht, dass keine Chinesen, auch aus den Infektionsgebieten oder als Virusträger mit anderen Fluglinien, z.B. Cathay Pacific, Emirates, Ethiad, in die EU einreisen.
Zur Frage der Tests: In den USA wurden bis zum Tage 20.000 Tests durchgeführt, in Großbritannien 30.000. In Deutschland ist das UKE in der Anzahl der Tests führend, mit 2000. Wie viele Tests in Deutschland insgesamt bisher durchgeführt wurden, ist nicht zu recherchieren. Sieht so Transparenz aus, etwas, was in der derzeitigen, angespannten Situation immer wichtiger wird, um nicht ein Restvertrauen in der Gesellschaft zu verlieren?!

Im Gegensatz zu von der Leyen, sehen Kommentatoren des Beitrages auf tageschau.de die Entscheidung Trumps, einen Einreisestopp für Reisende aus China zu verhängen, differenziert (https://meta.tagesschau.de/id/145263/us-einreisestopp-empoert-europaeer):
Hätten die Europäer rechtzeitig einen Einreisestopp für Chinesen angeordnet, dann gäbe es die Corona Krise in Europa nicht.

„Obwohl ich von Trump nichts halte, in diesem Punkt gebe ich ihm recht." Tranarena

„Es gibt eben auch Staatschefs die Willens sind, Verantwortung zu übernehmen und vor allem klare Entscheidungen zu treffen. Das Corona- Epizentrum liegt jetzt in Europa und so wie unsere Politiker zur Zeit (nicht) handeln, wird es wohl in bälde in Deutschland liegen."
Barbarossa 2

„Trump sorgt mit seiner entschiedenen Haltung für klare Fakten und schiebt dem völkerrechtswidrigen Vorgehen der EU einen Riegel vor - die fahrlässige Gefährdung durch die Untätigkeit unserer Regierung ist einen klarer Verstoß. Herr Spahn/ Frau Merkel, bitte nehmen Sie sich ein Beispiel, hier sieht man, wie kompetentes Regieren aussieht!" Homo_Oeconomicus

„Trump handelt schneller als unsere Politiker, das wird uns noch teuer zu stehen kommen. Denn er hat ja Recht damit, bei uns wird der Virus immer noch fröhlich verteilt. Es ist ja erwiesen wie der Fasching die Pandemie in Deutschland beschleunigte, zumindest laut Züricher Zeitung ." MichlPaul

Die „Welt" berichtet bereits am 07.03.20 über Chaos beim Corona-Test in Deutschland: „Das Chaos mit dem Coronavirus-Test" (https://www.welt.de/wirtschaft/article206339325/Coronavirus-Warum-es-so-schwer-ist-sich-testen-zu-lassen.html): „...Als „Odyssee" beschreibt Kegler das, was in den nächsten 48 Stunden passierte. Der erste Anruf ging an die eigens für Fragen zum Coronavirus eingerichtete Hotline in Hessen. Dort habe er jedoch keine Informationen erhalten und sei wiederum ans Gesundheitsamt verwiesen worden, das auch keine konkrete Lösung parat hatte."

Dass Tschechien und die Slowakei am gleichen Tag Einreiseverbote verhängen, die Reisende aus Deutschland und 14 weiteren Ländern betreffen, erscheint lediglich als kleine Meldung. Niemand scheint sich daran zu stören.

Die FAZ schreibt am 11.03.20: „Italienische Verhältnisse können wir händeln" (https://www.faz.net/aktuell/wissen/corona-patienten-italienische-verhaeltnisse-koennen-wir-haendeln-16674388.html). Tenor des Artikels: wir sind gut vorbereitet, wir haben ausreichend Intensivbetten und Beatmungsplätze, die Situation könne man selbst dann noch beherrschen, wenn es täglich zu 20.000 Neuinfektionen käme.

Interview des Arztes Stefan Höhne aus Wandlitz bei Berlin, bei bild.de am 11.03.20, (https://youtu.be/IC9EeWpST-g)
Höhne berichtet, dass er sich aufgrund von Spenden aus der Bevölkerung mit Masken eine Woche über die Runden halten konnte.
Er zeigt sich erschüttert über das Krisenmanagement der Bundesregierung.
„Im Augenblick wird der Bedarf (für Schutzmasken) eruiert und nächste Woche soll dann eventuell über die KVen (Kassenärztliche Vereinigungen) eine erste Auslieferung erfolgen, von solchen Schutzmasken. Dann sind viele Kollegen wahrscheinlich nicht mehr versorgt mit solchen Gerätschaften.... Wir reden davon, dass wir in der Praxis seit mehreren Wochen auf fällige Lieferungen von Desinfektionsmitteln, Händedesinfektionsmitteln warten, die nicht eintreffen und wo es auch keine Ersatzlieferungen gibt..."
„ich vermisse eine Führung in der Krise,...schon über die Landkreise hinweg , Patientinnen und Patienten, die in einem Landkreis wohnen, in einem anderen Landkreis arbeiten, werden ganz unterschiedlich beraten in der Corona-Krise. All das

kommt auf die Hausärzte zu, weil wir diese Fragen dann final klären müssen."
„Wir testen aus meiner Sicht viel, viel zu wenig in dieser Krise, um einfach auch mal ein entsprechendes Cluster zu eruieren, wie ist denn eigentlich tatsächlich die Verbreitung dieses Virus..."
„Es gab eine Vorbereitungszeit von acht Wochen. Ich weiß nicht, was in dieser Zeit gemacht worden ist, außer zu erklären, dass alles gut ist und alle vorbereitet sind und dass das Land fantastisch aufgestellt ist für die Krise, ... es ist nicht vorbereitet, es gibt keine gemeinschaftliche Kommunikation..."
„Ich habe weder den Eindruck, dass gewollt, noch gekonnt wird."
Bild: Sie fordern, dass Jens Spahn zurücktritt?
Höhne: „Letztendlich muss er entweder die Verantwortung übernehmen , selbstständig handeln oder er muss irgendjemanden dort einsetzen in dieses Amt, der dies kann...."

12.03.20 17:15 kommen noch immer täglich Flüge aus Peking in Frankfurt an.
Wie werden die Passagiere behandelt, kontrolliert?
Erfolgt ein Corona-Virus-Test?

Boris Johnson, Premierminister in Großbritannien, warnte davor, dass „viele Familien geliebte Menschen verlieren werden, vor ihrer Zeit" (warned many families they would "lose loved ones before their time"). Der wissenschaftliche Chefberater (scientific chief adviser) spricht vor der Presse davon, dass trotz der Tests und der 590 positiv getesteten Fälle, durchaus 5000 bis 10.000 unerkannte Fälle im Königreich existieren können. Eine Straßenumfrage der „The Sun" in London zeigt, dass die Passanten mit der Arbeit der Regierung in Großbritannien zufrieden sind. Grund dafür: Johnson zeigt sich regelmäßig im Fernsehen.

Nachdem der DAX am 09.03.20 bereits knapp 1000 Punkte verloren hatte und in den folgenden Tagen weiter in den Keller fuhr, kam dann am 12.03. so etwas wie Panik auf. Der DAX stürzte um 12, 24 Prozent auf 9161 Punkte ab. Es scheint fast so, als würde dies in Zusammenhang mit der gestrigen Pressekonferenz mit Merkel zusammenhängen und damit, dass man einerseits den Ernst der Lage anfängt zu begreifen, andererseits man immer noch bestrebt ist, eine Panik zu vermeiden und zu beruhigen.

Tagesschau.de zeigt am 12.03.20, wie bereits zuvor beobachtet, keine aktuellen Fallzahlen mehr über den Tag. Während die BBC seit Stunden über 596 Fälle in Großbritannien meldet (tagesschau.de 459) und worldometers.info 2512 Fälle in Deutschland (2078 tagesschau.de), so sind auf der tagesschau.de-Grafik deutliche geringere Fallzahlen vermeldet.
Ruhe bewahren, Sicherheit ausstrahlen und die Menschen in Deutschland beruhigen, nach dem Motto „Wir haben alles im Griff“, so erscheint die Situation bei deutschen Politikern in den deutschen Medien.

Eine Ministerpräsidentenkonferenz findet am 12.03.20 in Berlin statt. Dazu gibt es eine Pressekonferenz (https://www.youtube.com/watch?v=xGtUn9idLY4&feature=share)

Merkel: „...wir haben es mit einem sog. dynamischen Ausbruchsgeschehen zu tun, d.h. die Zahl der infizierten Personen steigt sehrt stark an und deshalb ist heute noch einmal in

schärferer Form, als das es in den vergangenen Tagen notwendig war, gesagt worden, dass wo immer es möglich ist, auf Sozialkontakte verzichtet werden soll."
„Außerdem müssen wir alle medizinischen Vorbereitungen treffen, um die steigende Zahl von Infizierten auch gut behandeln zu können. Dazu hat der Gesundheitsminister heute Ausführungen gemacht, sowohl, was die Beschaffung von medizinischer Ausrüstung anbelangt..."
„Es ist heute noch einmal darauf hingewiesen worden, dass wir jetzt unbedingt die Stärkung der Intensiv- und Beatmungskapazitäten in den Krankenhäuser und die Vorbereitung der Schutzkonzepte für die besonders gefährdeten Bevölkerungsgruppen nach vorne bringen müssen."

Söder:„...die Lage verschlechtert sich täglich. Wir brauchen keine Panik, aber wir brauchen entschlossenes Handeln mit einer klaren Zielführung."
„Wir müssen uns der Tatsache stellen, dass wir mit Maßnahmen und Regeln die wir noch vor wenigen Tagen für nicht angemessen gehalten haben. Angemessen ändert sich jeden Tag."
„...Wir brauchen eine einheitliche Materialstrategie, was betrifft die Beschaffung von all den Dingen, die wir dringend brauchen in den Tagen und Wochen."
„..die Stärkung der gesamten Krankenhauslandschaft. Wir müssen die Krankenhausstruktur so umstellen, dass Intensivbetten zur Verfügung stehen..."
(wäre das nicht eine Aufgabe des Gesundheitsministers schon lange gewesen, und hat nicht die Bertelsmann Stiftung vor Monaten festgestellt, es gäbe zu viele Krankenhäuser in Deutschland?, https://www.bertelsmann-stiftung.de/fileadmin/files/BSt/Publikationen/GrauePublikationen/VV_Bericht_KH-Landschaft_final.pdf)

Tschenscher:„Selbstverständlich, als das Corona-Virus noch in China war, mussten wir keine Veranstaltung absagen, aber in dem Moment, wo es hier ist und wo wir sehen, dass sich Infektionsketten bilden können, mussten wir die entsprechenden Entscheidungen treffen..."

Journalistenfrage zu den Beatmungskapazitäten, Merkel antwortet: „Zu den Beatmungskapazitäten kann ich was sagen, das ist so, dass wir natürlich mit den Herstellern sprechen müssen, was überhaupt produzierbar ist... Zahlen wurden heute nicht genannt, weil das natürlich von den Produktionskapazitäten abhängt. Also was machbar ist, dafür ist Geld da..."

Tschenscher: „Wir sind in unserem Gesundheitssystem sehr, sehr schlagkräftig. Und wir sind medizinisch auf einem Spitzenniveau unterwegs, ich glaube, dass wird sich auch in den nächsten Wochen zeigen, wenn wir mit den Maßnahmen, die wir heute beschlossen haben, konsequent vorangehen..., ...aber es ist so, die Epidemie wird ihren Lauf nehmen, wir werden Vieles nur begrenzen können..."

Bezüglich der Aussagen Spahns zum hervorragenden deutschen Gesundheitssystem erscheint am 12.03.20 eine Umfrage von NDR und WDR unter den Universitätskliniken zu den dort vorhandenen Intensivplätzen (https://www.tagesschau.de/investigativ/ndr-wdr/coronavirus-unikliniken-101.html): Die 28.000 Intensivbetten und 25.000 Beatmungsgeräte sind zu etwa 80 Prozent ausgelastet. In Hamburg und Leipzig waren nur ein Drittel der Beatmungsplätze belegt, in Bochum die Hälfte, in Greifswald 95 Prozent und in Augsburg 100 Prozent.

Wie schon am 10.03.20 die Bild-Zeitung, so feiert auch tagesschau.de den Gesundheitsminister: „Der Corona-Krisenmanager"
(https://www.tagesschau.de/inland/spahn-krisenmanagement-corona-101.html)

Am **13.03.20** tritt Wieler vor die Presse (https://www.youtube.com/watch?v=QJ3aU6KuXc8&feature=share) und sagt: „Zwischen den laborbestätigten Fällen und den Fällen, die offiziell eingetragen wurden, gibt es eine kleine Lücke, die sind ein wenig geringer, die Zahlen, die von den Gesundheitsämtern eingetragen werden....(er nennt hier Zahlen)..., Sie sehen also, da klafft eine gewisse Lücke (die in seinem konkreten Beispiel etwa 500 Fälle ausmacht). Das ist ein Zeitverzug von etwa drei, vier Tagen... Wir werden in der Zukunft einfach nicht mehr jeden dieser Fälle validiert nachvollziehen können. Wir haben bisher sehr viel Aufwand darauf getrieben, jeden einzelnen Fall zu prüfen, nachzuprüfen, das tun wir natürlich weiter, aber das können wir mit der zunehmenden Zahl einfach nicht mehr leisten... Wir werden uns zukünftig nur noch auf die offiziellen Meldezahlen beschränken." (interessant)
„Nicht, dass jemand denkt, die Fallzahlen nehmen ab in Deutschland, es hängt einfach damit zusammen, dass wir die Erfassung der Zahlen etwas ändern." (als China dies tat, gab es einen Aufschrei in der Presse)
Wieler führt weiter aus: Alterspanne 0 bis 89 Jahre in Deutschland....Mit zunehmenden Alter wird das Risiko, dass Personen schwerer erkranken höher. Mehr Männer betroffen.
„...Der dritte Aspekt ist auch ein ganz wichtiger, den wir auch seit vielen Wochen immer wieder ansprechen und der auch in den Blick genommen worden ist. Die Verlangsamung geschieht natürlich dadurch, dass wir z.B. Großveranstaltungen absagen, dass wir von uns allen erwarten. Dass wir bestimmte

Veranstaltungen gar nicht mehr abhalten..." (seit VIELEN Wochen angesprochen, guck mal aufs Datum)
„Wir haben zum Glück sehr, sehr früh diese Epidemie in unserem Land erkannt,..., sondern eben auch, weil wir am RKI einige Werkzeuge haben, mit denen wir die Krankheitslast in der Bevölkerung an Atemwegsinfektionen und Lungenentzündungen messen können..." (immer wieder die gleiche Leier, wir haben früh erkannt)

Robert Züblin (Nachrichtenblog tal-mi-or.de) stellt die Frage, wieso es Taiwan gelingt, das Virus einzudämmen, während dies in Deutschland scheinbar schwierig ist und fragt ebenfalls, ob das RKI aufgegeben hat. Wieler antwortet mit dem bereits vorher gesagten und Zöblin fragt erneut nach „Aber wieso können sie das nicht aufhalten?"
Noch bevor Wieler antworten kann, kommt eine Frauenstimme aus dem Off und sagt: „Ich glaube, es genügt jetzt, Herr Wieler hat ausführlich geantwortet".
Zöblin fragt weiter: „Ich habe noch eine Frage zu den Mund-Nasen-Schutzmasken. Auf ihrer Webseite schreiben sie dazu, dass nur kranke Personen, dass es einen Sinn macht, zum Verhindern von Fremdansteckung, dass kranke Personen diese Maske tragen. Mittlerweile ist der aktuelle Stand zum SARS-cov-2-Virus, dass er auch ohne Symptome, dass auch Menschen ohne Symptome ansteckend sind. Warum aktualisieren sie dann nicht die Informationen auf ihrer Webseite und geben der Bevölkerung eine Möglichkeit an die Hand, andere nicht anzustecken. Es bringt ja nichts, dass alle ins Home Office gehen und sich dann im Supermarkt anstecken und anhusten im Gang, wenn dann einen ganz einfachen Mundschutz vor die Nase hängen kann, weil wir es ja hier mit einer Tröpfcheninfektion zu tun haben. Selbst Kuba empfiehlt, Mundschutz selber zu basteln. Also sie können jetzt..."

„Vielen Dank jetzt für die Frage, aber ist es ist kein Statement von ihnen, sondern ´ne Frage, die haben sie gestellt, die haben sie gestellt" (Stimme aus dem off wird lauter und nachdrücklicher)
Zöblin weiter: „Dass andere Länder, auch in Taiwan, jeder Bürger bekommt 2 Masken pro Woche. Warum sagen sie..."
„Sie sind jetzt bitte mit ihrer Frage fertig", klingt erneut die Stimme aus dem Off und fährt fort: „Und Herr Wieler kann darauf antworten."
Wieler: „Das, was das RKI empfiehlt, beruht auf wissenschaftlicher Evidenz..., sie suggerieren damit, dass alle Menschen einen Mundschutz tragen einen Schutz, der nur in einer bestimmten Situation gegeben ist. Der Schutz ist dann gegeben, wenn sie mit einer infizierten Person, die hustet und niest in engem Kontakt sind. Wir müssen dafür Sorge tragen, dass die Menschen, die mit den Kranken im engen Kontakt sind, also insbesondere natürlich die Ärzte, aber auch die Menschen, die selber infiziert sind und symptomatisch sind und das Virus ausscheiden, symptomatisch ausscheiden, dass die keine anderen Menschen anstecken, bzw. Menschen im Gesundheitswesen geschützt werden....wenn sie draußen als Mensch mit einer Maske rumlaufen, suggerieren sie einen Schutz davor, aber es gibt keine Evidenz dafür, dass dieser Schutz gegeben ist." (interessant)

Frankfurt Airport am 13.02.20:
15:42 Uhr Ankunft aus Neapel
16:10 Uhr aus Florenz
16:20 Uhr Venedig
16:48 Uhr Peking
18:25 Uhr Dubai
20.20 Uhr Venedig

Auf der Webseite frankfurt-airport.com, Aktuelles, Informationen zum Coronavirus heißt es: „Derzeit werden am Flughafen Frankfurt keine behördlich angeordneten Passagierkontrollen im Sinne von Gesundheitschecks durchgeführt."

Belgien kündigt am 13.03.20 an, Schulen und Restaurants zu schließen, Österreich die Schließung von Geschäften und Restaurants. Lediglich Lebensmittelgeschäfte, Banken, Apotheken, Läden für Tierfutter bleiben geöffnet. Tschechien, Polen und Ukraine riegeln ihre Länder vollständig ab, Ausländern ist die Einreise untersagt, tschechischen Staatsbürgern ab 16.03.20 Reisen ins Ausland verboten. Spanien will einen Alarmzustand ausrufen.

Über den Tag entschließen sich nach und nach mehr deutsche Bundesländer, Schulen und Kindertagesstätten zu schließen, ab 17.03. soll der Spielbetrieb der ersten und zweiten Fußballbundesliga eingestellt werden, nachdem bereits andere Verbände im Ausland vorher ein Ende des Spielbetriebs eingeleitet hatten.

Es wird bekannt, dass in ersten italienischen Krankenhäusern abgewogen werden muss, wer beatmet wird und wer nicht.

Die „Welt" lässt einen Live-Stream laufen unter dem Titel „CORONAVIRUS: Deutschland schaltet um - Corona-Krise ist angekommen" (https://youtu.be/rjfxkNBavU0)
Unter der Kommentarfunktion steht: „In eigener Sache: Wegen des hohen Aufkommens unsachlicher und beleidigender Beiträge können wir zurzeit keine Kommentare mehr zulassen."

Der Chef der WHO erklärt Europa jetzt zum Epizentrum der Krise.
Während China nur eine Neuinfektion meldet, sind es in Italien 2547, bei 17.660 Erkrankten und 1266 Toten, davon allein 250 in den letzten 24 Stunden. In Spanien gab es 2086 Neuinfektionen mit einer Gesamtzahl an Infizierten von 5232. Deutschland hat am heutigen Tag 3675, dabei 930 Neuinfektionen. Frankreich zählt 3661 Infektionen und 785 neue Fälle. (https://www.worldometers.info/coronavirus/)

China schickt 30 Tonnen Hilfsgüter nach Italien, darunter Beatmungsmaschinen. Von ähnlicher Hilfe der EU für Italien ist nichts zu hören.

Während Großbritannien bereits vor gut einer Woche dazu aufgerufen hatte, will auch Spahn jetzt berentete Ärzte und Krankenschwestern reaktivieren. Gehören Menschen über 65 nicht zur Risikogruppe?
Spahn in einem Schreiben an Klinikchefs, „um die Krankenhäuser bestmöglich auf die Epidemie vorzubereiten" (Welt, https://www.youtube.com/watch?v=lf3Q5k_zU1c&feature=share):
„Bitte planen sie jetzt, wenn möglich, den Rückgriff auf Studenten und bereits im Ruhestand befindliches Personal und bilden sie dieses möglichst jetzt schon aus."
Söder, Bayerns Ministerpräsident will Ärzte und Krankenhäuser der Bundeswehr stärker in die Krisenbewältigung einsetzen.

Trump ruft am **13.03.20** den nationalen Notstand aus und gibt 50 Milliarden Dollar frei.

Scholz und Altmaier treten vor die Presse und verkünden, dass die Regierung den von der Corona-Krise betroffenen Unternehmen mit einem unbegrenzten Kreditprogramm helfen will. Scholz: „Es gibt keine Grenze nach oben bei der Kreditsumme, die die KfW vergeben kann".
Obwohl es nicht Ziel des Buches ist, über wirtschaftliche Entwicklungen während und durch die Krise zu berichten oder diese zu diskutieren, so ist dieses Interview mit Scholz in den Tagesthemen des gleichen Tages dennoch wichtig, besprochen zu werden. (http://www.tagesschau.de/multimedia/video/video-674269.html)

TT: „Haben wir, hat die Bundesregierung die Bedrohung unterschätzt?"
Scholz: „In keinem Fall. Wir haben sehr früh in Deutschland erkannt, welche Entwicklungen sich abzeichnen, haben sehr gut gemessen und getestet. Ich glaube, das ist schon etwas, was unser Gesundheitssystem hier auszeichnet..."
TT: „...bei der Ausbreitung, die wir derzeit haben, in Europa, andere Länder haben sehr viel früher andere Maßnahmen sehr viel massiver umgesetzt... warum kamen die jetzt erst?"
Scholz: „Na. Alle, die sich mit der Sache beschäftigen, die Zahl der Fälle, wann was aufgetreten ist, betrachten, sagen dass Deutschland sehr früh dabei ist und auch rechtzeitig in diesem Zusammenhang das Notwendige tut. Unser Ziel muss ja sein, die Ausbreitung des Virus zu verlangsamen, so dass wir all das, was notwendig ist, um medizinische Versorgung zum Beispiel zu gewährleisten immer in ausreichender und guter Qualität können... Wir haben über eine Milliarde zusätzlich zur Verfügung gestellt, damit der Gesundheitsminister und die Forschungsministerin ihre Arbeit tun können und die ganzen Strukturen die überall in Deutschland arbeiten, unterstützen

können. Wir haben viele, viele Beratungen mit Wissenschaftlern organisiert, damit wir nicht einfach nur vermutend handeln, sondern das auch gut vorbereitet tun." Und jetzt, direkt, fast ohne Pause gesprochen, direkt nachdem vorher gesagten: „und selbstverständlich haben wir jetzt das wahrscheinlich bedeutendste Paket auf den Weg gebracht, was nicht nur dazu beiträgt, dass die Konjunktur und die wirtschaftlichen Verhältnisse in Deutschland stabilisiert werden sollen, in ganz Europa..."
Schwupp, weg von Eindämmung der medizinischen Problematik, hin zur Wirtschaft. Bedenkt man, dass sich die Aussagen in den Tagen zuvor immer darum drehten, dass Gesundheit vor Wirtschaft kommt.
Und jetzt zur Vergabe von Krediten.
TT: „Wie soll das konkret laufen (bezogen auf die Kreditvergabe), wenn ich z.B. ein kleines Café betreibe und keiner kommt mehr, an wen wende ich mich?"
Scholz: „Wie immer an die eigene Bank, mit der man ja längst eine gute Beziehung hat. Und die ist ja durch das, was wir jetzt auf den Weg gebracht haben mit unserer Förderbank in der Lage, leichter einen Kredit für diese Situation zu vergeben, als wenn sie das ganz allein auf ihre Kappe müsste... Eine gut geprüfte Entscheidung von den Leuten, die das vor Ort verstehen."
TT: „Und das gilt vom kleinen Zwei-Mann-Betrieb bis zur großen Firma mit tausend Beschäftigten?"
Scholz: „Das geht noch zu Firmen mit noch viel mehr tausend Beschäftigten. Wir wollen den Mittelstand, den sehr kleinen Unternehmen helfen, wir wollen auch den Unternehmen, die eintausend, zweitausend Beschäftigte haben, helfen und selbstverständlich auch denen, wo es noch viel mehr sind."
Dieses Interview sollte man sich ruhig zwei oder drei Mal durchlesen und wirken lassen.

Von der Leyen spricht in einem Interview der Tagesthemen am 13.03.20 (http://www.tagesschau.de/multimedia/video/video-674261.html):

TT: „Zerstört Corona gerade die europäische Idee?"

V d Leyen: „Wir merken, dass Europa eher zusammenrückt. Corona hat ja zwei Aspekte. Eine ist die medizinische Seite und da ist es so, dass wir das Virus kaum kennen und man sich deshalb nach vorne tastet... Das zweite ist aber die schwere (sie zieht das Wort sehr lang) wirtschaftliche Krise, die Corona hervorruft und da ist sehr spürbar, dass wir gelernt haben aus der letzten Finanzkrise, dass wir zusammenstehen, dass wir unseren Instrumentenkasten kennen, dass wir schnell und beherzt handeln. Und das merkt man in diesen Tagen an allen Ecken und Enden." (irgendetwas zur Lage in Italien, den Toten oder was die EU zur Eindämmung nach Außen unternimmt?)

TT: „Müsste da Europa nicht viel einheitlicher, koordinierter (bezogen auf die von Staaten veranlassten Grenzschließungen) vorgehen?"

V d Leyen: „Es entspricht dem Grundgedanken, dass wir versuchen in Europa ,die Ausbreitung des Virus zu verlangsamen. Das ist im Augenblick oberstes Gebot... (man merkt, wie schwer es für sie ist, diese Sätze zu formulieren und wie sie den Dreh bekommt, gelerntes wiederzugeben, nämlich mit:) „Jetzt ist Krise, jetzt müssen wir danach handeln..."

Und schon mit der nächsten Frage ist man bei der Wirtschaft und ihre Antworten werden sehr flüssig, ihre Sprache schneller und schneller mit den Sprachhülsen, die man von ihr kennt.

Nachdem Spahn in den Vortagen von verschiedenen Medien schon als Krisenmanager gefeiert wurde, bringt tageschau.de ein Interview mit dem Krisenforscher Frank Roselieb. Der Tenor, nicht zuletzt wahrscheinlich, weil sein Institut verschiedene Landes- und Bundesbehörden berät, grenzt an Lobhudelei: „Das macht die Bundesregierung gerade alles richtig. Da kann man wenig kritisieren."

Und dann wird es interessant.

tagesschau.de: „Teilen Sie die Kritik, dass es von der Bundesregierung keine einheitliche Regelung gibt, ob Schulen bundesweit geschlossen werden sollen? Diese Frage fällt ja tatsächlich in die Zuständigkeit jedes einzelnen Bundeslands."

Roselieb: „Das ist zwar rechtlich korrekt, aber so würde ich nicht argumentieren. Besser ist es, darüber sachlich zu informieren, warum das so ist. Es macht durchaus Sinn, dass die Frage der Schulschließung nicht per Dekret in Berlin entschieden wird. Ob jetzt alle Abiturienten in Nordrhein-Westfalen zu Hause pauken sollen, können die Behörden vor Ort viel besser einschätzen. Oder nehmen Sie das Beispiel Karneval in Heinsberg. Da kann es beim Schunkeln oder Knutschen zu viel Körperkontakt kommen und eine Absage angezeigt sein. Das heißt aber nicht, dass dort auch automatisch der Unterricht eingestellt werden soll, wo es in der Regel nicht zu einem vergleichbaren Körperkontakt kommt wie beim Karneval. Das können die Heinsberger besser beurteilen und danach entscheiden, was wirklich sinnvoll ist. Das muss aber eben transparent erklärt werden."

Interessant deswegen, weil die Karnevalsveranstaltung in Heinsberg dazu führte, dass es zu Infektionen in solch hohem Maße kam und Infektionsketten nicht mehr nachverfolgt werden konnten. Da hat die Bundesregierung nichts mit zu tun, also auch nicht der Gesundheitsminister. Das war eine Entscheidung vor Ort. Wichtig später, wenn das „Schwarze Peter“-Spiel beginnt.

Am 14.03.20 schließt die Türkei Grenzen zu neun EU-Ländern, darunter auch Deutschland.

Ebenfalls am 14.03. steigt die Zahl der Infizierten in Deutschland auf 4599, eine Zunahme um 924 Fälle, Italien zählt 21.157 Gesamtfälle, 3497 Neuerkrankte und 175 Todesfälle. In Spanien nehmen die Fälle um 1159 zu, die Gesamtzahl liegt bei 6391, es gibt 62 neue Todesfälle und in Frankreich gibt es 808 neue Fälle, 4469 gesamt und 12 neue Todesfälle. Großbritannien verzeichnet 10 Todesfälle an einem Tag Corona-virus-bedingt und kommt nach 342 neuen Krankheitsfällen auf insgesamt 1140 (https://www.worldometers.info/coronavirus/).

Frankreichs schließt Restaurants und Läden, Spanien ruft den Notstand aus und Bürger dürfen nur noch das Haus verlassen, wenn sie zur Arbeit gehen oder wichtige Besorgungen machen.

Ab Mitternacht zum **15.03.20** schließt Polen die Grenzen zu Deutschland, was Kleber im heute-Journal zu einer Attacke auf das Nachbarland veranlasst (https://youtu.be/mJ0lflYSD7I) und es tönt Europa, Europa, Europa. Ein „Experte“ darf zu dieser Maßnahme Stellung nehmen. Die Quintessenz des Experten natürlich, dass diese Maßnahme Quatsch sei.

Rumänien (108 Fälle am 14.03.) ruft ab Montag, 16.03.20 den Notstand aus, kann damit Grundrechte einschränken oder Grenzen schließen.

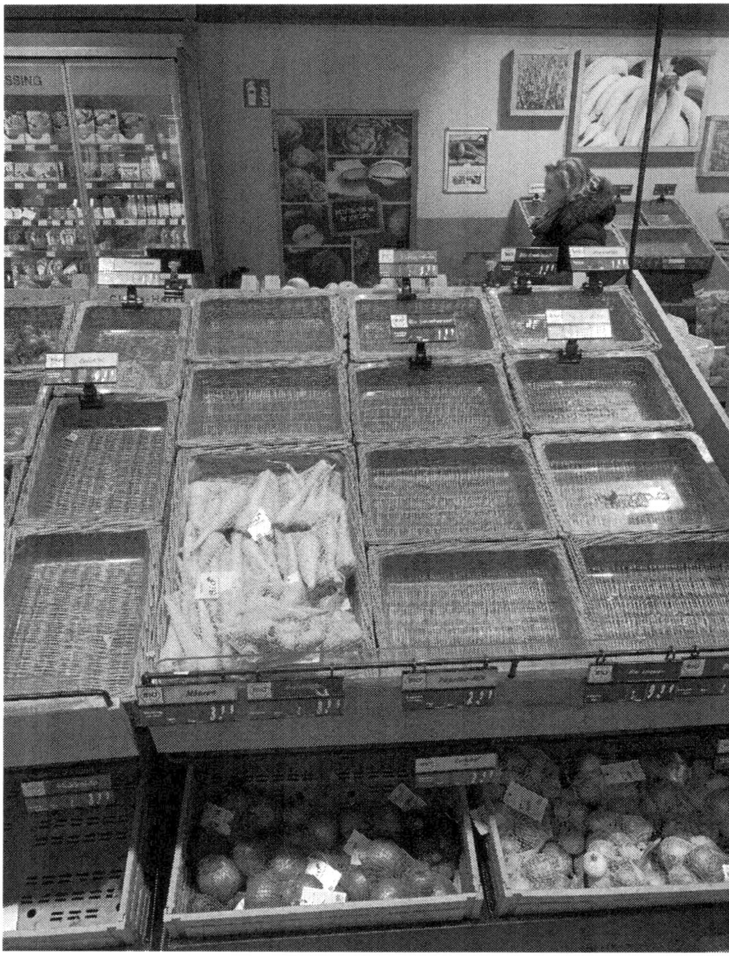

Hamburger Supermarkt am 14.03.2020

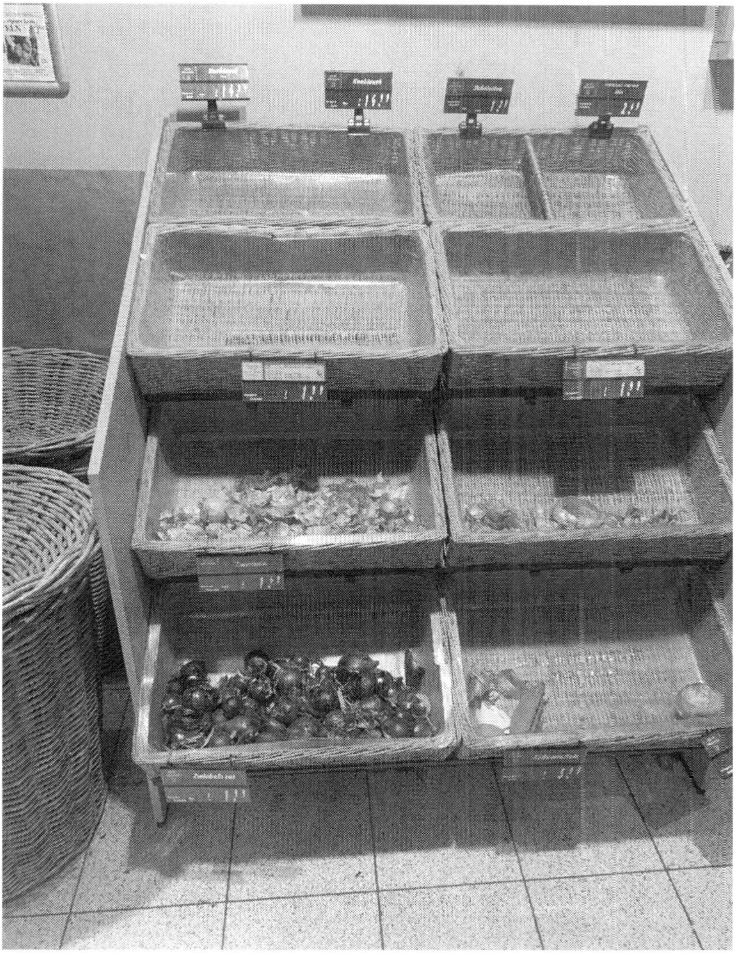

Hamburger Supermarkt am 14.03.2020

Lettland setzt zur See, in der Luft, auf der Schiene und den Straßen den internationalen Personenverkehr aus, alle Staatsbürger, die sich im Ausland befinden, sollen ins Land zurückkehren. Die Regierung Litauens stellt das gesamte Land für zwei Wochen unter Quarantäne, die Grenzen werden geschlossen und Staatsbürgern ist es verboten, das Land zu verlassen.
Während sich ein Land nach dem anderen abschottet und versucht, seine Bürger zu schützen, es aus Deutschland noch immer tönt, dass Grenzschließungen keine Lösung seien, sucht die EU unter v d Leyen nach einer Lösung. Es geht darum, Lieferprobleme und leere Regale abzuwenden. Seehofer meldet sich aus seiner Selbstisolation und fordert nach einer gemeinschaftlichen Lösung. Das Problem nur: auf Deutschland hört niemand mehr.

Sein Landsmann Söder fordert in einem Interview: „Wir sollten überlegen, die Bundeswehr stärker einzubinden. Sie muss mit Pflegepersonal, Ärzten, Laboreinrichtungen und Kapazitäten in ihren Krankenhäusern mithelfen", wohl auch, um sich als starken Mann in Hinsicht auf die Kanzlerkandidatur im nächsten Jahr zu positionieren und den Macher in einer Krisensituation zu geben.
Berlin beschließt, alle Restaurants, Clubs, Theater, Museen etc. bereits am heutigen Tag und nicht erst in der nächsten Woche zu schließen. Alle Veranstaltungen mit mehr als 50 Teilnehmern sind verboten. Bei Veranstaltungen bis zu 50 Teilnehmern müssen Namen notiert und auf Nachfrage des Gesundheitsamtes herausgegeben werden.

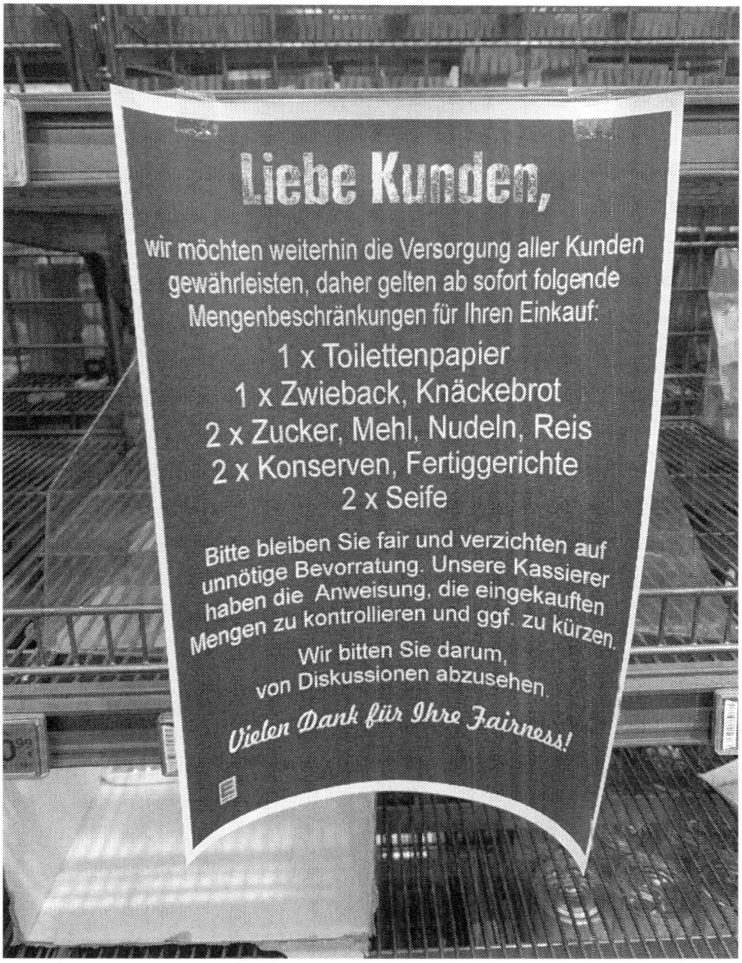
Liebe Kunden,
wir möchten weiterhin die Versorgung aller Kunden
gewährleisten, daher gelten ab sofort folgende
Mengenbeschränkungen für Ihren Einkauf:
1 x Toilettenpapier
1 x Zwieback, Knäckebrot
2 x Zucker, Mehl, Nudeln, Reis
2 x Konserven, Fertiggerichte
2 x Seife
Bitte bleiben Sie fair und verzichten auf
unnötige Bevorratung. Unsere Kassierer
haben die Anweisung, die eingekauften
Mengen zu kontrollieren und ggf. zu kürzen.
Wir bitten Sie darum,
von Diskussionen abzusehen.
Vielen Dank für Ihre Fairness!

Am Morgen bereits meldet sich Klöckner, Landwirtschaftsministerin, und rät von Hamsterkäufen ab, redet von „Bedacht und Augenmaß". Erste Supermärkte begrenzen die Abgabe bestimmter Produkte.

Am 15.03.20, einem Sonntag, werden in weiteren Ländern Einschränkungen vorgenommen. So will Frankreich den Langstreckenverkehr einschränken, Österreich schränkt das öffentliche Leben weiter ein.

Während die Zahlen der Neuinfektionen in Europa steigen, stagnieren sie in China und gehen in Südkorea zurück.

In Deutschland schränkt die Deutsche Bahn den Regionalverkehr ein, es erfolgen keine Fahrkartenkontrollen mehr.
Der Krankenpfleger Alexander Jorde meldet sich zu Wort: „Ich höre in den letzten Tagen immer wieder, wir hätten im Vergleich zu anderen Ländern viele Intensiv- und Beatmungsplätze. Aber keiner fragt nach den Menschen, die die darin liegenden Patienten versorgen sollen". Er macht darauf aufmerksam, dass bereits vor der Corona-Krise viele Bettenplätze aufgrund von Personalmangel gesperrt waren.
Erste Ärztefunktionäre melden sich öffentlich zu Wort und machen sich Sorgen wegen Personalmangels.

Es gibt auch positive Meldungen, die ein Zeichen dafür setzen, dass es nach überstandener Krise anders weitergehen könnte im Land. In Hessen organisieren die Nachwuchsorganisationen von fünf Parteien eine Telefon-Hotline für ältere Menschen, um Unterstützung zu geben und Einkäufe zu erledigen.

Am Abend des Tages tritt Seehofer vor die Kameras und verkündet die Grenzschließungen zu Österreich, der Schweiz, zu

Luxemburg und zu Dänemark. Seehofer meint, der Höhepunkt sei noch nicht erreicht und die Infektionskette müsse unterbrochen werden. Die Politik zeigt einmal mehr, wie sie der Verbreitung des Virus hinterherläuft.
Tagesschau.de spricht von 100 neuen Infektionsfällen seit gestern. Ein Schreibfehler oder bewusste Veränderungen der Fakten, da auf verlässlichen Statistikseiten bereits von mehr als 1000 Neuerkrankungen berichtet wird.

Besonders seltsam auch, dass trotz Schließung von Bars und Clubs in Bayern, Kommunalwahlen abgehalten und nicht verschoben werden, während Merkel noch vor drei Tagen davon sprach, dass es jetzt wichtig sei, Sozialkontakte einzuschränken. In einem Interview mit den Tagesthemen erklärt Söder erneut die Dringlichkeit, alles zu tun, um die Ausbreitung des Virus zu verlangsamen. Interessant, dass Söder mehr und mehr in den Medien auftaucht, sich als Macher präsentiert. Läuft sich hier jemand warm, um sich angesichts der Querelen innerhalb der CDU als neuer Kanzlerkandidat ins Gespräch zu bringen?
Kurze Zeit später kündigte Söder an, den Katastrophenfall in Bayern auszurufen, „weil man eine einheitliche Strategie unter einer einheitlichen Führung brauche".

Von der Türkei wird am Abend berichtet, dass Bars und Nachclubs ab dem morgigen Tag geschlossen bleiben sollen. Dies bei einer offiziellen Zahl der Infektionsfälle von sechs.

Um 21:08 Uhr vermeldet tagesschau.de: „Kliniken wappnen sich" (https://www.tagesschau.de/investigativ/ndr-wdr-beatmungsgeraete-101.html), wobei erwähnt wird, dass es jetzt eine Datenbank mit freien Beatmungsplätzen gibt, die dazu dienen, dass sich die Kliniken besser abstimmen können. Die

Sprecherin des RKI, Glasmacher, auf die Frage, wie viele Corona-Infizierte derzeit auf den Intensivstationen in Deutschland liegen: „Den Gesundheitsämtern dürften die Informationen häufig nicht vorliegen oder können aus Kapazitätsgründen nicht recherchiert werden. Dementsprechend liegen dem RKI nur zu einem geringen, nicht aussagekräftigen Teil der Patienten diese Informationen vor."
Wie sagte Spahn: Wir sind gut vorbereitet.

Dazu die Fälle der neuen Gesamtzahlen, der Neuerkrankten sowie der Todesfälle der letzten 24 Stunden (https://www.worldometers.info/coronavirus/):
China verzeichnet nur 14 Neuerkrankungen und 14 Todesfälle, Südkorea 76 neue Infektionen und 3 neue Todesfälle. In beiden Ländern scheint die Ausbreitung unter Kontrolle, nichts desto trotz gibt es noch knapp 10.000 aktive Fälle in China und 7253 in Süd-Korea. Anders dagegen im Iran, der 13.938 Fälle verzeichnet, 1209 Neuerkrankte und 113 neue Todesfälle. Ein deutscher Hersteller von Untersuchungs-Kits darf wegen des Embargos gegen den Iran keine Tests dorthin liefern.
In Europa verzeichnet Italien einen weiteren Anstieg der Fälle um 3590 auf 24.747. In den letzten 24 Stunden verstarben 368 Menschen. In Spanien wuchs die Zahl der Neuinfektionen um 1454 auf insgesamt 7845 Fälle bei gleichzeitig 96 Todesfällen an. 924 Neuerkrankungen gab es in Frankreich, die Gesamtzahl der Fälle stieg an auf 5423 bei 36 neuen Todesfällen. In Großbritannien wuchs die Zahl der Fälle um 251 auf 1391 bei gleichzeitig 14 neuen Todesfällen.
Deutschland verzeichnet 5813 Fälle und 1214 neu Infizierte sowie zwei neue Todesfälle.

Der **16.03.20** bringt neue Einschränkungen und am Abend eine Pressekonferenz mit Merkel. Man könnte fast den Eindruck

haben, dass auch Bundespolitiker aus dem Wachkoma langsam wieder ins Leben zurückkommen. Nachdem Söder bereits gestern den Katastrophenfall für Bayern ausgerufen hatte, stellt Merkel Empfehlungen der Bundesregierung vor (https://youtu.be/zAKJmMuWZJc):
„Heute haben wir (die Regierung) mit den Ländern neue Leitlinien für das allgemeine Verhalten beschlossen. Es leitet uns dabei das, was uns immer wieder von der Wissenschaft gesagt wird, nämlich dass die wirksamste Maßnahme, um diese Infektion zu verringern, das Erhöhen der Distanz ist (was für ein Blödsinn, die Infektion kann nicht verringert werden, nur deren Ausbreitung, zudem, warum hat man das nicht bereits vor Wochen eingeführt, als abzusehen war, dass dieses Virus keine Grenzen kennt und hat gezaudert, gewartet und verschleppt, es sei auch noch einmal an dieser Stelle an das Interview von Kekulé bei Lanz erinnert)... also das Verringern von sozialen Kontakten ... und dennoch brauchen wir einschneidende Maßnahmen, um das Infektionsgeschehen... zu verlangsamen."
Merkel kommt jetzt zu den Maßnahmen.
Ausdrücklich nicht geschlossen werden Lebensmittelgeschäfte, Wochenmärkte, Abhol- und Lieferdienste, Getränkemärkte, Apotheken, Sanitätshäuser, Drogerien, Tankstellen, Banken und Sparkassen, Poststellen, Frisöre, Reinigungen, Waschsalons, Zeitungsverkauf, Bau- und Gartenbedarfsmärkte und Großhandel.
Bars, Clubs, Diskotheken , Theater, Opern, Konzerthäuser, Museen, Messen, Ausstellungen, Kinos, Tierparks und Anbieter von Freizeitaktivitäten, Spezialmärkte, Spielhallen, Spielbanken, Wettannahmestellen Bordelle, Sportbetrieb und Sportanlagen, Spaßbäder, Fitnessstudios, Verkaufsstellen des Einzelhandels, Spielplätze werden geschlossen. Darüber hinaus werden weitere Einschränkungen getroffen, die religiöse Einrichtungen betreffen sowie Zusammenkünfte in Sportvereinen.

Zudem dürfen Hotels keine Betten an Touristen vermieten, sondern nur zu notwendigen Übernachtungen. Gleichzeitig soll es keine Urlaubsreisen ins In- und Ausland geben. Restaurants sollen nur von 6:00 bis 18:00 Uhr geöffnet sein.
Auf die Fragen der anwesenden Journalisten muss hier nicht weiter eingegangen werden, dafür vielleicht auf die auf dem phoenix-YouTube-Kanal veröffentlichten Kommentare:

„Auf die Frage , wie denn z.B. sichergestellt werden soll , dass angeordnete Maßnahmen (z.B. Schließung der Spielplätze) auch eingehalten werden , antwortet Merkel , daß das Sache der Länder und Gemeinden sei und sie auf Verständnis der Bürger hoffe , usw (also typischer Merkelsprech) . Die richtige Antwort hätte sein müssen . Die Einhaltung der Verbote wird unter Strafandrohung polizeilich durchgesetzt ! So funktioniert das nicht ."
Alex Podbolski

„Friseure ? Also ich schüttle nur noch mit dem Kopf. Ich würde es wie Italien machen. Erst mal alle Warenhäuser, Friseure etc. zu machen, um das ganze einzudämmen. Man kann auch mal ohne auskommen.... Klar sind das hohe Einbußen, aber anders bekommt man es nicht in den Griff."
Sunshine24

„zu spät, Frau Merkel, 14 Tage zu spät ! Man hätte sofort die Grenzen sperren müssen !"
pingu süssmolch

„Immer wird vom Schutz von Ärzten, Polizisten, Politikern gesprochen, aber was ist mit uns den Verkäuferinnen und Kassiererinnen natürlich auch unsere männlichen Kollegen die ak-

tuell an vorderster Front arbeiten. Darüber wird kein Wort verloren. Wir sind diejenigen die den Menschen dazu verhelfen ihre Lebensmittel zu bekommen. Ohne unsere Kollegen von der Logistik und unseren Bauern und alle die uns helfen das Leben aufrechtzuerhalten werden in der Politik nicht erwähnt. Das ist sehr bedauerlich. Wer schützt uns vor dem Virus dem wir täglich ausgesetzt sind? Wir bekommen keine Hilfe vom Staat in Sachen Schutzmasken, Handschuhen oder Desinfektionsmittel. Wir und alle Kollegen und Kolleginnen in der Lebensmittelbrange setzen täglich unser Leben und das unserer Familien auf's Spiel damit alle anderen ihre Grundlebensmittel innerhalb kürzester Zeit kaufen können. Es ist traurig so etwas erleben zu müssen."
Gabriele Schulten

Es kräht inzwischen wie aus einem Munde, Spahn gibt „Bild" ein Interview (https://youtu.be/zrf5tEKks3o):
Zur Frage der Grenzschließungen sagt Spahn: „Es geht auch darum, dass morgen früh nicht die Franzosen und die Österreicher, die selbst fast alle Geschäfte geschlossen haben, dann anfangen in Deutschland munter einzukaufen, das ist ja zu erwarten." (hat er das jetzt wirklich gesagt? Schweizer- und Österreicher-Bashing, weil die nichts anderes vorhaben, als über die Grenze zu gondeln und zu shoppen, an einem Montag?!)
Auf die Frage nach Hamsterkäufen heuchelt Spahn Verständnis: „Ich verstehe, ... dass es diese Reaktionen gibt, dass man auch vorsorgen will, das ist ja nur natürlich, menschlich" und kommt dann wie der Heilige Petrus mit der Bemerkung um die Ecke. „Ich habe auch eine wichtige Botschaft... Supermärkte, Lebensmittelgeschäfte, Apotheken (er zählt jetzt alles auf, was Merkel schon erwähnt hatte)...bleiben natürlich auf. Deswegen besteht kein Anlass, jetzt auf sehr große Vorräte zu kaufen" .

Bei meinem Besuch im Supermarkt vor zwei Tagen, einem Samstag, war die Obst- und Gemüseabteilung leer, viele andere Regale ebenfalls. Heute wurde ich im Supermarkt mit einem überbordenden Angebot in der Gemüseabteilung empfangen. Ich konnte mich nicht erinnern, derart massiv aufgefüllte Obst- und Gemüseregale in einem Supermarkt gesehen zu haben. Je tiefer es in den Laden hineinging, desto leerer wurden die Regale: Pasta ausverkauft, Mehl Restbestände, ebenso Gemüsegläser. Die Regale mit Schokolade wurden gerade aufgefüllt, die Verkäuferin erzählte, sie wisse nicht, wo ihr der Kopf steht, sie kommen mit nachfüllen kaum hinterher. Zudem haben sie kaum noch etwas im Lager „Ich arbeite wie eine Maschine und bin froh, wenn der Krieg vorbei ist."

Im Bild-Interview kommt von Spahn Politikersprech wie man es kennt.
Angesprochen auf die drastischeren Maßnahmen, die bereits in Österreich eingeleitet wurden, wird Spahn gefragt, ob das auch in Deutschland kommen wird.
„Wir machen das immer Lage angepasst und angepasst an die Entwicklungen, etwa bei der Frage der Infektionen die wir sehen. Aber auch bei der Frage, wie ist das mit den Intensiv- und Beatmungskapazitäten. Da ist Österreich, da ist Frankreich schon in einer deutlich anderen Lage als wir (zum Vergleich und zu Spahns Aussage: Frankreich hat 83 Fälle je 1 Million Einwohner, Österreich 113 und Deutschland 86). Wir haben einen Vorteil. Wir sehen deutlich früher auch, was wir an Infektionsgeschehen haben als viele unserer Nachbarländer...Im Vergleich zu anderen Ländern sehen wir aber schon, dass wir in der Entwicklung noch relativ früh sind. Deswegen setzen wir darauf , dass unsere Maßnahmen, jetzt, wo wir sie früh ergreifen, dann eben auch viel früher Wirkung zeigen." (hier scheint

man klare Gesprächsrichtlinien herausgegeben haben, das Wort „früh“ wird von Spahn jedes Mal besonders betont und er selbst weiß, sollte er noch nicht an Demenz leiden, dass Deutschland bisher anderen Ländern hinterher ist und sich noch immer von der Infektionswelle treiben lässt)
Und gleich im Anschluss daran kommt einer seiner Lieblingssätze, der gleich einmal von vornherein jede Kritik abwürgen soll: „...wenn sie schauen, wie wir vor einer Woche die Lage auch einschätzen konnten, mussten und wie heute die Lage einzuschätzen ist, das ist sehr, sehr dynamisch. Deswegen kann ich..., wie ich es ja seit vielen Wochen mache, immer nur für den Tag heute und die Lage jetzt sprechen.“ (jeder Sportreporter kann sicherer beim Fußball voraussagen, wohin der Ball im nächsten Moment gespielt wird, als Spahn mit vielen Experten im Rücken und Erkenntnissen aus mehreren Seuchen-Pandemien weltweit seit Jahrhunderten, dem Wissen um eine exponentielle Ausbreitung von Infektionskrankheiten, wie bei jeder Influenza).

Als Spahn befragt wird, ob es auch noch weitere Maßnahmen geben kann, sagt er: „...aber immer auch Maß und Mitte zu halten (ein Spruch von Merkel aus der letzten Woche, der sich bei immer mehr überforderten Politikern durchsetzt), das finde ich gerade in dieser Zeit sehr, sehr wichtig...und ja, es kann sein, dass auch wir weitere Maßnahmen ergreifen müssen, aber wir machen das nicht, weil andere es machen, sondern wir machen es dann, wenn wir es für die Lage in Deutschland für angemessen halten.“
Zum Schluss erzählt Spahn noch einmal seine Geschichte, dass Grenzschließungen nichts gebracht hätten, denn sobald man die Grenzen wieder aufmacht, käme das Virus zurück, um dann im nächsten Augenblick gleich wieder auf die Abflachung der Infektionskurve und die Verlangsamung der Ausbreitung zu

kommen, „um damit Kontrolle zu haben, über das, was passiert“.
Genau deswegen hätte man die Grenzen, egal ob Deutschlands oder der gesamten EU rechtzeitig schließen müssen.

Am Hamburger Airport kommen noch immer Flüge an:
14:25 Uhr aus Madrid
14:35 Uhr aus Paris
17:20 Uhr aus Barcelona
17:20 Uhr aus Rom
17:50 Uhr aus Wien
19:00 Uhr aus Dubai
22:45 Madrid, um nur einige zu nennen.

Seit dem heutigen Tage ist auch die Grenze nach Frankreich geschlossen, nur noch Berufspendler und der Warenverkehr darf passieren.
Ungarn schließt seine Grenzen, ebenso Clubs, Kinos, Kultureinrichtungen und Schulen.

Am Morgen irrlichtert die deutsche Agrarministerin mit dem Vorschlag durch die Medien, dass Angestellte aus Bars, Restaurants und Kneipen als Erntehelfer eingesetzt werden sollten. Denn schließlich können viele Erntehelfer aus dem Ausland nicht nach Deutschland kommen und die Beschäftigten in der Gastronomie hätten jetzt eh nichts zu tun.

In Tschechien werden 21 Städte und Dörfer abgeriegelt, niemand darf hinein oder hinaus, der tschechische Ministerpräsident wird von deutschen Medien als Populist bezeichnet.
Auch die EU beschließt endlich ein Einreiseverbot für die nächsten 30 Tage , was alle nicht notwendigen Einreisen be-

trifft. Vor dem Hintergrund, dass fast alle anderen europäischen Länder ihre Grenzen bereits geschlossen hatten, wirkt dieser Beschluss wie eine Comedy-Nummer und zeigt, dass die EU faktisch gescheitert ist, da sie den Schutz ihrer Bevölkerung nicht garantieren kann.
Die Schweiz verhängt den Notstand, Grenzen nach Deutschland, Österreich und Frankreich werden geschlossen, nachdem dies für die Grenze zu Italien bereits zuvor der Fall war. Ebenfalls schließen mittel- und südamerikanische Länder ihre Grenzen (die Fallzahlen der Infizierten zum Zeitpunkt zum Vergleich: Chile 156, Peru 86, Ecuador 58, Argentinien 56, Panama 55, Mexiko 53, Costa Rica 35, Dominikanische Republik 21, Bolivien 11).

Mit den Worten „Wir sind im Krieg" kündigt Macron für Frankreich eine Ausgangssperre an. Das Haus darf nur noch für Einkäufe, zum Weg zur Arbeit oder zum Arzt verlassen werden.

In Deutschland beschäftigt die Nachrichten die ausfallenden Spiele der Bundesliga und die Frage, ob in diesem Jahr die Fußball-Europameisterschaft wie geplant stattfinden kann. Der Berichterstattung darüber wird mehr Zeit eingeräumt, als der katastrophalen Lage in Italien.

Nachdem in den ersten Monaten der Virus-Ausbreitung täglich ausreichend Kritik an China, der diktatorischen Führung und den Überwachungsmethoden erfolgte, gab es heute erstes Österreich-Bashing (Trump wird bereits seit Tagen kritisiert). Im heute-journal im ZDF gibt es einen Beitrag über Ischgl in Österreich.
Slomka: „In Österreich gelten die Ausgangsbeschränkungen seit heute, u.a. sind alle Restaurants und Lokale geschlossen. Die Skigebiete eh, doch für viele Infizierte kommt das zu spät.

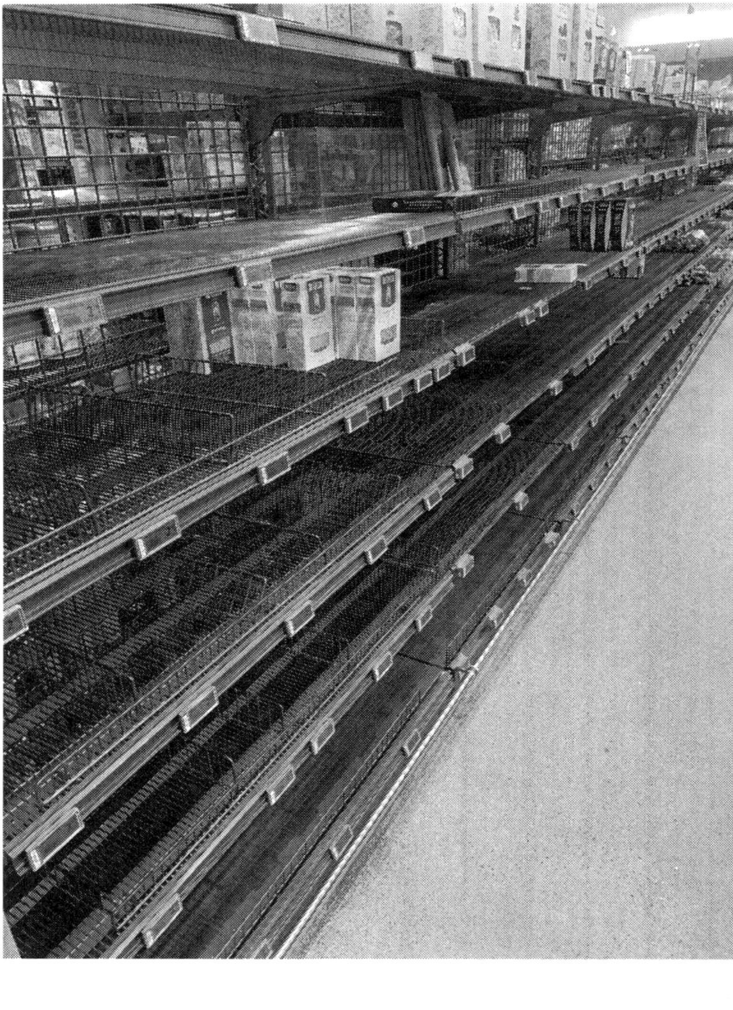

Mit wachsendem Entsetzen wird in Österreich wahrgenommen, dass in Tirol, vor allem in Ischgl, der Skibetrieb noch munter weiterlief, als schon längst hätte erkannt werden können, welch massive Infektionsgefahr dort herrschte." (derartige Formulierungen lenken den Fokus wundervoll von den Vorgängen und Versäumnissen im eigenen Land auf den Nachbarn)

Es folgt der Bericht, zeigt ausgestorbene Straßen, um dann die Party im „Corona-Biotop" zu zeigen, die es bis letzter Woche noch gab. Danach wird vom „bösen Erwachen der Gäste, zurück in der Heimat" gesprochen. Und man hätte in Tirol gewarnt sein müssen, weil Island Tirol zum Krisengebiet, wie Wuhan in China, erklärt hatte (Wieso hätte man in Tirol gewarnt sein müssen, wenn Island das Bundesland zum Krisengebiet erklärt? Und was soll die Verknüpfung mit Wuhan?). Dann wirft man im ZDF-Beitrag den Behörden in Tirol eine Fehleinschätzung der Situation vor. Haben die Behörden mit Rücksicht auf die Tourismuswirtschaft zu spät reagiert, fragt man im Beitrag.
Und dann Slomka: „Was Unwissenheit oder nicht wahrhaben wollen anrichten können, zeigen die Vorgänge in Tirol natürlich überdeutlich."

Gleiches zeigt sich hier bisher im Buch. Denn die Unwissenheit oder das „nicht wahrhaben wollen" zieht sich seit Januar durch die deutsche Bundes- und Landespolitik.

Die Corona-Infektionen steigen auch an diesem 16.03.20 in Europa weiter an. Italien verzeichnet 3233 neue Fälle und 349 neue Todesfälle. Die Gesamtzahl der Infizierten steigt auf 27.980. In Spanien klettern die Fälle um 1954 auf 9942 Fälle, es gibt 48 neue Tote. Frankreich hat jetzt 6663 Gesamtfälle,

1210 Neuinfizierte und 21 neue Todesfälle. Auch in Deutschland stieg die Zahl der Infizierten, hier um1428 auf 7241. Es gab zwei neue Todesfälle, insgesamt jetzt 15. Wie viele mit dem Corona-Virus infizierte Patienten in Deutschland auf Intensivstationen liegen, konnte das RKI heute auf einer Pressekonferenz nicht mitteilen, da darüber keine Auskünfte vorliegen.

In Großbritannien scheint es, als hätte sich die Zahl der Neuinfizierten reduziert, man meldete 152 Neuerkrankungen und 20 neue Todesfälle. Die Gesamtzahl liegt bei 1543. Allerdings hat man in Großbritannien damit begonnen, nur noch in Krankenhäusern zu testen. Auch eine Möglichkeit, Erfolg im Kampf gegen den Virus anzutäuschen.

Ein neuer Rekord wird an der Wall Street aufgestellt, der DOW Jones fällt um 12,3 Prozent, der größte Absturz seit 1987. Auch der DAX verliert weitere 5,3 Prozent. Dem Einzelhandel in Deutschland fehlen (ohne Lebensmittelläden) jeden Tag 1,1 Milliarden Euro Umsatz und der Hauptgeschäftsführer des Einzelhandelsverbandes warnt, dass es in drei bis vier Wochen eine Insolvenzwelle geben wird.

Wahrscheinlich ist den meisten Menschen noch nicht klar, zu welchem Tsunami sich diese Infektionskrankheit inzwischen entwickelt hat. Nicht unbedingt medizinisch. Hier soll es sich zwar nicht um die wirtschaftlichen Entwicklungen drehen, sie müssen jedoch erwähnt werden, denn das was noch kommen wird, wird wahrscheinlich fürchterlich. Bereits jetzt kann man ein zwei Fingern abzählen, dass die durch Verschleppung der Maßnahmen eingeleiteten Verwerfungen nicht mehr zu bezahlen sein werden. Denn auch wenn Politiker noch von kleinen Unternehmen, Hotels etc. reden, denen geholfen werden

soll, auch den Taxifahrern, so wird es im Endeffekt auf eine Rettung der Großen hinauslaufen, die nicht zur Bank, zu den Behörden und anderen staatlichen Stellen laufen müssen, um Geld zu bekommen, sondern die direkt mit der Bundesregierung oder den Landesregierungen verhandeln.
Der Schwanz, der an diesen Entwicklungen hängt, ist nicht annähernd von seiner Größe zu beschreiben und wahrscheinlich war die Finanzkrise 2007/2008 dagegen ein leichtes Lüftchen.
Die nächsten Tage und Wochen werden mehr Klarheit bringen.

Am **17.03.20** spricht die Bundesregierung eine weltweite Reisewarnung aus und will Deutsche aus dem Ausland zurückholen.
Vom RKI wird die Risikoeinschätzung für das Corona-Virus auf „hoch" gesetzt und laut Kassenärztlicher Bundesvereinigung wurden innerhalb der letzten Woche 100.000 ambulante Tests durchgeführt. In der Woche zuvor waren es 35.000.

Die Berliner Gesundheitssenatorin meldet, dass Berlin ein Krankenhaus für 1000 Patienten auf dem Messegelände plant.
Wenn man an den Berliner Flughafen denkt, könnte es sein, dass dieses Krankenhaus zur nächsten Krise fertiggestellt ist.
Nachdem bereits alle deutschen Inseln für Touristen gesperrt wurden, verbietet die Landesregierung in Schleswig-Holstein Touristen das Betreten des Bundeslandes.
Bundespolitiker halten nacheinander ihre Gesichter ins Fernsehen, Klöckner versichert, die Lebensmittelversorgung ist gesichert.
Das mag für den Augenblick noch korrekt sein, aber schon mehren sich Stimmen aus den Reihen der Bauern, dass jetzt die Pflanzzeit beginnt und etwa 300.000 Erntehelfer fehlen, die beim Pflanzen der Setzlinge helfen. Dafür bleibt nach Anlieferung der Pflanzen nur etwa drei bis vier Tage Zeit, da die

Setzlinge sonst nicht richtig anwachsen. Es scheint also, dass in diesem Jahr deutliche Ernteeinbußen zu erwarten sind. Zudem klagen die Spargelbauern, deren Erntesaison beginnt und denen Spargelstecher fehlen. Nun, Spargel ist eher ein Luxuslebensmittel und bei Preisen von etwa 19,90 Euro pro Kilo nicht unbedingt etwas, woran Leute denken, wenn sie ihre derzeitigen Einkäufe tätigen. Schon angesichts der Tatsache, jetzt das Geld zusammenzuhalten, da vielen Kurzarbeit oder Arbeitslosigkeit droht.

Spahn und Söder halten eine gemeinsame Pressekonferenz ab (https://youtu.be/RdA84CV0v74). Dabei bittet Söder darum, keine Sonderbargeldabhebungen zu machen. Dies im Nebensatz. Es scheint, als hätten einige bereits begriffen, was nach der medizinischen Krise kommt.
Spahn: „Ich bin beeindruckt..." und was Bayern tut sei stilbildend.
„Das wir die Zeit, die wir gewinnen, auch durch die Maßnahmen, die wir ergreifen, um die Ausbreitung zu verlangsamen, auch tatsächlich nutzen zum Aufbau der entsprechenden Kapazitäten..." Angesichts der immer weiter steigenden Fallzahlen wird es immer wichtiger, gebetsmühlenartig darauf hinzuweisen, wie wichtig es war, zeitig angefangen zu haben. Denn diese Sätze sind es, die hinterher im Kopf der Bürger bleiben, wenn es zur abschließenden Besprechung der medizinischen Krise kommt und die Medien die ersten Wochen, in denen man hätte handeln müssen, ausblenden werden.
Spahn liest minutenlang vom Blatt ab, um dann zum Abschluss seine Zuschauer aufzufordern, dem LKW-Fahrer einen freundlichen Wink, der Drogerieverkäuferin ein Lächeln schenken. Vielleicht hätte er die Zeit besser nutzen sollen, um sich um die wichtigen Aufgaben zu kümmern.

Die Welt veröffentlichte das Video auf YouTube unter dem Titel „Die Macher – Söder und Spahn zum Kampf gegen Covid-19“. Wenn das keine Positionierung ist.

Merkel, von der man sich in den letzten Monaten fragte, ob sie denn noch im Amt sei, hatte ebenfalls ihre Pressekonferenz und sagte, die EU sei entschlossen zum gemeinsamen Kampf gegen das Virus. Da mochte man fast meinen, dass sie Glück hatte, es noch zu schaffen dieses Statement abzugeben, bevor das Virus wieder verschwunden ist. Die EU hat bisher gezeigt, dass sie völlig überflüssig und unfähig ist, solche Probleme wie das augenblickliche zu lösen und angemessen sowie erfolgreich damit umzugehen. Merkel verkündet ebenfalls, dass die von der EU geplante Einreisesperre, seit Tagen in der Diskussion, heute durchgesetzt, von Deutschland sofort umgesetzt wird. Fast alle anderen EU-Staaten hatten ihre Grenzen ohnehin bereits vorher geschlossen.

Kühnert, Juso-Vorsitzender, bei Lanz: „wir müssen alle lernen, ...konnte ja keiner ahnen...“, bevor er Leute beschimpft, es sei wie beim Fußball, wo es 80 Millionen Trainer gäbe, nur in der derzeitigen Situation gäbe es 80 Millionen Virologen. Er ist nicht der Einzige, der Verantwortung versucht abzuwälzen und Fehler nicht wirklich zugibt. Es sind eben die Bürger im Land, die für die Verbreitung verantwortlich sind. Zugegeben, wenn man in den letzten zwei Tagen durch die Innenstädte ging, wunderte man sich schon, wie viele Menschen noch eng in Cafés beieinander saßen. Das Problem, mit dem das Land jetzt konfrontiert ist, wurde aber Wochen vorher verursacht. Es ist wie mit einem Antibiotikum. Man wirft nicht heute eine Tablette ein und wartet bis zur nächsten Woche, ob es besser wird, um dann weine weitere Tablette einzuwerfen. Nein, man schafft eine hohe Dosis am Anfang und hält den Pegel. Nur so kann eine Infektion erfolgreich behandelt werden.

Ungarn schließt seine Grenzen für Ausländer, Tagespendler aus den grenznahen Regionen werden noch durchgelassen.
Inzwischen gibt es in Europa mehr Fälle, als in China und die Zahlen steigen rasant. Italien verzeichnet 3526 Neuinfektionen und 345 neue Todesfälle, insgesamt 31.505 Fälle. Spanien, 1884 neue Fälle und 191 neue Todesfälle, hat jetzt 11.826 Fälle gesamt.
In Frankreich gibt es 1097 neue Infektionsfälle und 27 neue Todesfälle, die Gesamtzahl der Fälle beträgt 7730. In Großbritannien wurden 407 neue Fälle dokumentiert, 16 neue Todesfälle und die Gesamtzahl beträgt 1950. Dies immer vor dem Hintergrund der veränderten Testsituation.
In Deutschland scheint die Kurve nach oben zu schnellen, es gibt 2095 neue Fälle, neun neue Todesfälle und die Gesamtzahl steigt auf 9367 Fälle. In China hingegen bleiben die Zahlen der Neuinfizierten gering, am heutigen Tag waren es 13 und es gibt nur noch etwas über 8000 aktive Fälle.

Der **18.03.20** startet mit einer Aussage von von der Leyen bei „Bild“: „Ich glaube, wir alle, die wir nicht die Experten sind, haben am Anfang das Coronavirus unterschätzt.“ Liebe Frau von der Leyen, dazu gibt es Experten und man muss zuhören, wenn diese etwas sagen. An dieser Stelle sei nochmals auf die Lanz-Sendung mit Kekulé hingewiesen. Als Verteidigungsministerin wurden von von der Leyen Millionen Euro für Berater ausgegeben. Wenn medizinische Experten auf die vor den Augen der Welt ablaufende Krise zu Beginn in China hinweisen, scheint sich nichts zu tun. Auch diese Untätigkeit sollte tiefgreifend nach der Krise aufgearbeitet werden.

„All diese Maßnahmen, die sich für unsere Ohren noch vor vierzehn Tagen oder drei Wochen drastisch, drakonisch angehört haben - wir haben verstanden, dass das jetzt sein muss." All diese Maßnahmen hätten nicht sein müssen, wenn man rechtzeitig an den Grenzen kontrolliert und Personen unter Quarantäne gesetzt hätte. Und dann ist es der Bürger, der jetzt immer häufiger verantwortlich gemacht und in die Pflicht genommen wird: „Aber ich glaube, die Bevölkerung macht ca gut mit".

Der Druck im Bereich Medizin scheint sich weiter zu erhöhen, der Präsident der Deutschen Krankenhausgesellschaft fordert eine Schnellzulassung ausländischer Pflegekräfte, die bereits im Land sind. Die Gesundheitsämter sollten ad hoc-Genehmigungen erteilen. In einem Interview mit der „Welt" sagt er: „ Die Stimmung ist angespannt....
... 10.000 (Beatmungs-)Geräte sind schon eine gewaltige Dimension. Wir haben ja im Moment 20.000, das wäre also eine Aufstockung um 50 Prozent. Wenn wir davon ausgehen, dass es gelingt, etwa 1500 Geräte monatlich sukzessiv in die Kliniken zu bringen, dann ist das auf jeden Fall eine deutliche Unterstützung." (https://www.welt.de/politik/deutschland/article206618943/Corona-Ansonsten-werden-Kliniken-die-Versorgung-einschraenken-muessen.html)
Es scheint geradezu illusorisch, die Anzahl der Beatmungsplätze in kurzer Zeit zu verdoppeln. Noch unrealistischer ist es, für diese auch ausreichend ausgebildetes medizinisches Personal zu bekommen, die diese Geräte auch bedienen und damit umgehen können.

Der Präsident der Bundesärztekammer fordert, einige Kliniken zu Spezialkrankenhäusern für die Behandlung von Corona-Infizierten umzuwandeln und Zelte vor den Kliniken einzurichten, um dort Tests durchzuführen.

In diesem Zusammenhang drängt sich die Überlegung auf, was mit Schlaganfall- und Herzinfarktpatienten geschieht, mit akuten Blinddärmen und ähnlichen Operationen, die unaufschiebbar sind. Diese Patienten müssen zum größten Teil auch auf Intensivstationen behandelt werden und ein Schlaganfall oder Herzinfarkt macht keine Pause, nur wegen der Corona-Krise.
Aus den Krankenhäusern kommen Meldungen, dass es schwerwiegende Lieferengpässe gibt. Beatmungsschläuche gehen dem Ende entgegen, Labormitarbeiter kommen mit der Arbeit nicht hinterher und ein Sprecher des LMU Klinikums in München weist auf Personalprobleme hin, die sich verschärfen könnten, wenn sich Mitarbeiter infizieren.
(https://www.tagesschau.de/investigativ/beatmungsgeraete-101.html)

Immer wieder taucht in den Meldungen die Frage auf, wann es endlich einen Impfstoff gibt, warum es so lange dauert, bis einer entwickelt wurde, etc. Es müsste auch dem Letzten zwischenzeitlich aufgegangen sein, dass ein solcher Impfstoff nicht in Stunden, Tagen oder Wochen entwickelt werden kann. Aber es geht wahrscheinlich um Beruhigung des Publikums.

Durchhalteparolen werden häufiger. So die Mitteilung des französischen Gesundheitsminister, der sagt, er hoffe auf eine Verlangsamung der Corona-Infektionen. In acht bis zehn Tagen.

Interessant auch die heutige Meldung, dass die Telekom Handy-Daten von Nutzern dem RKI zur Verfügung stellt, um Bewegungsprofile zu erhalten. Wie war das, als im Januar China ähnliche Maßnahmen durchführte? Überwachungsstaat. Besonders pikant, dass Nutzer nicht zuvor darüber informiert wurden.

In der Schweiz kommt es zur Mobilmachung der Armee Das Militär will 8000 Kräfte zur Unterstützung in der Pflege und im Krankentransport einsetzen. In Tschechien muss die Bevölkerung von morgen an Mund und Nase in der Öffentlichkeit bedeckt halten.

Der österreichische Bundeskanzler in einem Interview bei krone.tv (https://www.krone.at/2118901): „In Europa sieht man, dass die Solidarität, wenn es ernst wird, nicht funktioniert".

Den gesamten Tag über wird in jeder Nachrichtensendung vermeldet, dass Merkel am heutigen Abend eine Ansprache im Fernsehen halten will. Interessant wieder einmal, dass wochenlang von der Kanzlerin nichts zu sehen war, eine rechtzeitige, klare Führung fehlte, während sie sich jetzt fast täglich präsentiert.
Die Deutschen scheinen sich zwischen Angst und Ferien zu bewegen. Während einerseits gehäuft Fragen von besorgten Bürgern gestellt und im Rundfunk und Fernsehen beantwortet werden, machen andere Ausflüge in Innenstädte und an den Rhein, um gemeinsam das gute Wetter bei Café oder Bier zu genießen. Was auch mit der anfänglich verbreiteten Meinung zu tun haben könnte, es handele sich ja nur um so etwas wie ein Schnupfen oder eine leichte Grippe und es träfe ohnehin

nur Personen ab etwa 60 Jahren. Dieses Verhalten, auch angesichts stark steigender Infektionsfälle unter der Gefahr einer Überforderung des Gesundheitssystems, nimmt Merkel in ihrer abendlichen Ansprache auf.
Sie spricht von der größten Herausforderung der Bundesrepublik seit dem zweiten Weltkrieg. Nun ja, bis zum Ende des Krieges gab es ja auch noch keine Bundesrepublik. Zudem wendet sie sich eindringlich an die Bürger, Abstand zu halten, um weitere Infektionen zu verhindern und macht ihrem Beinamen Mutti alle Ehre, als sie gegen Ende der Rede zu sagen scheint, wir können auch anders. Stattdessen sagt sie: „Diese Situation ist ernst und sie ist offen. Das heißt, es wird nicht nur, aber auch davon abhängen, wie diszipliniert Jeder und Jede die Regeln befolgt und umsetzt."

Bereits gestern hatten VW, BMW und Opel bekanntgegeben, die Produktion einzustellen, heute folgt Porsche und Audi kündigt dies für nächste Woche an.
Wie schon zuvor China, so erfolgt jetzt Russland-Bashing. Die EU-Kommission meldet, aus Russland würden Falschinformationen und Lügen zur Corona-Krise kommen, Beweise werden nicht vorgelegt. Auch hier zeigt sich wieder, dass eine Zusammenarbeit, die wichtiger denn je wäre, nicht stattfindet. Eine Schlagzeile bei tagesschau.de lautet „Anstieg um fast 30 Prozent in Russland". Tatsächlich stieg die Anzahl der Neuinfektionen um 33 Fälle, auf 147. Ein Bericht des Auslandsjournals im ZDF vom Tage beschäftigt sich mit China und dieser Beitrag hat ebenfalls einen eindeutigen Tenor (https://www.zdf.de/politik/auslandsjournal/auslandsjournal-vom-18-maerz-2020-100.html):
„Propaganda oder Wahrheit? Wie China langsam in den Alltag zurückkehrt".

„Die Zahl der Neuinfizierten sinkt im Ursprungsland der Seuche. Also alles wieder gut oder gewöhnt man sich an das Leben im Ausnahmezustand?...denn seit Tagen meldet das chinesische Staatsfernsehen einen dramatischen Rückgang der Infizierten. Ein Triumph für die Partei, den die Propaganda feiert. (Ich frage mich, warum man sich nicht einfach freuen kann, dass es China geschafft hat, die Infektionen unter Kontrolle zu bringen. Warum schickt man keine Experten ins Land, die chinesische Experten befragen, welche genauen Schritte sie zur Eindämmung unternommen haben und welche davon besonders effektiv waren?)
„...und wir müssen damit rechnen, dass wir Vieles gar nicht erfahren, was auch an unangenehmen Entwicklungen weiterhin in China jetzt sich vor Ort zeigt" (S. Heilmann, Professor für Politik und Wirtschaft Chinas, interviewt im Beitrag)

Gleichzeitig trifft heute eine Hilfslieferung für die EU aus China ein: zwei Millionen Stück Mundschutz, 200.000 Masken sowie 50.000 Virus-Tests.

Am Abend wird in Deutschland eine erste Ausgangssperre für die bayerische Stadt Mitterteich verhängt. Die Zahl der Infektionen ist hier in den letzten zwei Tagen stark angestiegen.

Italien: 35.713 / 4207 / 475 (Gesamtzahl infiziert/Neuerkrankungen/neue Todesfälle)
Spanien 14.769 / 2943 / 105
Frankreich: 9134 / 1404 / 89
UK: 2626 / 676/ 33
Deutschland: 12.327 /2960 / 2
China verzeichnet nur 13 Neuerkrankungen und Südkorea 93

Tirol wird komplett unter Quarantäne gestellt, Menschen dürfen ihr Dorf nur noch verlassen, um im Nachbardorf einzukaufen, zur Bank, Apotheke oder zum Arzt zu gehen.
In Großbritannien sollen jetzt auch die Schulen geschlossen werden, London baut provisorische Leichenhallen, um die Kapazität bei einem weiteren Anstieg der Todesfälle zu erweitern. Im Netz tauchen Videos von Partys zum St. Patrick Day am 17.03.20 auf, die jegliche Sorge um die Situation vermissen lassen.
In Portugal wird der Ausnahmezustand verhängt, das Land meldet 642 Infektionsfälle.

Von der WHO gab es eine Warnung an Afrika, unbedingt sofortige Schritte einzuleiten, da die Situation auf dem Kontinent völlig außer Kontrolle geraten könnte. Man solle sich auf das Schlimmste vorbereiten. Hier ist Ägypten mit 210 Infizierten das Land mit den meisten Fällen im Moment.
Auch die über den Tag weiter abstürzenden Aktienkurse tragen weiter zur Verunsicherung der Bevölkerung bei, der DAX verliert 4,8 Prozent, der DOW Jones 3,9 Prozent. In der Nacht gibt die EZB bekannt, Anleihen im Wert von 750 Milliarden Euro aufkaufen zu wollen.

Der **19.03.20** bringt mehr und mehr Nachrichten zur wirtschaftlichen Lage, obwohl den meisten immer noch nicht klar zu sein scheint, in welchen Abgrund nicht nur die Wirtschaft in Europa, sondern weltweit trudelt. Ein Hilfsprogramm nach dem nächsten wird ausgerufen, die dafür veranschlagten Zahlen sind kaum noch zu addieren. Australien schließt als nächstes Land seine Grenzen und in Deutschland ist gefühlt fast jede dritte Meldung eine, die sich um die Entwicklung eines Impfstoffs dreht.

Aus China kommen Hilfstransporte mit Schutzausrüstung für Frankreich als „Zeichen der Solidarität" an. Von der EU-Kommission kommt eine Empfehlung in Form eines fünfstufigen Verfahren zur Reihenfolge bei Corona-Tests.

Die Bundeswehr bereitet sich auf einen Hilfseinsatz vor und Berliner Kliniken suchen händeringend Personal und rufen alle Einwohner mit medizinischer Ausbildung zur Hilfe.

In Deutschland werden Stimmen pro Ausgangssperre lauter. Unter anderem sprach Söder in einer Regierungserklärung davon, dass dies nötig werde, wenn sich das Verhalten der Bürger nicht ändere. Ebenfalls für eine Ausgangssperre sprach sich ein Professor des Eppendorfer Klinikums in Hamburg aus. Kein Wunder wenn solche Forderungen kommen, denn auf dem Weg durch mehrere Supermärkte in Hamburg auf der Suche nach einer Tüte Mehl, war zu beobachten, wie sich Menschen nicht an die Abstandempfehlungen halten und teilweise in Gruppen unterwegs sind und zusammenstehen. Angesichts der auch heute weiter steigenden Zahl an Infizierten, kann man vermuten, mit welchem Ansturm an Kranken Deutschland in etwa sieben bis 10 Tagen zu kämpfen hat. Da sich die Gesellschaft in den letzten Jahrzehnten jedoch derartig verändert hat, wird der Ruf nach Verständnis und Vorsorge für andere verhallen. Man ist mit sich selbst beschäftigt, man kreist um seine eigene kleine Espressotasse und was andere angeht, ist egal.
Inzwischen macht es keinen Sinn mehr, noch zu notieren, was wegen der Corona-Krise alles abgesagt oder verschoben wurde. Es sind inzwischen zu viele Veranstaltungen.

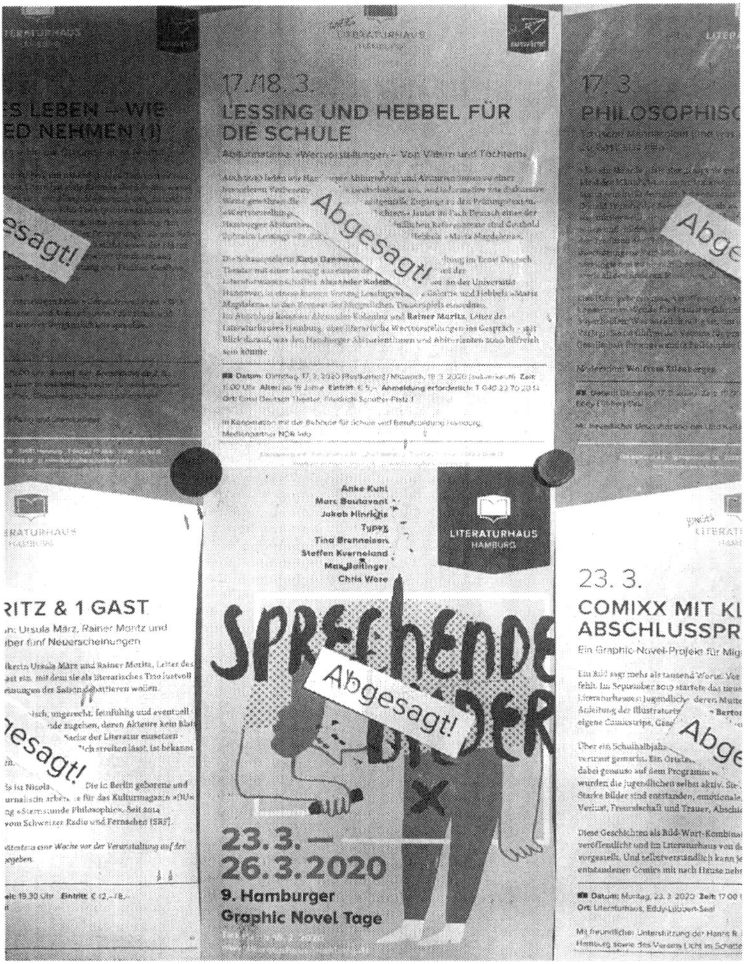
17./18. 3.
LESSING UND HEBBEL FÜR DIE SCHULE
Abgesagt!
17. 3.
PHILOSOPHISC
Abge
ES LEBEN – WIE
ED NEHMEN (I)
esagt!
LITERATURHAUS HAMBURG
Anke Kuhl
Marc Boutavant
Jakob Hinrichs
Typex
Tina Brenneisen
Steffen Kverneland
Max Baitinger
Chris Ware
SPRECHENDE BILDER
Abgesagt!
23.3. –
26.3.2020
9. Hamburger
Graphic Novel Tage
RITZ & 1 GAST
esagt!
23. 3.
COMIXX MIT KL
ABSCHLUSSPR
Abge

Wie dramatisch sich die Lage der entwickelt, zeigt die Meldung, dass noch vor zwei Tagen angekündigte Online-Portal für freie Beatmungsplätze für die Öffentlichkeit nicht mehr sichtbar sein wird.

Währenddessen hat Italien mehr Tote Corona-Infizierte als China. Filme zeigen Militärfahrzeuge, die Verstorbene in Kolonnen aus Bergamo abholen und in andere Orte in Krematorien bringen, Filmaufnahmen von den Intensivstationen zeigen erschöpftes medizinisches Personal.

Italien: 41.035 / 5322 / 427 (Gesamtzahl infiziert/Neuerkrankungen/neue Todesfälle)
Spanien: 18.077 / 3308 /193
Frankreich: 10.995 / 1861 / 108
UK: 3269 / 643 / 40
Deutschland: 15.320 /2993 / 16
China verzeichnet nur 34 Neuerkrankungen und Südkorea 152, in den USA steigt die Zahl der Neuinfizierten rasant an, insgesamt gibt es dort 13.795 Fälle.
(https://www.worldometers.info/coronavirus/)

Auch der **20.03.20** bringt steigende Patientenzahlen weltweit, mit Ausnahme von China. Auf „worldometers.info" werden noch geringe zweistellige Neuinfektionen angegeben, die offiziellen Angaben liegen bei „Null" Neuerkrankungen.

Im Bayerischen Landtag gibt Söder erneut eine Regierungserklärung ab. Während bundesweit noch diskutiert wird, ob man eine Ausgangssperre verhängen sollte, macht Söder Nägel mit Köpfen und gibt bekannt, dass diese mit Wirkung ab 00:00 Uhr zum morgigen Tag verhängt wird. Andere Bundesländer ziehen über den Tag nach, wenn auch mit unterschiedlichen

Maßnahmen, was die maximal erlaubten Gruppen anbelangt etc.

Die Restaurants und Bars werden jetzt bundesweit geschlossen, nur take away ist noch erlaubt. Diese Maßnahme wird der endgültige Sargnagel für viele Gastronomiebetriebe sein. Heute wurde mitgeteilt, dass die Restaurantkette „Vapiano" ihre Zahlungsunfähigkeit bekanntgegeben hat. Der Laden mit etwa 200 Restaurants war bereits vorher angeschlagen, fast könnte man denken, angesichts der von der Regierung in Aussicht gestellten Hilfen, wäre es eine gute Gelegenheit, nach Staatskohle zu rufen. Das tat man von Seiten der Kette denn auch.

Immer mehr Länder weltweit verhängen Ausgangssperren oder schränken den öffentlichen Verkehr anderweitig ein. Alle Maßnahmen noch aufzuführen, würde zu einer endlosen Liste führen.

Dafür eine Geschichte vom heutigen Tag aus Hamburg. Seit etwa zwei Tagen war ich auf der Jagd nach Mehl und konnte dies in keinem der mindestens fünf oder sechs Supermärkte, die ich täglich dazu aufsuchte, bekommen. Heute endlich fündig geworden, auf dem Fußboden lag eine aufgerissene Plastik-Umverpackung, in der sich sonst 10 Tüten befinden. Sechs Tüten Mehl waren noch vorhanden und ich dachte, drei Tüten wären okay, denn dann müsste ich nächste Woche nicht sofort wieder auf die Jagd gehen. Nur mal nebenbei: das Mehl war nicht etwa dazu gedacht, es zu horten, sondern es ging darum, es zu verbrauchen. Überhaupt ging es im Supermarkt drunter und drüber. Halbleere und leere Regale, die Angestellten schoben ohne Ende Wagen mit Nachschub in die Gänge zwischen den Regalen, kamen aber nicht hinterher, diese tatsächlich

aufzufüllen. An der Kasse schließlich nahm die Kassiererin eine Tüte Mehl vom Band und sagte: „Nur zwei erlaubt". Ich versuchte ihr zu erklären, dass ich schließlich seit zwei Tagen auf der Suche nach Mehl war, was sie nicht interessierte und erwiderte: „Das sind andere auch".
Irgendwie bekam ich richtig gute Laune. Was macht es für einen Sinn, wenn ich nochmals in den Supermarkt oder in anderen gehe, um dort eine dritte Tüte Mehl zu holen, und dadurch meine sozialen Kontakte, die ja deutlich eingeschränkt werden sollen, noch erhöhe? Ich hätte verstanden, dass man acht Tüten Mehl vom Band genommen hätte, wenn ich zehn hätte kaufen wollen.

Bin gespannt, wohin diese sich derzeit abspielende Krise noch entwickelt. Ganz besonders vor dem Hintergrund, dass seit Tagen darauf hingewiesen wird, sich nicht in Gruppen zusammenzufinden, keine Partys zu feiern, bei Unterhaltungen etwa 1,5 bis zwei Meter Abstand zu halten. Aber das scheint viele nicht zu interessieren. Für Sonntag, also Übermorgen ist ein Treffen der Ministerpräsidenten der Länder mit Merkel angekündigt, es soll dabei entschieden werden, ob es bundesweit weitere Einschränkungen der Bewegungsfreiheit oder sogar ein generelles Ausgangsverbot gibt.

Zwischendrin gibt es immer wieder merkwürdige Meldungen, die den derzeitigen Zustand der Gesellschaft aufzeigen. So erhielten in Frankreich in zahlreichen Städten Obdachlose Bußgelder, weil sie gegen die Ausgangssperre verstoßen haben.
In Großbritannien scheint man sich entschlossen zu haben, die Strategie zu ändern. War man bisher noch davon überzeugt, dass es richtig sei, alle älteren Menschen in häusliche Isolation zu bringen, während die Restbevölkerung eine Herdenimmu-

nität entwickeln sollte, so scheinen die immer weiter steigenden Todeszahlen ein Alarmsignal für die Regierung zu sein. Ob dies jetzt allerdings nicht schon zu spät ist, die Ausbreitung einzudämmen und einen Zusammenbruch des NHS zu verhindern, wird sich in ein paar Tagen zeigen. Erst einmal wurde beschlossen, dass alle Pubs geschlossen werden, ebenso Nachtclubs, Theater, Kinos, Freizeitzentren und Sportstudios. Wahrscheinlich kommt diese Maßnahme aber zu spät und ich rechne mit italienischen Verhältnissen ab erster Aprilwoche.

In Nachrichtensendungen wird den gesamten Nachmittag darüber diskutiert, ob die deutsche Regierung überhaupt berechtigt sein, eine Ausgangssperre zu verhängen. Es wird die Frage gestellt, ob dies mit dem Grundgesetz vereinbar sei. Grüne und SPD sind dagegen, da sie häusliche Gewalt befürchten. Auch solche Gedanken, Diskussionen und Bemerkungen zeigen, in welche Richtung sich die Gesellschaft inzwischen entwickelt hat.

Ein Video von Dirk Müller auf YouTube (https://youtu.be/mL3JMzH2-D8) beschäftigt sich ebenfalls mit dem Thema. Müller verweist ebenso, wie ich es bereits zu Beginn des Textes getan habe darauf, dass diese Maßnahmen wahrscheinlich überflüssig gewesen wären, hätte man von Seiten der Regierung und anderer verantwortlicher Stellen die Bedrohung durch das Virus ernst genommen und darauf mit geeigneten Maßnahmen reagiert. Der Film lief vor aller Augen in China ab. Die Medien jedoch waren mit China-Bashing und herunterspielen des Problems beschäftigt.

Dazu ein Zitat eines Beitrages auf tageschaus.de vom 26.02.20 (https://www.tagesschau.de/inland/coronavirus-deutschland-131.html), also von vor drei Wochen:

Spahn zum Coronavirus. Beginn einer Epidemie:
„...Zuvor hatte auch Regierungssprecher Steffen Seibert erklärt, dass sich die Bundesregierung auf eine Zunahme von Corona-Erkrankungen in Deutschland vorbereite. Bislang habe man es geschafft, einzelne Infizierte zu isolieren und zu behandeln. Mit der Ausbreitung des Virus in Italien sei eine ´herausfordernde Lage in Deutschland´ entstanden. Italien ist mit mehr als 300 Ansteckungsfällen und zehn Toten das am meisten betroffene europäische Land. Wichtig sei der Bundesregierung, sich bei den Maßnahmen zur Eindämmung der Epidemie ´mit den europäischen Partnern´ abzustimmen, erklärte Seibert. Nach Angaben eines Sprechers des Auswärtigen Amtes ist derzeit keine Reisewarnung für Italien vorgesehen. Diese werde erst ausgerufen, ´wenn Gefahr für Leib und Leben besteht´, betonte der Sprecher. Dies sei ein ´Szenario, von dem wir weit entfernt sind´."

Italien: 47.021/ 5986/ 627(Gesamtzahl infiziert/Neuerkrankungen/neue Todesfälle)

Spanien:	21.510 / 3433 /262
Frankreich:	12.612 / 3433 / 262
UK:	3983 / 714 / 33
Deutschland:	19.848 /4528 / 24

Im Vergleich zum Vortag steigen die Zahlen der Neuerkrankten auch in Italien weiter. Das Land verzeichnet mit 4032 inzwischen mehr Todesfälle als China. Auch in Spanien, Frankreich und Deutschland haben sich die Zahlen der Neuinfizierten gegenüber dem Vortrag weiter erhöht. Angesichts der von Großbritannien gemeldeten Infektionsfälle und der dort gen Todesfälle scheint es im Land eine hohe Anzahl unerkannter Infizierter zu geben.

China verzeichnet lediglich 39 Neuerkrankungen und Südkorea 87, in den USA steigt die Zahl der Neuinfizierten weiter rasant an, heute um 5598 Fälle auf 19.387 Gesamtfälle.
(https://www.worldometers.info/coronavirus/)

Der **21.03.20** bringt weitere Diskussionen rund um das Thema der Beschränkungen des öffentlichen Lebens. Bester Sonnenschein in Hamburg und an der Alster herrscht Hochbetrieb. Man wundert sich, wie viele Menschen in einer WG leben. In Hamburg sind Gruppen von bis zu sechs Personen zugelassen, nicht wenige laufen in 3er- oder 4er-Gruppen an der Außenalster entlang, ohne dabei einen Sicherheitsabstand zueinander zu halten. Natürlich ist es schwer, sich vorzustellen, dass sich die heute veröffentlichten Zahlen an Neuerkrankungen bereits vor etwa 10 Tagen infiziert haben. Erste Ärzte melden sich bereits zu Wort und betonen, dass die anstehende Welle an Kranken die Intensivmedizin in Deutschland in den nächsten Tagen an ihre Grenzen bringen wird. Zudem berät man darüber, ob Corona-Patienten aus Frankreich, das Elsass ist besonders stark betroffen, in Deutschland behandelt werden sollen. Bereits in den letzten Tagen mussten Patienten aus den Krankenhäusern in Mulhouse mit Militärmaschinen nach Südfrankreich verlegt werden.

In Italien, wo es heute nahezu 800 Todesopfer gab, will die Regierung alle „nicht lebenswichtigen Unternehmen" schließen. Bleibt abzuwarten, ob es am morgigen Tag zu einer Entscheidung über weitere Einschränkungen im öffentlichen Leben gibt.

Italien: 53.578 / 6557 / 793 (Gesamtzahl infiziert/Neuerkrankungen/neue Todesfälle)
Spanien: 25.496 / 3925 / 285

Frankreich:	14.459 / 1847 / 112
UK:	5018 / 1035 / 56
Deutschland:	22.364 / 2515 / 16

China verzeichnet auch am heutigen Tage keine eigenen Neuerkrankungen, dagegen 41, die scheinbar aus dem Ausland kommen. In den USA steigen die Zahlen weiterhin stark an, das öffentliche Leben in New York wurde weitgehend stillgelegt. Die weltweite Zahl der Corona-Infizierten liegt inzwischen bei über 300.000, die der Todesfälle bei über 13.000. (https://www.worldometers.info/coronavirus/)

22.03.20, der Tag, für den neue Maßnahmen der Bundesregierung in Abstimmung mit den Bundesländern erwartet werden. Die Frage, die die Nachrichten beschäftigt: Wird es eine Ausgangssperre geben. Eine Pressekonferenz wird am späten Nachmittag mehr Informationen bringen.

Eine Meldung, die fast unterging: Russland schickt medizinisches Gerät und Personal nach Italien, ebenso Kuba. In Italien liegt die Zahl der Toten inzwischen bei 5476. China schickt Hilfe nach Tschechien.

Wenn man die Situation und Bilder aus Großbritannien, insbesondere aus London sieht, steht zu befürchten, dass sich das Land zu einem zweiten Italien entwickelt. Viele Menschen sind ohne Abstand unterwegs, der Chef der größten Pub-Kette „Wetherspoon" opponiert gegen die Entscheidung von Regierungschef Johnson, die Pubs zu schließen. Angesichts der eher nachlässigen Maßnahmen in Großbritannien droht Macron mit einer Schließung der Grenzen nach Frankreich.
Die tschechischen Grenzen sollen für mindestens sechs Monate geschlossen bleiben.

Die spanische Regierung kündigt an, die Ausgangssperre bis zum 11. April zu verlängern.
Japaner sind ebenfalls sehr speziell, der ein oder andere erinnert sich noch an die Kamikaze-Flieger im 2. Weltkrieg. Heute kam das Olympische Feuer im Land an, 55.000 Zuschauer waren dabei. Ohnehin gibt es bis zum Datum noch keine Entscheidung vom IOC, die Spiele abzusagen.
Für Griechenland wird ab Morgen eine Ausgangssperre angekündigt.
Die Emirate schotten sich ab, Restaurants und Einkaufszentren dort werden geschlossen, ebenso alle Flughäfen in den nächsten 48 Stunden. Emirates stellt den Betrieb von Passagierflügen ab kommendem Mittwoch ein.

In einem deutschen Labor wurden 2000 Tests nicht ausgewertet. Man hatte keine entsprechenden Chemikalien mehr.

Merkel tritt abends vor die Kameras und verkündet: „Die Einschränkungen sind keine Empfehlung, sondern Regeln“.
Die Maßnahmen:

- Die Bürgerinnen und Bürger werden angehalten, ihre sozialen Kontakte so weit wie möglich zu reduzieren.
- Einen Mindestabstand im öffentlichen Raum von mindestens 1,50 Metern einhalten.
- Der Aufenthalt im öffentlichen Raum ist nur noch allein oder mit einer weiteren Person oder im Kreis der Angehörigen des eigenen Hausstands gestattet.

- Der Weg zur Arbeit, zur Notbetreuung, Teilnahme an erforderlichen Terminen, individueller Sport und Bewegung an der frischen Luft bleiben weiter möglich.

- Gruppen feiernder Menschen - auch im Privaten - sind inakzeptabel.
- Alle Gastronomiebetriebe werden geschlossen, nur die Mitnahme von Speisen und Getränken ist gestattet.
- Die Dienstleistungsbetriebe im Bereich der Körperpflege (z.B. Kosmetikstudios, Massagepraxen, Tattoo-Studios, etc.) werden geschlossen - Ausnahmen gelten nur für medizinisch notwendige Dienste.
- In allen Betrieben ist es wichtig, die Hygienevorschriften einzuhalten und wirksame Schutzmaßnahmen umzusetzen.
- Die Maßnahmen sollen eine Geltungsdauer von mindestens zwei Wochen haben.

Bayern will es hinsichtlich der Ausgangsbeschränkungen bei den bisherigen Bestimmungen lassen, die schärfer als die von Merkel verkündeten sind. Nur Personen aus einem gemeinsamen Haushalt dürfen noch gemeinsam auf die Straße.
Sachsen verschärft die Bestimmungen und man darf nur noch das Haus für absolut notwendige Erledigungen verlassen. Dazu zählen Einkaufen, Arzttermine, der Arbeitsweg sowie Fahrer von Liefer- und Abholdiensten.
Direkt nach ihrer Pressekonferenz stellt sich Merkel selbst unter Quarantäne. Sie hatte vor zwei Tagen eine Impfung gegen Pneumokokken erhalten, der Arzt wurde positiv auf Corona getestet.

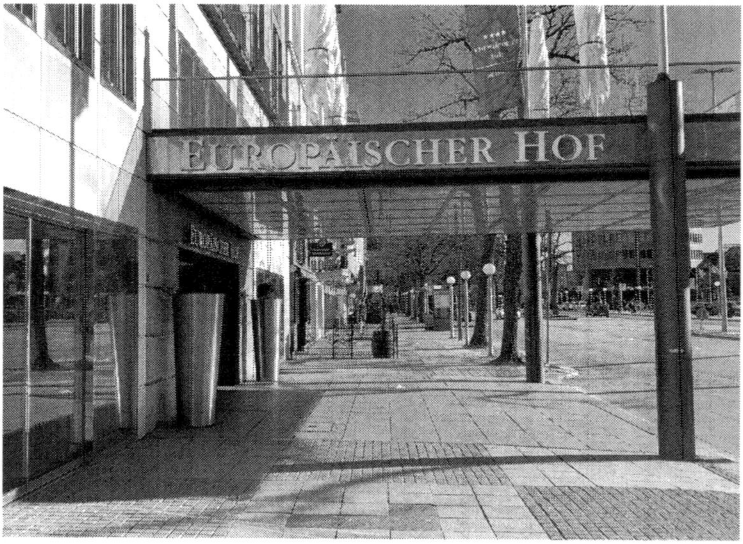

Kirchenallee am Hamburger Hauptbahnhof am 22.03.2020

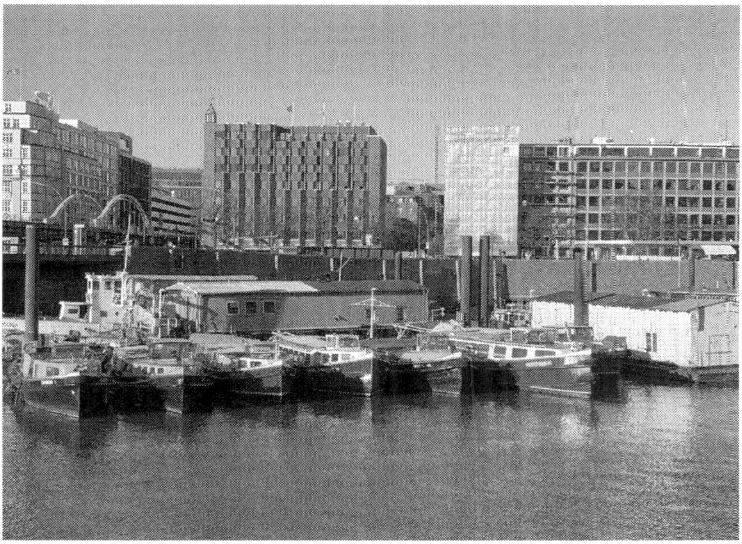

Barkassen, festgemacht im Hamburger Hafen am 22.03.2020

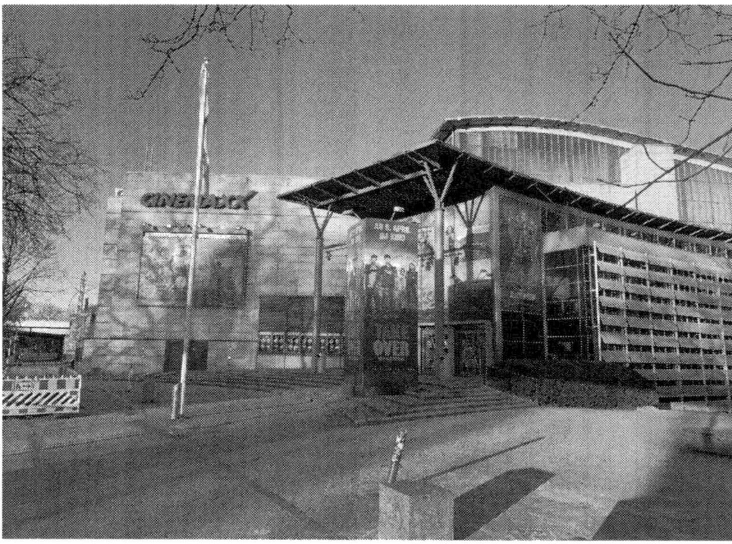

Cinemaxx - Kino am Hamburger Dammtor - Bahnhof am 22.03.2020

Heute Abend einen Anruf aus Bulgarien erhalten. Dort liegt das Epizentrum in Sofia. Bereits vor 10 Tage hatte man alle Geschäfte geschlossen, nur Supermärkte und Apotheker sind noch offen. Die Straßen sind leer wie zu Gottesdiensten an Weihnachten, keine Autos, kein Hupen, kaum Menschen. Manche Supermärkte verlangen, dass die Kunden Schutzmasken beim Betreten der Geschäfte tragen.

Beim Spaziergang durch Hamburg am heutigen Sonntag gab es eine Völkerwanderung rund um die Alster, während es in der Speicherstadt fast menschenleer war. Am Hafen und auf vielen anderen Straßen der Stadt waren nur wenige Menschen unterwegs.

Italien: 59.138 / 5560 / 651 (Gesamtzahl infiziert/Neuerkrankungen/neue Todesfälle)

Spanien:	28.603 / 3107 / 375
Frankreich:	16.018 / 1559 / 112
UK:	5683 / 665 / 48
USA:	32.464 / 8257 / 112
Deutschland:	24.852 / 2488 / 10

China 46 Neuinfizierte
(https://www.worldometers.info/coronavirus/)

Am **23.03.20** gibt die WHO bekannt, dass es vom ersten bekannten Krankheitsfall bis zu 100.000 Fällen 67 Tage gedauert hätte. 11 Tage hätte es gedauert, bis die Zahl von 200.000 Infizierten erreicht war und um auf 300.000 Infektionsfälle zu kommen, waren vier Tage notwendig.
In Deutschland verkündet Spahn, mehr Geld für die Krankenhäuser zur Verfügung stellen zu wollen. Scholz und Altmaier

stellen ein neues Hilfsprogramm vor, dafür will sich die Bundesrepublik mit 156 Milliarden Euro neu verschulden. Kleinbetriebe bis fünf Mitarbeiter sollen „unbürokratisch" bis zu 9000 Euro, Betriebe bis zehn Mitarbeiter bis zu 30.000 Euro Soforthilfe für drei Monate erhalten. Das Geld muss nicht zurückgezahlt werden. In Deutschland ist das Helikoptergeld angekommen, es wird nur anders genannt. Mietern soll wegen Mietrückständen vom 01. April bis September 2020 nicht gekündigt werden.

Der DAX, der mit einem Minus in den Tag gestartet war, zieht ein wenig an, nachdem das Konjunkturprogramm verkündet wurde, um dann am Abend wieder mit 2,1 Prozent im Minus zu stehen.

In Italien trafen neun Militärflugzeuge aus Russland mit medizinischer Hilfe und medizinischem Personal ein.
„RT" berichtet, dass Deutschland von China Hilfe angeboten wurde, allerdings hätte es von Deutschland keine Antwort gegeben. (https://deutsch.rt.com/inland/99716-wir-schaffen-alleine-deutschland-verweigert/?fbclid=I-wAR3S4B6DmiQkK0gMuqaSpbA1kkugp74MVt6k8xGb27MYFJe1JsD4absE8cU)
Dagegen wurde für künftige Krisenfälle beschlossen, dass die Bundesregierung Einschränkungen beim Verkehr über Grenzen verhängen darf. Außerdem sind Beschlagnahmungen und Exportverbote für Arzneimittel und Schutzausrüstungen möglich sowie die Dienstverpflichtung von Medizinern und Studenten.

Weltweit werden von unterschiedlichsten Ländern weitere Ausgangssperren und Grenzschließungen verhängt bzw. verschärft.

Seit heute Abend hat auch die britische Regierung eine dreiwöchige Ausgangssperre verhängt. Dies auch vor dem Hintergrund, dass das soziale Leben auf der Insel weitertobte wie zuvor. Die wenigsten Briten sind den vorangegangenen Aufforderungen von Johnson gefolgt, sich aus dem öffentlichen Leben zurückzuziehen. Am Wochenende, so wurde die Situation auf der Insel beschrieben, war ein Treiben wie an einem Bank Holiday (das sind die britischen Feiertage) zu verzeichnen gewesen. Menschen fuhren an die Küste und ließen es sich in großen Gruppen gut gehen, man stand am Fish & Chips Shop an und saß in großen Gruppen am Strand. In Supermärkten gab es auch am Sonntag, mothers day, Hamsterkäufe. Auf Abstand zu anderen wurde keine Rücksicht genommen.

Italien: 64.924 / 4789 / 601 (Gesamtzahl infiziert/Neuerkrankungen/neue Todesfälle)
Spanien: 35.136 / 6368 / 539
Frankreich: 19.856 / 3838 / 186
UK: 6650 / 967 / 54
USA: 43.718 / 10.152 / 136
Deutschland: 29.056 / 4183 / 29

China 39 Neuinfizierte
(https://www.worldometers.info/coronavirus/)

24.03.20 und die Zahl der Infizierten, auch in Deutschland, steigen weiter. Ebenso die Zahlen, die von der amerikanischen Fed genannt werden, wenn es darum geht, was in das Finanzsystem gepumpt werden soll. So hat die amerikanische Zentralbank jetzt beschlossen, jeden Tag für 125 Mrd. Dollar Staatsanleihen und besicherte Hypothekenanleihen zu kaufen, unlimitiert, mindestens bis zum Ende des Jahres. Im deutschen

Fernsehen wird man nicht müde zu betonen, dass die Regierung kleinen Unternehmen und Soloselbständigen helfen will. Nur scheint niemand an das Geld zu kommen, weil die Flut der Anträge nicht bearbeitet werden kann. Und was sind 9000 Euro für Unternehmen bis zu fünf und 30.000 Euro für Firmen mit bis zu 10 Mitarbeitern für drei Monate? Das Geld würde vorn und hinten nicht reichen. In einem Bericht im ZDF wurde heute ein Messebauer vorgestellt, der seit den ersten Absagen von Messen keinen Auftrag, dafür aber 15 Mitarbeiter hat. Niemand weiß, wo Geld beantragt werden kann, ein Kollege hat sich bei seiner Bank erkundigt, deren Mitarbeiter von nichts wusste.

Einer Meldung zufolge hat sich die Arbeitslosigkeit in Norwegen innerhalb von vier Wochen verfünffacht, die Quote stieg von 2,3 Prozent im Februar auf derzeit 10,9 Prozent.
Das was kommt, wird schlimmer sein, als der Tsunami Anfang des Jahrtausends in Südostasien.
Die Börse zeigte heute nach oben, der DAX legte nach den Verlusten der letzten zwei Wochen um 10,98 Prozent, der DOW Jones um 11,88 Prozent zu. Dieser Zuwachs hat nicht mit der aktuellen Wirtschaftslage zu tun und zeigt lediglich, dass das Casino weiterdreht.

Es ist 14 Tage her und es war der 10.03.20, als Italien 10.000 Infizierte, 631 Tote, eine Morbiditätsrate von 6,3 Prozent und den shut down des Landes verkündete. Heute hat Italien 69.176 Infizierte, 6820 Tote, liegt bei 1144 Infizierten und 113 Toten pro einer Million Einwohner.

In Großbritannien nimmt die Zahl der Infizierten weiter Fahrt auf, ebenso in den USA und Indien steht erst am Anfang. In Spanien sieht die Situation inzwischen ebenso bedrückend aus, das Land hat heute die NATO um Hilfe gebeten. In einem spanischen Dorf wurde den Einwohnern ein Mindestbetrag von 30 Euro pro Einkauf verordnet. Viele Einwohner waren mehrmals täglich zum Supermarkt unterwegs und pflegten so weiter ihre sozialen Kontakte.

Währenddessen werden die Beschränkungen in China aufgehoben und die Krise als beendet erklärt. Es existieren noch 4735 aktive Corona-Fälle, davon 1573 in kritischem Zustand. Insgesamt gab es im Land 3277 Todesfälle durch die Infektionskrankheit.
Das wurde prompt vom ZDF im heute journal medial gewohnt begleitet
(https://www.youtube.com/watch?v=9MJQhnxgvds):
„Pekings Propaganda: China öffnet Provinz Hubei."
Kleber: „Nach Wochen des Zögerns, Unterdrückens der Wahrheit, waren Stadt und Provinz im Januar abgeriegelt worden. Mit allen Mitteln eines autoritären Staates. Peking verkündete liberalen westlichen Gesellschaften damals den Wettstreit. China sollte aller Welt beweisen, sein Regime ist dem Westen in solch kritischer Lage überlegen, weil es das Wohl der Gemeinschaft über die Freiheit des Einzelnen stellt." (Ich erspare mir zu dieser Einleitung einen Kommentar).
Jetzt folgt der Bericht von Ulf Röller, Korrespondent in China: „Eine Warnung gleich zu Beginn des Beitrages. Jedes Bild, das sie jetzt sehen, hat die chinesische Propaganda freigegeben. Unabhängige Berichte sind im Land der totalen Kontrolle nicht möglich. Die winkenden Ärzte, das feiernde medizinische Personal, das Schließen der Krankenhäuser soll nur eins beweisen: das chinesische System ist dem Westen überlegen im Kampf gegen das Virus." (dass sich Menschen freuen, die Epidemie im eigenen Land unter Kontrolle gebracht zu haben scheint dem

Journalisten, wenn man diesen Propagandisten so nennen kann, nicht einzufallen)
Prof Sebastian Heilmann (China-Experte der Universität Trier) tritt jetzt im Beitrag auf: „Es ist klar, dass alles, was jetzt an Propaganda und Kommunikation kommt aus Peking dazu dient, diese Überlegenheit des chinesischen Systems zu bestätigen."
Der Beitrag geht weiter mit „...die Zahlen kann man glauben oder nicht, aber die Partei ist entschlossen, sie uns einzubläuen."
Jetzt wieder Heilmann: „Das Ende der Epidemie in China ist natürlich ein Beschluss des Politbüros, also der höchsten politischen Führung, dass diese Epidemie jetzt beendet ist. Das Virus selbst ist natürlich überhaupt nicht tot, d.h. es ist weiter im Umlauf und es kann sein, dass jetzt mit dieser Wiederaufnahme der gesamten Wirtschaftstätigkeit und Reisetätigkeit im Inland auch wieder neue Epidemieherde auftreten."

Nochmals hier an dieser Stelle: in den USA und in Indien nimmt die Infektion Fahrt auf und ich bin gespannt, was dort für Zahlen verkündet werden und wie lange es dauert, bis die Lage unter Kontrolle ist. Wieviel Frust wird sich allein in Deutschland über die wirtschaftliche Lage aufbauen, wenn die medizinische Krise überstanden ist und den meisten klar wird, was dann kommt?

Bei einem Gang zum Supermarkt viel mir heute auf, dass die Regale wieder aufgefüllt sind, es wird nur eine begrenzte Anzahl an Menschen hineingelassen, jeder muss einen Einkaufswagen nehmen und diese werden von einem Mitarbeiter desinfiziert. Öffentliche Verkehrsmittel, speziell Busse werden von wenigen Menschen genutzt, viele laufen auf der Straße.

Italien: 69.176 / 5249 / 743 (Gesamtzahl infiziert/Neuerkrankungen/neue Todesfälle)
Spanien: 39.885 / 4749 / 497
Frankreich: 22.304 / 2448 / 240
UK: 8077 / 1427 / 87
USA: 53.205 / 9471 / 134
Deutschland: 32.986 / 3930 / 34

China 78 Neuinfizierte
(https://www.worldometers.info/coronavirus/)

Ankünfte am **25.03.20** auf dem Flughafen Hamburg:
08:05 Köln/Bonn - CGN
09:20 Dublin - DUB
09:30 Amsterdam - AMS
10:05 Frankfurt - FRA
15:15 Frankfurt - FRA
17:20 Rom/Fiumicino - FCO
17:25 Palma de Mallorca - PMI
17:35 London/Heathrow - LHR
17:35 London/Heathrow - LHR
20:10 München - MUC
21:25 Stuttgart - STR
22:00 Fuerteventura – FUE
22:15 Faro - FAO
22:35 Frankfurt - FRA
(Quelle: Hamburg Airport)

Anhand dieser Daten wird ersichtlich, welche wirtschaftlichen Einschränkungen die Corona-Krise bisher allein für den Flugverkehr gebracht hat. Die Bundesregierung beschloss heute ein milliardenschweres Hilfspaket, in einem Interview am Abend mit der ARD sprach Finanzminister Scholz bereits von

weiteren Milliarden nach der Krise. Fraglich, wer und wie das alles bezahlt werden soll.
I
ndien, mittlerweile auch unter Ausgangssperre, verbot heute den Export von Hydroxychloroquin, einem Anti-Malaria-Wirkstoff, der derzeit auf die Behandlung gegen das Corona-Virus getestet wird. Vietnam stoppt den Export von Reis.

Um Laborkapazitäten zu schonen, empfiehlt das RKI inzwischen, nur noch Patienten mit Symptomen zu testen. Zudem kommt die Empfehlung, dass Erkrankte und Menschen mit Symptomen eine Atemmaske tragen sollten. Da der häufigste Übertragungsweg die Tröpfcheninfektion sei, würde so die Streuung erheblich reduziert. Wir erinnern uns, was noch im Februar an Aussagen getätigt wurde.
Kekulé spricht sich ebenfalls dafür aus, zumal Erkenntnisse aus Hongkong zeigten, dass dieses einen erheblichen Effekt hätte.

Martina Wenker, Präsidentin der Ärztekammer Niedersachsen fordert, der Staat müsse sich um Schutzausrüstung für medizinisches Personal kümmern. Scheinbar hat es in Deutschland bereits einige Praxis erwischt, in denen Ärzte oder Helferinnen aus Mangel an Schutzkleidung krankheitsbedingt ausfielen. Immer häufiger gibt es Berichte über mangelnde Schutzausrüstungen auch in Krankenhäusern (https://www.zdf.de/politik/frontal-21/frontal-21-vom-24-maerz-2020-100.html).

Die FAZ berichtet, dass mehrere medizinische Fachgesellschaften jetzt auch für Deutschland Handlungsempfehlungen herausgegeben haben, wer im Falle eines Mangels an Beatmungsgeräten beatmet werden soll (https://dynamic.faz.net/download/2020//COVID-19_Ethik_Empfehlung_Endfassung_2020-03-25.pdf).

Täglich wird der Satz geblasen „Schnelle und unbürokratische Hilfe“, eine der zur Zeit wichtigsten Durchhalteparolen für alle Selbständigen, Einmannunternehmer und kleine sowie mittlere Firmen.

Spahn, den man seit ein paar Tagen nicht mehr im Fernsehen sehen konnte, will jetzt ein Konzept zum Weg aus der Krise. „Die Frage, wie wir diesen Krisenmodus wieder verlassen, wird jeden Tag wichtiger. Bis spätestens Ostern will ich darauf eine gute Antwort geben können.“ So kann man es auch sehen, Erst nichts machen, dann verschwinden und gleichzeitig von übermorgen faseln.

Wie immer die Zahlen des Tages:

Italien: 74.386 / 5210 / 683 (Gesamtzahl infiziert/Neuerkrankungen/neue Todesfälle)
Spanien: 49.515 / 7457 / 656
Frankreich: 25.233 / 2929 / 231
UK: 9529 / 1452 / 43
USA: 65.527 / 10.671 / 148
Deutschland: 37.323 / 4332 / 47

China 47 Neuinfizierte
(https://www.worldometers.info/coronavirus/)

Als Folge der Wirtschaftskrise und den damit verbundenen Einsparungen in Spanien, wurde das Pflegepersonal in Spanien immer weiter ausgedünnt. In den Heimen wohnen Menschen in kleinen Zimmern, halten sich tagsüber in Gemeinschaftsräumen auf. In einem dieser Heime entdeckte das spanische Militär 17 Tote in ihren Betten. Im Haus war kein Personal zu finden. Und die Zahlen der Infizierten und Toten in Spanien wächst auch heute am **26.03.20** weiter, ebenso wie in anderen Ländern weltweit.

In einem Land wie Deutschland werden jetzt Menschen dazu aufgefordert, Atemschutzmasken selbst zu nähen. Dazu hat die Stadt Essen Nähanleitungen veröffentlicht (https://www.essen.de/gesundheit/coronavirus_6.de.html). Seit vier Tagen bestehen die Ausgangsbeschränkungen in Deutschland und inzwischen wird gefordert, sich Gedanken für einen Exit aus diesen Maßnahmen zu machen. Was das soll ist fraglich, denn hätte man sich bereits entsprechende Gedanken gemacht, überhaupt eine derzeitige Welle in Deutschland zu verhindern, nämlich als bekannt war, was in China passiert, dann hätten viele der Dinge, die sich derzeit abspielen sicherlich verhindert werden können.

Auch der Präsident der Bundesärztekammer sprach sich heute für das Tragen von einfachen Atemschutzmasken aus, nachdem dies bereits in den Vortagen von anderen Ärzten befürwortet und angeregt wurde. Mitarbeiter des Vivantes-Konzerns müssen Atemschutzmasken zu Hause auskochen (https://www.rbb24.de/panorama/thema/2020/coronavirus/beitraege/vivantes-berlin-coronavirus-schutzausruestung-mundschutz-krankenhaus-klinikum.htm. Der Berliner Regierende Bürgermeister Müller bezeichnet das als unkonventionelle Lösung. Mich wundert, dass man sich so etwas bieten lässt. Bereits 31 Berliner Arztpraxen sind wegen fehlender Schutzausrüstung geschlossen. Politiker, darauf befragt, antworten, dass es an leergefegten Weltmärkten liege. Nun, wer hätte das gedacht.

Brandenburgs Grüne Gesundheitsministerin sagte gegenüber dem rbb (https://www.rbb24.de/politik/thema/2020/corona-virus/beitraege/fehlende-schutzausruestung-geschlossene-praxen-kriminelle-machenschaften.html): „Die Pandemie ist überall in allen Ländern angekommen, auch die USA sind inzwischen aufgewacht. Auch Großbritannien oder die Schweiz, finanzkräftige Länder, haben jetzt auf einmal unglaubliche Bedarfe an Testgeräten, Testkits, an Schutzausrüstung und saugen sozusagen die Weltmärkte leer."
Hatte ich kurzzeitig vergessen. Deutschland ist arm. Entzückend ist in einer solchen Situation auch, das Politikern eine Floskel einfällt, die immer wirkt. Nämlich wenn man von „kriminellen Machenschaften" redet.

Bei einer Ansprache jammert Steinmeier in seiner Funktion als Bundespräsident in die Kamera, „das Virus kenne keine Grenzen". Schlau geschnackt, nur zu spät. Hätte man in Deutschland dies schon vorher gewusst,... ich wiederhole mich.

Abends werden die Faulen fleißig, hieß früher einmal ein Sprichwort. Die SPD gab am heutigen Tage bekannt, dass sie eine Task-Force aufbauen will, die sich mit sozialen Auswirkungen der Corona-Pandemie und möglichen Maßnahmen gegen die Ausbreitung beschäftigen soll. Ob sich die Task-Force mit Maßnahmen gegen die Ausbreitung der Corona-Krise oder der sozialen Probleme befassen soll, blieb offen. Wahrscheinlich gründen in den nächsten Tagen und Wochen auch andere Parteien, Verbände und Organisationen ähnliche Task-Forces. Schließlich ist bald wieder irgendwo Wahlkampf und Spendengelder benötigt man ebenso. Hätte man sich zwei Monate vorher gekümmert,... ich weiß, ich wiederhole mich bereits wieder.

In deutschen Kliniken treffen vermehrt Patienten aus Frankreich und Italien ein. Diese können in ihren eigenen Ländern nicht versorgt werden, während hierzulande noch Kapazitäten frei sind.

Spahn konnte man überraschender Weise auf einer Pressekonferenz lauschen.
„Die Politik ist im Krisenmodus... und Ärzte und Pflegekräfte und alle, die in den medizinischen Berufen arbeiten, bereiten sich auf die wohl größte Herausforderung in 75 Jahren vor (hat er tatsächlich gesagt „in 75 Jahren“? hat er!)... wir haben schon viele Infizierte in Deutschland und beklagen auch schon viele Tote, aber noch ist das die Ruhe vor dem Sturm (ob dieser Mann wirklich weiß, was ein Sturm ist und was man macht, um nicht in einen solchen Sturm hineinzufahren?). Keiner kann genau sagen, was in den nächsten Wochen kommt (das sind Politiker! „Keiner kann genau sagen, was in den nächsten Wochen kommt“, was für ein Witz, was für ein Mr. Sicherheit-ich-will-meinen-Job-als-Minister-nicht verlieren, schon zu Beginn die Sicherheitsleine für sich selbst festzurren, nach dem Motto, habe ich doch gesagt, dass niemand weiß, was kommt)... dass das Bemühen, die Intensivkapazitäten zu verdoppeln sehr groß ist (was sagte Clementine immer in der Werbung: Bemühen alleine genügt nicht. Wo ist die Ansage, wir arbeiten hart daran und haben es bis zum XX.XX. verdoppelt!?).
Spahn geht jetzt auf die vielen Tests ein und dass diese zeigen, wie stark unser Gesundheitssystem sei. Nicht zuletzt wegen der Test sind wir in der Lage, frühzeitig Vorbereitungen zu treffen (erzählt er das nicht schon seit Wochen? Wo sind diese Ergebnisse?!) „....weil wir eine entsprechende Sensorik schon sehr, sehr früh auch hatten. Und diese Zeit wollen wir jetzt auch nutzen (die hätten wir schon lange nutzen sollen, nicht

erst jetzt!)...daran arbeiten alle vor Ort und wir in der Bundesregierung Tag und Nacht (was für ein Poser, wenn er Tag und Nacht arbeiten würde, sähe sein Gesicht anders aus). Und jetzt läuft Spahn zu Höchstform auf, als er sagt: „...dass wir darüber nicht vergessen, es wird auch eine Zeit nach Corona geben." Was für ein Komiker!
Was allerdings danach kommt, hat es tatsächlich in sich: „...oder aber, wie wir mit Maßnahmen, die Diskussion brauchen..., die dann aber auch ne Umsetzbarkeit brauchen, wie etwa die Frage, wie wir Handydaten und digitale Informationen nutzen können, wie in Südkorea, um dann auch Infektionsketten sehr schnell nachvollziehen zu können. Ob und wie wir das in einem solchen absoluten Krisenfall wie dem jetzigen auch nutzen wollen oder auch nicht...denn wir stehen ja vor der Frage, ob wir bestimmte Freiheiten des Alltages leichter zurückbekommen können, wenn es gleichzeitig möglich ist, sehr sehr schnell Infektionsherde neue Ausbrüche neuer Infektionsketten zu erkennen und dann auch entsprechend zu beenden." Den Satz muss man zweimal lesen. Dann beginnt man zu verstehen, was er uns damit sagen will. Wir überwachen Eure Handydaten und dafür bekommt Ihr Eure Freiheiten eher zurück. Oder habe ich da was falsch verstanden?
Fragen der Journalisten
Spahn: „Ich hätte mir nie vorstellen können, dass in einem Bereich, wo es mal um Cent-Beträge ging, ...Masken haben mal 6 Cent, siebzehn Cent die anderen gekostet, dass wir da im Moment in eine solche Lage auf der Welt hineinkommen, wo wir über drei, fünf ... Euro für FFB2-Masken... reden. Das ist ein wahnsinnig umkämpfter Markt grade, die Preise gehen hoch und runter, wie am Goldmarkt oder wie sie es wollen... Und das ist sehr herausfordernd, aber wir sind zuversichtlich ..."
Herr Spahn, das ist Marktwirtschaft, da gehen Preise immer hoch und runter. Wenn Sie mal an eine Tankstelle ranfahren,

einfach beim nächsten Mal ihren Fahrer fragen, dann können sie das sehen. Und war da nicht eine Bankenlehre? Es geht hoch und runter, ja, so ist das in unserem derzeitigen Wirtschaftssystem. Ich hätte gedacht, dass wenigstens die Grundlagen klar sind. Und es geht auch nicht darum, was es kostet, denn es geht um die Gesundheit und den Schutz von Menschen, es geht darum, diese Masken und weitere Schutzausrüstung zu beschaffen. Kriegen Sie das hin?! Wer hat Sie denn auf diesen Posten gesetzt?
Zum Abschluss weist Spahn noch darauf hin, auch mal auf andere Länder zu schauen, wie schwierig es dort sei, das „ließe einen demütig bleiben..., bleiben, bei allen Problemen, die wir in Deutschland haben."
Was ist das denn für ein Appell. Wen interessieren im Augenblick andere Länder, auch wenn es dort noch so schlimm ist. Schließlich hat das auch vorher niemanden in der Bundesregierung interessiert. Weder, wie es den Leuten im Jemen, in Libyen, Afghanistan oder im Irak geht, wo wir seit Jahren eine Kriegsmaschinerie mit Waffenexporten unterstützen.

Auch Kramp-Karrenbauer sieht die Zeit gekommen, sich zu Wort zu melden: „Vieles deutet darauf hin, dass die besondere Isolation von Risikogruppen, flächendeckende Tests und auch das Sammeln, Nachverfolgen und Auswerten der Daten zu Risikogruppen, Infizierungen, Erkrankungen und Heilungen uns dabei helfen können, gangbare Wege zu finden, um schrittweise die Einschränkungen wieder aufzuheben." Woher sie ihr Wissen als CDU-Vorsitzende und Ministerin hat, lässt sie offen. Im Januar jedenfalls äußerte sie sich nicht zum Thema Corona, obwohl dies in China und in den Medien ein Thema war. Vielleicht war sie zu dem Zeitpunkt als Verteidigungsministerin dazu auch nicht kompetent genug?

Groß gemeldet wird eine Botschaft von v d Leyen, nämlich dass der Nachschub an Schutzausrüstung gesichert sei. Die EU hat mit wem auch immer einen Vertrag über die Lieferung abgeschlossen. Man hat die Anfragen mehrerer Mitgliedsländer der EU gebündelt und damit mehr Marktmacht signalisiert. Geliefert werden könne jedoch erst in ein paar Wochen. Wer solche Politiker hat, baut sich lieber einen Bunker. Was für ein lächerliches Schauspiel!

Ein Wort zu den von der Politik versprochenen Hilfen für Selbständige, Unternehmer etc. Allein bis zum heutigen Tag erhielten allein die Sparkassen 200.000 Anfragen für Hilfsdarlehen. Was das bedeutet, kann sich jeder und jede selbst ausrechnen.

Wie immer die Zahlen des Tages:

Italien: 80.589 / 6203 / 712 (Gesamtzahl infiziert/Neuerkrankungen/neue Todesfälle)

Spanien:	57.786 / 8271 / 718
Frankreich:	29.155 / 3922 / 365
UK:	11658 / 2129 / 115
USA:	83.672 / 15461 / 182
Deutschland:	43.938 / 6615 / 61

China 67 Neuinfizierte und eine Gesamtzahl der Infizierten von 81.285. Damit wurde China von den USA in der Gesamtzahl der Corona-Infizierten abgelöst und es sieht gleichzeitig so aus, als würde es in den USA in den nächsten Tagen und Wochen kein Halten mehr geben, was den Anstieg anbelangt. China hatte in den letzten Tagen immer wieder Null Infizierte aus dem eigenen Land gemeldet. Die angegebenen Neuinfizierten stammten aus dem Ausland und deshalb hat China seine Grenzen für Ausländer geschlossen.

(https://www.worldometers.info/coronavirus/)

Der **27.03.20** bringt Nachrichten, die befürchten lassen, dass es genau wie in der Finanzkrise 2008/2009 wieder dazu kommt, dass kleinere Unternehmer hinten runter fallen und große Konzerne gestärkt aus der Krise gehen.
Adidas und Deichmann kündigten heute an, keine Ladenmieten mehr zahlen zu wollen. Schließlich könne aufgrund des beschlossenen Gesetzes nicht mehr gekündigt werden, wenn keine Mietzahlung erfolgt. Gedacht war dies eigentlich für Mieter von Wohnungen und kleine Unternehmen. TUI erhält einen Hilfskredit in Höhe von 1,8 Milliarden Euro. Die Zusage erfolgte direkt von der Bundesregierung. Da haben Ladenbesitzer, Kneipenwirte und Selbstständige noch nicht mal ihren Antrag auf Unterstützung ausgefüllt. Die Reisebüros beklagen, dass sie Provisionen an die großen Reiseveranstalter zurückzahlen müssen, da viele der verkauften Reisen schließlich nicht stattgefunden haben. Zudem wird von der Reisebranche gefordert, dass die derzeit geltende Erstattungspflicht von nicht stattgefundenen Reisen ausgesetzt werden soll. Wenn Kunden aus bestimmten Gründen ihre Reise nicht antreten können, mussten Reiseveranstalter den Preis innerhalb von 14 Tagen zurückerstatten. Man sieht in etwa also schon, wohin der Hase läuft.

Deutsche Handwerksbetriebe melden einen Umsatzrückgang von 50 Prozent. Entweder weil Mitarbeiter ihre Kinder betreuen müssen oder unter Quarantäne stehen und weil Aufträge storniert wurden. Die Lufthansa kündigt Kurzarbeit bis 31. August an. Wenn das Luftfahrtunternehmen derart plant, weiß man, wann jemals wieder ein Flugverkehr aufgenommen wird, wie er vor der Corona-Krise stattgefunden hat.

Mal etwas Positives, diesmal aus Istanbul. Da über 65 jährige ihr Haus nicht mehr verlassen dürfen, werden nun Lebensmittelpakete für etwa 50.000 Menschen über 65 in der türkischen Hauptstadt kostenlos ausgeliefert. Gleichzeitig ruft Erdogan seine Landsleute zu einer freiwilligen Quarantäne auf, um schärfere Maßnahmen zu verhindern.

Egal ob Eiffelturm oder der Stadionbogen in Wembley, man strahlt an, lässt leuchten und veranstaltet ähnlichen Blödsinn, um sich zu bedanken, Anteilnahme oder Mitleid auszudrücken. Dem medizinischen Personal und den Erkrankten auf den Intensivstationen wird es nicht helfen. Die hätten sich wahrscheinlich mehr gefreut, wenn Politiker das Krankenhaussystem nicht in Grund und Boden gespart oder rechtzeitig Maßnahmen zur Verhinderung dessen, was gerade passiert, eingeleitet hätten.

In Großbritannien hat sich neben Regierungschef Boris Johnson auch der Gesundheitsminister mit dem Corona-Virus infiziert. Nachdem vor ein paar Tagen bereits „Vapiano" in Deutschland Zahlungsunfähigkeit vermeldet hat, schein jetzt auch die Restaurant-Kette Carluccio's in Großbritannien in die Insolvenz zu rutschen. Zudem wurde allen Inhabern von Zahnarztpraxen auf der Insel mitgeteilt, dass sie nur unter der Bedingung weiterhin Zahlungen vom NHS erhalten, wenn sie sich zur Bekämpfung des Corona-Virus melden. Eine Behandlung von Patienten in den Praxen soll nicht mehr stattfinden. Zuvor hatte es wochenlange Diskussionen darüber gegeben, ob Zahnärzte überhaupt noch normale Behandlungen oder nur noch Notbehandlungen durchführen sollen.

Zudem gab es heute Berichte über deutsche Urlauber, die noch immer im Ausland festsitzen. Von den Philippinen wurde berichtet, dass sich Urlauber nicht mehr vor die Tür trauen, da sie von der einheimischen Bevölkerung angerempelt und beschimpft wurden, das Corona-Virus ins Land zu bringen. Aus Australien wird gemeldet, dass es zwar noch Flüge nach Europa gibt, diese aber bis zu 14.000 Euro kosten (https://www.tagesschau.de/inland/gestrandete-deutsche-101.html).

Wie immer die Zahlen des Tages:

Italien: 86.498 / 5909 / 919 (Gesamtzahl infiziert/Neuerkrankungen/neue Todesfälle)
Spanien: 65.719 / 7933 / 773
Frankreich: 32.964 / 3809 / 299
UK: 14.543 / 2885 / 181
USA: 102.464 / 17.029 / 312
Deutschland: 50.871 / 6933 / 84

(https://www.worldometers.info/coronavirus/)

China meldete 55 Neuinfektionen, einen davon ausgehend im eigenen Land. In den USA stehen besonders Kalifornien, New York und New Orleans unter Druck. New Orleans erwartet einen starken Anstieg durch den noch vor kurzem stattgefundenen Karneval in der Stadt.

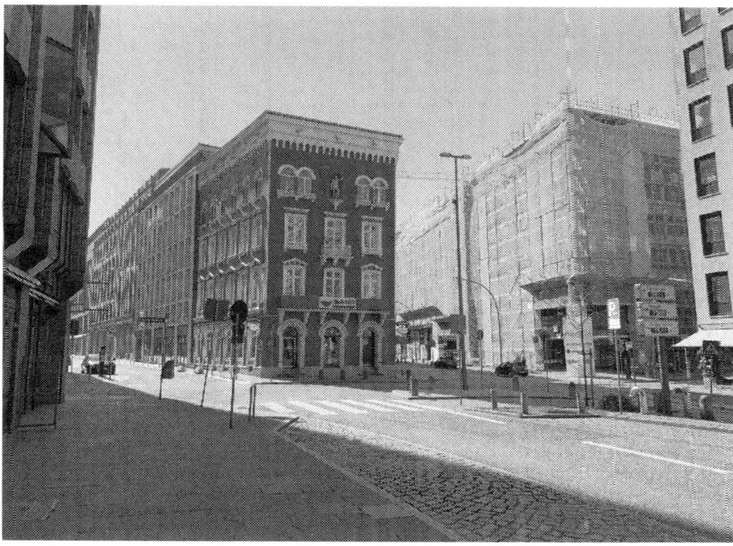

Hamburger Innenstadt am 28.03.2020

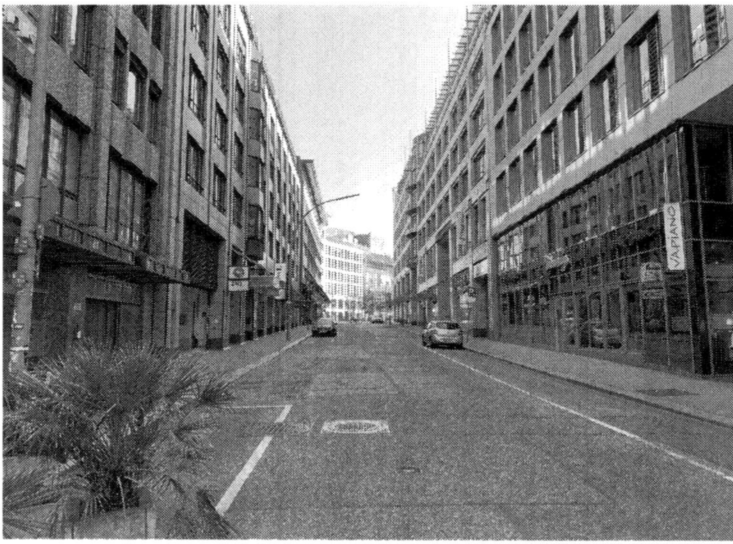

Hamburger Innenstadt am 28.03.2020

Zumindest in Hamburg startete der **28.003.20** mit allerbestem Frühlingswetter. Blauer Himmel, Sonnenschein und um die 15 ° Celsius. Entsprechend voll war es rund um die Alster. Die Innenstadt dagegen lag wie verwaist. Straßen, in denen sonst am Samstag das Leben tobt, waren menschenleer. Die Geschäfte und Restaurants hatten geschlossen. Die Frage, die auch immer öfter in den Medien gestellt wird: „Wie lange kann man das durchhalten?"

Die andere Frage, der sich hauptsächlich alternative Medien widmen, ist die nach der begrenzten Bewegungsfreiheit. Bleiben die Einschränkungen erhalten, wieviel davon wird wieder zurückgefahren? Einige sehen schon den Staat in die Diktatur abrutschen. Immer wieder gibt es Diskussionen um von der offiziellen Medienlinie abweichende Meinungen, wonach es sich bei diesen Corona-Infektionen ja um nichts weiter handele, als eine Spielform der Influenza. Mag sein, mag nicht sein, wenn man die Bilder aus italienischen Krankenhäusern sieht, dann hat man einen anderen Eindruck. Meine Vermutung ist, dass dies auch damit zusammenhängt, dass das Infektionsgeschehen von der Schwere her in Deutschland heeruntergespielt wurde. Immer wieder kommen Vergleiche mit der saisonalen Grippe, die ja 2017/2018 in Deutschland 20.000 Tote gefordert hätte. Auch diese Zahl geht in den alternativen Medien weiter hoch und man fragt, warum es denn bei dieser Anzahl von Toten damals keine Quarantänemaßnahmen oder Einschränkungen der Bewegungsfreiheit gegeben hätte. Meine Überlegungen und Gedanken lasse ich an dieser Stelle einmal außen vor, denn würden zu sehr ins medizinisch-epidemiologische Abgleiten und den medizinisch nicht bewanderten Leser nur verwirren und wahrscheinlich auch überfordern.

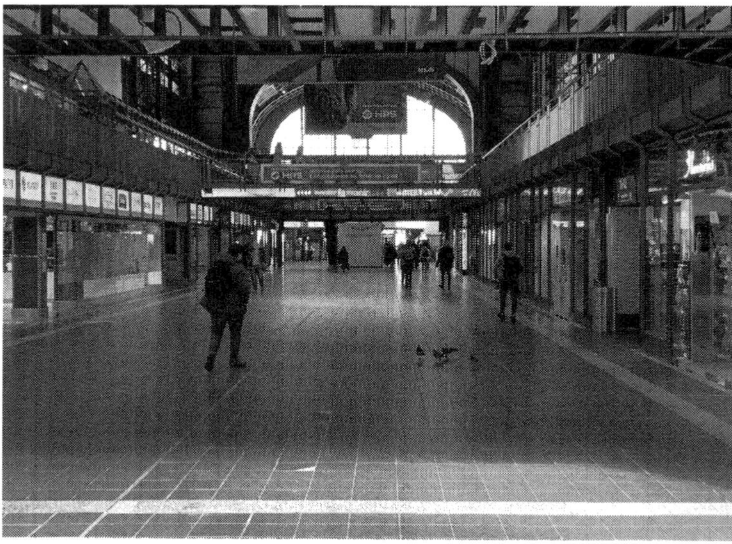

Hamburger Hauptbahnhof am 28.03.2020

Merkel meldet sich aus ihrer Selbstisolation und fordert mehr Geduld hinsichtlich der Aufhebung der derzeitigen Maßnahmen zur Bewegungseinschränkung.

Inzwischen sterben in Spanien ähnlich viele Menschen, wie in Italien. Die spanische Regierung will deswegen ebenfalls das Militär zum Transport der Toten einsetzen. Der spanische Ministerpräsident kündigte außerdem an, dass alle nicht lebenswichtigen Unternehmen geschlossen werden. Eine Maßnahme, wie sie schon vor Tagen in Italien erfolgte.
In Italien ist man mehr und mehr enttäuscht über die Solidarität innerhalb der EU. Dies auch angesichts der wirtschaftlichen Schwierigkeiten, denen sich das Land zunehmend ausgesetzt sieht. Der italienische Ministerpräsident in einem Interview: „Wenn sich Europa dieser beispiellosen Herausforderung nicht stellt, besteht die Gefahr, dass das gesamte europäische Haus vor den Augen unserer eigenen Bürger sein Fundament verliert".

In der Tat stellt sich die Frage nach einem überleben der EU, da aus Brüssel kaum bis keine Impulse zur Lösung zentraler Probleme in dieser medizinischen und Wirtschaftskrise kommen. Denn das vor ein paar Tagen beschlossene Hilfspaket dürfte nur der Tropfen auf den heißen Stein sein. Für in Not geratene Familien kündigte die italienische Regierung an, Einkaufsgutscheine und Lebensmittelpakete zur Verfügung stellen zu wollen. Man beabsichtigt, 4,3 Milliarden Euro auszugeben. Helikoptergeld einmal anders.

Andere Töne dagegen kommen aus Rumänien. Dort will man die Bevölkerung angesichts der Ausgangssperre ein wenig aufmuntern, in dem man künftig an Samstagen und Sonntagen jeweils um 17:00 und 21:00 Uhr die Nationalhymne aus Polizeiwagenlautsprechern abspielt. Würde man so etwas in Deutschland machen, würden viele wahrscheinlich überhaupt nicht wissen, welche Melodie da gerade gespielt wird.

In Großbritannien nimmt die Zahl der Infizierten weiter Fahrt auf, London hat etwa die Hälfte aller Fälle im Königreich. Der Chef des NHS England, Stephen Powis, sagte: Wir sind gut, wenn wir weniger als 20.000 Tote haben“ („If UK death toll is kept below 20.000, we will have done very well“).

In den USA, bisher ein wenig außerhalb des Fokus, steigen die Zahlen schnell und schneller. Zudem scheinen einige Politiker damit zu beginnen, ihre Spiele zu spielen. Angesichts der Lage in New York brachte Trump den Gedanken, die Stadt unter Quarantäne zu stellen. Gouverneur Andre Cuomo, sagte, dass er nicht verstehe, was der Präsident damit meine (BBC): "I don't even know what that means. I don't know how that can be legally enforceable. And from a medical point of view, I don't know what you would be accomplishing. But I can tell you I don't even like the sound of it, not really knowing what it is. But I don't like the sound of it."

Fast zeitgleich wies die Bürgermeisterin von New Orleans jegliche Verantwortung für die Situation in der Stadt zurück. Sie sagt, sie hätte bei der Regierung angefragt, ob etwas gegen den Karneval spricht. Da man dort aber kein Verbot der Veranstaltung ausgesprochen hätte, wäre sie davon ausgegangen, dass beim Karneval in der Stadt nichts passiert. Wie überall, so heißt es jetzt bei den Verantwortlichen in den USA, den eigenen Arsch zu retten.

Wie immer die Zahlen des Tages:

Italien: 92.472 / 5974 / 889 (Gesamtzahl infiziert/Neuerkrankungen/neue Todesfälle)
Spanien: 73.235 / 7516 / 844
Frankreich: 37.575/ 4611 / 319
UK: 17.089 / 2546 / 260
USA: 122.273 / 18.147 / 351
Deutschland: 57.695 / 6824 / 82
In Italien stieg die Gesamtzahl der Toten auf 10.023, in Südkorea gibt es inzwischen mehr Menschen, die die Infektion überstanden haben, als aktive Fälle. In Russland, dies zum Vergleich mit China (derzeit noch 3128 aktive Fälle) und den USA gibt es inzwischen 1264 Infektionen und 4 Todesfälle.

(https://www.worldometers.info/coronavirus/)

Der **29.03.20** setzte sich fort mit Diskussionen darüber, ob die eingeleiteten Maßnahmen im Verhältnis zur Gefährdung durch die Virusinfektionen stehen. Die Wirtschaft steht still, in den Haushalten scheint es eine erhöhte Gewalt zu geben, kurz gesagt, man wird nervös. Ob berechtigt oder unberechtigt, man sorgt sich zudem um bürgerliche Freiheiten, darum, dass das Land nicht eines Tages in der Diktatur aufwacht. Virologen führen Diskussionen über YouTube auf den unterschiedlichsten Kanälen. Dabei sondert jeder seine Meinung ab, wobei es entweder nur die extrem eine oder extrem andere Meinung gibt.

Auf anderen Kanälen befasst man sich mit den wirtschaftlichen Zuständen vor der Krise und wie diese durch die Maßnahmen weiter verschärft werden. Spekulationen darüber, ob das Virus als Alibi für einen ohnehin erwarteten Crash der internationalen Finanzsystems herhalten soll. Schwierig, alle dazu veröffentlichten Meinungen zu sichten, zu analysieren und zu bewerten. Dazu sind auch die Ansichten zu unterschiedlich, in vielen Teilen vermischen sich reale Szenarien mit Hypothesen, die extrem spekulativ und mit Vorsicht zu genießen sind. In den USA gibt es inzwischen Stimmen, die mit einem Rückgang des Bruttoinlandsproduktes (BPI) von 50 Prozent über das laufende Jahr ausgehen und mit einer Arbeitslosenquote von 30 Prozent rechnen. Würde dieser Fall eintreten, dann wäre die Weltwirtschaftskrise von 1929 dagegen ein Kindergeburtstag gewesen. Überhaupt stellt sich mehr und mehr die Frage, wie die jetzt in die Wirtschaft infundierten Gelder jemals wieder zurückgezahlt werden sollen. Bereits vor der Krise lagen die Schulden einzelner Staaten jenseits von Gut und Böse. Diese Schulden werden weiter und weiter aufgeblasen, so dass es nur noch eine Frage der Zeit sein kann, bis es knallt. Aber zurück zum medizinischen Teil und dem, was sich heute in Sachen Corona noch ereignete.

Ich empfehle dazu das heute-journal, um eine Lehrstunde für Propaganda zu bekommen. Kleber führt ein Interview mit Spahn, in dem dieser die fast genau gleichen Sätze fallen lässt, wie auf der letzten Pressekonferenz im RKI (s. obiges Transkript). Kleber versucht investigativ zu wirken und lässt Spahn plappern, ohne ihn auf die eigentlichen Fragen zurückzuführen. Anschließend ein Bericht aus China, der in seiner ablehnenden Haltung gegenüber dem Land keinen Hehl macht. Ich erspare mir diesmal ein Transkript, dafür hier der Link zur Sendung: https://youtu.be/rXlu1n3g8mg.

Nach gestrigen Diskussionen mit dem Bürgermeister von New York über eine Quarantäne in der Stadt, haben sich beide darauf geeinigt, nur eine Verkehrssperrung für Ein- und Ausfahrt zu installieren.

Interessant erscheint der Fall einer Katze mit einer Corona-Infektion in Belgien. Zuvor hatte man bereits zwei Hunde in Hongkong mit einer Corona-Infektion gemeldet. Die Tiere hatten sich aller Wahrscheinlichkeit nach bei ihren Haltern angesteckt.

Durch die geschlossenen Grenzen Deutschlands entsteht akuter Ärztemangel in Sachsen, da viele Ärzte aus Polen und Tschechien kommen und derzeit die Grenzen nicht passieren können. Die Charité in Berlin vermeldet, dass derzeit weniger Herzinfarkt- und Schlaganfallpatienten eingeliefert werden. Dies wird ebenfalls in anderen deutschen Krankenhäusern beobachtet. Man nimmt an, dass dies darauf zurückzuführen ist, dass Patienten sich die Frage stellen, derzeit ins Krankenhaus zu gehen. Allerdings sind es in den wenigsten Fällen die Patienten mit diesen akuten Erkrankungen selbst, die sich ins Krankenhaus einweisen.

Wie immer die Zahlen des Tages:

Italien: 97.689 / 5217 / 756 (Gesamtzahl infiziert/Neuerkrankungen/neue Todesfälle)
Spanien: 80.110 / 6875 / 821
Frankreich: 40.174 / 2599 / 292
UK: 19.522 / 2433 / 209
USA: 140.960 / 17.382 / 237
Deutschland: 62.095 / 4400/ 92

Italien verzeichnet nach Behördenangaben einen Rückgang der Infektionszahlen, China meldete für den Tag 45 Neuinfektionen.

(https://www.worldometers.info/coronavirus/)

30.03.20, der Druck steigt, ohne dass man genau sagen kann, weshalb. Es gibt zu essen und zu trinken, man kann auf die Straße zu einem Spaziergang. Und trotzdem liegt eine gewisse Spannung übe dem Land. In den Medien wird diskutiert, wie lange die Bewegungseinschränkungen noch dauern, ob man sie nicht langsam lockern könnte, was es für die Familien bedeutet etc. Zur Erinnerung: Die Einschränkungen der Bewegungsfreiheit sind seit einer Woche in Kraft, die Schulen seit zwei Wochen geschlossen.

Es werden weiterhin Patienten aus Italien und Frankreich eingeflogen, um sie hier in deutschen Krankenhäusern zu behandeln. In den alternativen Medien tobt der Sturm weiter. Anhand der Kommentare unter den einzelnen Beiträgen spricht einerseits Angst, andererseits Resignation. Die Lage insgesamt einzuschätzen fällt immer noch schwer, um nicht zu sagen, wird immer schwerer.

In den Arztpraxen und Krankenhäusern liegen ebenfalls die Nerven blank, denn es scheint sich mehr und mehr ein Mangel an Schutzbekleidung herauszukristallisieren. Zwar wird viel davon gesprochen, dass die Bundesregierung bestellt, angekommen scheint bisher nichts bis nur wenig von dieser wichtigen Ausrüstung. Während man in Österreich jetzt verfügt, dass Menschen auf der Straße Mundschutz tragen sollen, in jedem Fall aber ab übermorgen im Supermarkt, wenn denn genug vorhanden sind, beginnt auch in Deutschland die Diskussion darüber. Was habe ich vor mindestens zwei Wochen dazu geschrieben?! Und wie lange hieß es in den Medien, von einigen Virologen und auch von Spahn, ein Mundschutz würde nichts bringen! Ich will an dieser Stelle nicht das Prinzip eines Mundschutzes diskutieren, auch nicht eines einfachen, aber eine simple Frage sei gestattet: Was ist der Grund dafür, dass Ärzte und Zahnärzte seit Jahrzehnten einen Mundschutz tragen, wenn sie einen Eingriff am Patienten vornehmen? Und warum hat man nicht zu Beginn empfohlen, einen Mundschutz zu tragen?

Und eine weitere Frage an dieser Stelle, ich werde sie noch häufiger stellen: Warum hat man anfangs lange davon gesprochen, dass dieses Virus nicht gefährlich sei, allenfalls eine Erkältung, einen Schnupfen oder grippeähnliche Symptome hervorruft. Warum hat man dann die Wirtschaft und das öffentliche Leben heruntergefahren? Hätte man es nicht eher machen müssen, angesichts dessen, was die Politiker jetzt erzählen? Wer war in China und hat sich die Zustände, die Maßnahmen und Behandlungen dort angesehen? Was wusste man und was war man nicht bereit zu sagen? Und eine weitere Frage drängt sich erneut auf: Hat man das Virus bewusst aus China in die Welt gelangen lassen? Vielleicht vor dem Hintergrund, einen Schuldigen für die lange anstehende Finanzkrise zu haben? Was wussten und was wissen die Verantwortlichen? Dazu, sobald ich Zeit dazu habe, ein Transkript der letzten Rede des hessischen Finanzministers, der gestern Selbstmord an einer Bahnstrecke begangen hat. Das, was Schäfer in seiner Rede am 24.03.20 sagte, lässt nichts Gutes erwarten.

Nichts Gutes lässt auch New York nicht erwarten, bis heute wurden dort 1000 Tote vermeldet. In Europa stoppt Toyota seine Produktion und ab heute lässt Easyjet die komplette

Flotte am Boden. Ein Blick auf die Webseite von eurowings zeigte Flüge zwischen Hamburg und London im April nur Montags, während Rückflüge nur im Mai zu buchen waren. Der Preis für einen Hinflug in der Economy lag bei über 500 Euro. Etwa 25 Prozent aller deutschen Industriebetriebe erwarten in den kommenden drei Monaten Kurzarbeit. Gleichzeitig gab der Ölpreis, der in den letzten Wochen bereits um 60 Prozent gefallen war, weiter nach und lag bei 23,50 Dollar je Barrel. An den Tankstellen ist von diesem seit 2002 niedrigsten Ölpreis nichts zu sehen. Die sog. Wirtschaftsweisen rechnen in Deutschland mit einer Rezession und einem Rückgang des BIP um 2,8 Prozent. Im schlimmsten Falle könnte es auch um 5,4 Prozent sinken. Je nachdem, aus welcher Richtung man in die Glaskugel schaut. Angesichts der Meldungen, die jeden Tag eingehen, aber nicht unbedingt auf der Frontpage der Zeitungen stehen oder in den 20:00 Uhr Nachrichten verbreitet werden, wird das wohl nicht reichen. Vielmehr wird es in den nächsten vier Wochen zu einem Flächenbrand kommen, die Unternehmen, kleine und große werden purzeln wie die Dominosteine. Stattdessen werden ellenlange Berichte über die Verschiebung der Olympischen Spiele in Tokio gebracht und darüber, wie sich die Verantwortlichen beraten, einen neuen Termin für 2021 zu finden. Das scheint derzeit Priorität zu haben, lenkt es doch prächtig von dem, was da noch kommt, ab. Inzwischen mehren sich die Meldungen, dass mehr und mehr Bundesländer die Ausgangsbeschränkungen verlängern wollen, meist bis zum 20. April 2020.

Bei Merkel fiel auch der dritte Corona-Test negativ aus. Trotzdem will sie von zu Hause weiterarbeiten. Warum?

Wie immer die Zahlen des Tages:

Italien: 101.739 / 4050 / 812 (Gesamtz. infiziert/Neuerkrankungen/neue Todesfälle)
Spanien: 87.956 / 7846 / 913
Frankreich: 44.550 / 4376 / 418
UK: 22.141 / 2619 / 180
USA: 163.479 / 19.988 / 565
Deutschland: 66.885 / 4450/ 104
China meldete für den Tag 31 Neuinfektionen.

(https://www.worldometers.info/coronavirus/)

31.03.20, es gibt wenige Neuigkeiten, dafür mehr und mehr Fragen. Alles, was mehr oder weniger die Wirtschaft anbelangt, wird soweit wie möglich aus den Nachrichten der Qualitätsmedien herausgehalten. Am Rande wird über Arbeitslosenstatistik gesprochen, es kommen immer weniger Meldungen darüber, dass die Bundesregierung Geld zur Verfügung gestellt hat, stattdessen wird jetzt das Thema Mundschutz in epischer Breite diskutiert. Egal, ob Bild-Zeitung, Tagesschau oder heute journal, Mundschutz ist King. Sollte man einen tragen, warum ja, warum nein, wer empfiehlt was, man könnte fast den Eindruck haben, man will konsequent von anderen Dingen ablenken.

In Großbritannien müssen Haus- und Wohnungskäufer jetzt 25 Prozent Eigenkapital mitbringen, einige Banken verlangen inzwischen sogar 40 Prozent. Das Ganze wird damit begründet, dass man im Augenblick nicht so viele Mitarbeiter habe, um Anträge zu bearbeiten. Einige Analysten vermuten dahinter andere Gründe, nämlich, dass Banken bereits jetzt darüber nachdenken, ob sie das Geld je wiedersehen. Ohnehin können im Augenblick im Königreich keine Hausbesichtigungen stattfinden. Dazu passt auch, dass einige große Banken in diesem

Geschäftsjahr keine Dividenden auszahlen wollen. Aber man hätte genug Geld, um eine globale Rezession oder sogar einen Finanzcrash zu überstehen. „Niemand hat die Absicht, eine Mauer zu bauen", fällt mir dazu ein. Oder: „Die Renten sind sicher". In England erschoss ein Mann seine Frau und beiden Kinder, anschließend sich selbst, aus Sorge vor finanziellen Problemen. Es wird erst der Anfang sein.

In Deutschland wird ganz langsam die Frage aufgeworfen, ob man nicht eine App einsetzen sollte, um Bewegungen von Menschen nachvollziehen zu können. Man könne so eventuelle Kontaktpersonen schneller ausfindig machen, da bei Annäherung auf weniger als zwei Meter, eine ID an einen Server gesendet und dort zwei Wochen lang gespeichert würde. Das Ganze wäre natürlich total anonym, „niemand hat die Absicht...". Außerdem wäre es selbstverständlich freiwillig, aber man könne dann die Bewegungseinschränkungen eher aufheben. Na klar, es kommt ja auch bald der Osterhase vorbei und bringt Eier. Klare Sache: Willst Du Dich wieder frei bewegen, lade freiwillig die App runter. Danke.

Söder kommt daher und fordert eine „nationale Produktion von Schutzmasken". Was für ein Blödsinn, das hätte man längst machen können. Die Schweiz, so wurde gestern bekannt, hat einfach ein paar Fertigungsstraßen eingekauft und produziert selber. Zudem liegt der Bundesregierung ein Papier vor, das vor sieben Jahren entwickelt wurde (Bericht zur Risikoanalyse im Bevölkerungsschutz 2012). Dort ist aufgeführt, was man für eine Pandemie vorhalten sollte. Getan wurde nichts. „Das Szenario beschreibt eine von Asien ausgehende, weltweite Verbreitung eines hypothetischen neuen Virus, welches den Namen Modi-SARS-Virus erhält. Mehrere Personen reisen nach Deutschland ein, bevor den Behörden die erste offizielle Warnung durch die WHO zugeht. Darunter sind zwei Infizierte, die durch eine Kombination aus einer großen Anzahl von Kontaktpersonen und hohen Infektiosität stark zur initialen Verbreitung der Infektion in Deutschland beitragen." (https://dipbt.bundestag.de/dip21/btd/17/120/1712051.pdf)

Das Papier mit seinen Ausarbeitungen ist hoch interessant und ich kann nur empfehlen, es zu lesen. Politiker haben es allenfalls überflogen und anschließend zur Seite gelegt. Könnte man denken.

Das RKI gibt auch heute wieder eine Pressekonferenz, Wieler fordert die Bevölkerung auf, das Virus ernst zu nehmen und verspricht handfeste Zahlen bis Ostern.

Passend zu den oben gemeldeten Infos aus Großbritannien, kommt eine Meldung der Landesbank Hessen-Thüringen: „Angesichts der Schärfe der zu erwartenden Rezession gehen wir davon aus, dass der Aufschwung am deutschen Immobilienmarkt beendet ist".
Dazu benötigt man weder Kaffeesatz, noch eine Glaskugel. Für die meisten, die in den letzten Jahren aufgrund der geringen Zinsen noch ein Haus gebaut oder gekauft haben, wird der Traum bald enden. Aber das ist den meisten vermutlich noch nicht klar. Solange es sich vermeiden lässt, wird es niemand offen aussprechen. Wenn man denken kann, dann sollte man Verknüpfungen bei der folgenden Zahl herstellen: 470.000 Unternehmen in Deutschland kündigen Kurzarbeit an. Wie viele Arbeiter und Angestellte, so heißt es, weiß man noch nicht. Nun sagen wir einmal, es sind etwa zehn pro Unternehmen, dann sprechen wir über etwa 4,5 Millionen. Von welchem Wert war die Bundesregierung noch vor Tagen ausgegangen?

Ach ja, 2,2 Millionen. Fast zeitgleich kommt eine Durchhalteparole vom Arbeitsminister: „Das Kurzarbeitergeld wirkt“. Und es seien ja hauptsächlich der Handel und das Gastgewerbe betroffen. Wenn man ein wenig tiefer forscht, dann bekommt man eine Idee von dem, was sich gerade in der Autozulieferindustrie abspielt. Warten wir mal noch ein paar Wochen ab.

Angesichts dessen, dass vermehrt Fragen auftauchen, ob die eingeleiteten Maßnahmen überhaupt in Relation zur Gefährlichkeit der Erkrankung stehen, pirscht sich v d Leyen mit der Aussage nach vorn: „ Die sozialen Medien müssen ihre Daten mit Faktencheckern und Wissenschaftlern teilen. Das würde helfen, gefährliche Gerüchte frühzeitig aufzuklären”, und weiter: „Vertrauen Sie dem gesunden Menschenverstand und journalistischer Sorgfalt in den Qualitätsmedien“.
Man ist sich nicht ganz im klaren darüber, was sie mit Qualitätsmedien meint. Kürzlich berichtete ja die Bild-Zeitung, der Rammstein-Frontmann befinde sich mit Corona-Infektion auf der Intensivstation. Einen Tag später dementierte Bild.

Das Royal College of Physicians in Großbritannien meldet, dass jeder vierte Arzt auf der Insel an Corona erkrankt sei. Ich vermute eher, dass es immer weniger Ärzte gibt, die unter den Zuständen im NHS an vorderster Front arbeiten wollen und sich deshalb krank melden. Zudem werden jetzt Ärzte aus den Fußballclubs aufgerufen, sich an der Behandlung von NHS-Patienten zu beteiligen. Nun, wer glaubt, dass diese Ärzte dabei mitmachen, der kennt das englische System nicht.

Wie immer die Zahlen des Tages:

Italien: 105.792 / 4053 / 837 (Gesamtz. infiziert/Neuerkrankungen/neue Todesfälle)

Spanien:	95.923 / 7967 / 748
Frankreich:	52.128 / 7578 / 499
UK:	25.150 / 3009 / 381
USA:	185.270 / 21.482 / 638
Deutschland:	71.690 / 4805/ 129

China meldete für den Tag 79 Neuinfektionen.

(https://www.worldometers.info/coronavirus/)

01.04.20, keine Aprilscherze bitte, wurde bereits gestern gefordert. Es soll in einigen Ländern sogar Gefängnisstrafen geben, sollte jemand die Corona-Pandemie in einem Aprilscherz verarbeiten. Passend dazu wurden heute neue Gesetze beschlossen. Eines wurde „zum Schutz von Internetnutzern" erlassen. Schönes Reframing, denn es geht um den Fall, dass sich jemand in sozialen Netzwerken beleidigt fühlt. Das Gericht kann jetzt die Herausgabe der IP-Adresse des Beschuldigten fordern. Man nutzt die Zeit der Corona-Pandemie äußerst produktiv. Auch heute wieder Meldungen und Berichte sowie Interviews zur Nützlichkeit einer App, die jeder auf seinem Smartphone installieren könnte. Freiwillig natürlich. Merkel erscheint auf einer Pressekonferenz, allerdings nur am Telefon. Keine Live-Bilder über Video von der Kanzlerin, ihre Stimme hört sich auch wenig frisch an. Sie sitzt angeblich noch immer in häuslicher Quarantäne, obwohl ihr dritter Corona-Test negativ war. Ihre Empfehlung: „Halten sie die Regeln ein!"

Aus Paris kommt die Meldung, dass sich die Situation zuspitzt, da man sich langsam den Krankenhauskapazitäten nähert, teilt der Direktor der regionalen Gesundheitsbehörde mit.

In Deutschland teilt Adidas mit, dass sich der Konzern entschlossen hätte, jetzt doch seine Mieten zu zahlen. Zudem will man sich in ganzseitigen Anzeigen in Zeitungen entschuldigen. Na, geht doch.

Wie immer die Zahlen des Tages:

Italien: 110.574 /4782 / 727 (Gesamtz. infiziert/Neuerkrankungen/neue Todesfälle)
Spanien: 104.118/ 8195 / 923
Frankreich: 56.989 / 4861 /509
UK: 29.474 / 4324 / 563
USA: 214.482 / 25.952 / 1041
Deutschland: 77.981/ 6173 /167
China meldete für den Tag 36 Neuinfektionen.

(https://www.worldometers.info/coronavirus/)

Am **02.04.20** landet das erste russische Flugzeug in New York mit medizinischen Gütern, zur Unterstützung bei der sich verschärfenden medizinischen Krise in der Stadt.

In Spanien gibt es seit Mitte März 300.000 Arbeitslose mehr, die Passagierzahlen auf deutschen Flughäfen betrugen in der Zeit vom 23.03. bis 29.03 nur noch fünf Prozent des Vorjahresvergleichszeitraumes. Im Februar seien die Passagierzahlen insgesamt um etwa 14 Prozent, in Asien sogar um 41 Prozent gegenüber dem Vorjahr zurückgegangen, teilt die IATA mit. British Airways plant, bis zu 36.000 Mitarbeiter zu suspendieren.

Steinmeier meldet sich erneut in einer Videobotschaft und ruft dazu auf, doch kein Geld für ausgefallene Veranstaltungen zurückzufordern, im Lieblingsrestaurant außer Haus zu bestellen und Gutscheine in Geschäften zu kaufen. Insbesondere vor dem Hintergrund, dass man nicht weiß, ob das entsprechende Geschäft in ein paar Wochen noch am Markt ist. Die Bundesregierung will Veranstalter entlasten und gestattet als Rückerstattung Gutscheine statt Bargeld. Bingo! Der Bürger zahlt auch hier. Und das ist erst der klitzekleine Anfang von dem, was in Zukunft noch alles bezahlt werden muss. Auch in der Bundesregierung scheint wohl jemand den Strom angeschaltet zu haben, denn Altmaier rechnet jetzt mit einer größeren Rezession, als zur Finanzkrise 2007/2008. Nun, man muss kein helles Licht sein, um diese Entwicklung schon vor vier, fünf Wochen erkannt zu haben. In China wurde schließlich nicht mehr produziert, es konnten folglich keine Waren exportiert werden. Jetzt, wo China wieder langsam anfängt zu produzieren, sind in Deutschland die Lichter aus und demnächst wird Deutschland kaum in die USA exportieren können, da es dort wohl noch heftiger als in China und Europa zusammen zugehen wird. In den USA hatten sich in der letzten Woche 6,5 Millionen Menschen arbeitslos gemeldet.

Es hat lange gedauert, ich bin nach wie vor der Meinung, dass man dies schon lange hätte empfehlen sollen, jetzt aber kommt die Empfehlung zum Tragen von Gesichtsmasken vom RKI. Auch wenn niemand weiß, wo man Masken bekommen kann, es sei denn, man näht sie selber. Natürlich muss man die Menschen ebenfalls darüber aufklären, wie man die Masken anlegt, trägt, was dabei zu beachten ist und wie man sie entsorgt. Denn sonst wird die Aktion ein Bumerang.

Nach Angaben der European University Hospital Alliance reichen Medikamente zur Muskelentspannung, Schmerz- und Beruhigungsmittel in einigen Krankenhäusern nur noch für zwei Tage. In Deutschland sollen sich bisher etwa 2300 Ärzte und medizinisches Pflegepersonal infiziert haben.

Ein Blick nach Großbritannien am heutigen Tage. Man könnte die Situation schnell zusammenfassen und schreiben, die Zahlen der Infizierten und Todesfälle steigen. Aber das würde es nicht treffen, denn die Briten sind eben anders veranlagt als Kontinentaleuropäer. In der heutigen Pressekonferenz mit dem Gesundheitsminister Hancock war man fast dabei, sich die Haare zu raufen. Er kündigte an, dass sein Ziel 100.000 Tests am Tag seien, im Augenblick sind es täglich 10.000 Tests. Dieses Ziel werde man wahrscheinlich Ende April erreichen. Bisher wurden 5000 NHS-Mitarbeiter getestet. Zudem kündigte er an, dass die 13,4 Milliarden Pfund Schulden des NHS gestrichen werden sollen. Man fragt sich ja schon, wie ein Gesundheitssystem, was ohnehin vom Steuerzahler finanziert wird, quasi ein Unternehmen des Staates ist, überhaupt Schulden machen kann. Trotz der weiter steigenden Zahlen und Todesopfer, ist Hancock davon überzeugt, die richtigen Schritte zur richtigen Zeit unternommen zu haben. Schließlich hätte man auf die Wissenschaftler gehört. Aus eigener Erfahrung kenne ich die Ausbildung der Mediziner auf der Insel.

Der Knaller jedoch war, zu behaupten, die Infektionsausbreitung sei nicht exponentiell, sondern würde linear ansteigen. Gut, bei der Anzahl der Tests kann man das behaupten. Wenn man völlig aufhören würde zu testen, dann wäre Großbritannien ähnlich wie Nordkorea in der Lage zu fragen: „Corona-Pandemie? Welche Pandemie? Wir haben hier kein Virus!"

Und man muss sich nichts vormachen, eigentlich sind diese Gesundheitsminister doch alle wie Frühstücksdirektoren. Genauso wie Spahn in Deutschland, sagt auch Hancock immer wieder: „Wir sind vorbereitet." Und genauso wie Spahn beantwortet er Fragen nach ausbleibender Schutzausrüstung mit den Worten: „Wir bemühen uns ständig und arbeiten Tag und

Nacht.“ Gleichzeitig schüttelt es einen, wenn er dann behauptet, dass die NHS-Kapazitäten weit über dem Bedarf liegen würden. Allein schon zu normalen Zeiten ist dies nicht der Fall.

Zum Abschluss noch eine Meldung der BBC, wonach den Rettungssanitätern in New York mitgeteilt wurde, keine Patienten mit Herzerkrankungen mehr in die Krankenhäuser zu bringen, wenn diese nicht vor Ort wiederbelebt werden können. Sollte der Vorfall an einem öffentlichen Ort passiert sein (z.B. Herzinfarkt) und die Menschen könnten den Körper sehen, dann sollte die Polizei den Toten erst einmal mitnehmen. Die New Yorker Polizei diskutiert auch darüber, so genannte DOA-Teams (Dead on Arrival, Tod bei Ankunft) zu bilden, die Leichname von Corona-Opfern zu mobilen Leichenhäusern in der Stadt bringt.

Und wie bereits vor zwei Tagen angekündigt, hier das Wichtigste als Transkript aus der letzten Rede des hessischen Finanzministers am 24.03.20, der sich vor wenigen Tagen das Leben genommen hatte (https://youtu.be/YB-Zj7pVV9c).

„...jetzt könnte man sagen, die 3,5 Milliarden damals, jetzt nur zwei (er redet über den jetzigen Nachtragshaushalt im Vergleich zur Finanzkrise 2007/2008), alles irgendwie beherrschbar. Aber die Situation ist restlos unvergleichbar. Denn die Dimension an ökonomischen und finanziellen Herausforderungen,... damals hatten wir bereits Signale, die dazu führten, dass wir annehmen konnten , dass es eine gewisse Wahrscheinlichkeit geben konnte, dass wir aus dieser Spirale der ökonomischen Depression doch wieder ein Stück schneller wieder herauskommen würden, als das ursprünglich mal erwartet worden war. Jetzt stehen wir am Anfang einer Entwicklung unbekannter Dimension, ja ich sage das ist mindestens mal eine Jahrhundertaufgabe vor der wir stehen und wo wir keineswegs wissen, mit welcher Dynamik es weitergeht. .. Wahrscheinlich wird der gemeinsame Rotwein (vor zwei Wochen) die Erinnerung an den letzten einigermaßen fröhlichen Abend für eine ganz lange Zeit an der Stelle sein... Stellen wir uns vor, dass die Dynamik der letzten zwei Wochen so weitergeht... so dass nicht auszuschließen ist, dass die Folgewirkung (des epidemiologischen Geschehens) genauso exponentielle Wirkung hat...ich würde nur gerne davor warnen, mit Operationen, mit Forderungen wie Garantien für erstens, zweitens, drittens... zum jetzigen Zeitpunkt zu arbeiten. Wir alle laufen in eine Entwicklung hinein, ... die wir nicht absehen können...Spricht sehr, sehr viel dafür, dass das Abtragen der Ergebnisse dieser Jahrhundertaufgabe sich nicht auf die Generation von Menschen beschränken wird, die jetzt verdammt ist, diese Krise durchleben zu müssen. Es wird noch viele, viele Generationen brauchen....(während er bisher über die Ausgaben sprach, kommt er jetzt zu den Einnahmen)... dass unser wirtschaftliches Potential um 10 bis 20 Prozent unter den Planungen liegt, dann ist das ein Betrag von etwa fünf Milliarden Euro zusätzlich an weniger Steuereinnahmen. Und das ist noch die konservative Annahme.... Wir werden ein Delta haben, das wird aus heutiger Sicht irrsinnig sein..."

Wie immer die Zahlen des Tages:

Italien: 115.242 /4668 / 760 (Gesamtz. infiziert/Neuerkrankungen/neue Todesfälle)
Spanien: 112.065/ 7947 / 961
Frankreich: 59.105 / 2116 /1355
UK: 33.718 / 4244 /569
USA: 249.421 / 25.418 / 706
Deutschland: 84.788/ 6807/176

China meldete für den Tag 35 Neuinfektionen.
Die weltweite Zahl der Infizierten liegt seit heute bei über einer Million, die Zahl der Toten bei 52.853, während 211.879 Patienten als erholt gelten.

(https://www.worldometers.info/coronavirus/)

Der **03.04.20** bringt die Schließung der Corona-Brauerei in Mexiko mit sich. Nicht etwa wegen der Namensgleichheit mit dem Virus, sondern weil in Mexiko alle nicht lebenswichtigen Unternehmen schließen müssen.

Der Präsident der deutschen Krankenhaus Gesellschaft teilt mit, dass es noch 10.000 freie Beatmungsplätze in den deutschen Krankenhäusern gibt und derzeit 2500 Patienten mit einer covid-19-Erkrankung beatmet werden müssen.

Weder den Beschaffungsämtern der Bundeswehr, noch dem Innenministerium ist es bisher gelungen, Schutzausrüstung einzukaufen. Jetzt sollen es die deutschen Konzerne VW, BASF, Otto und Lufthansa richten. Bereits gestern berichtete ich über einen Medikamentenmangel, heute sagte der französische Premierminister, dass es sehr eng wird, da die Nachfrage nach Wegwerfinstrumenten und Ausrüstungen explodiert sei. Die Nachfrage sei um 2000 Prozent gestiegen, es gebe z.B. kaum Mundstücke für Beatmungsgeräte

Wieler vom RKI sagte heute auf einer Pressekonferenz, dass die Sterblichkeit derzeit bei 1,2 Prozent liegt. Von den bisher 1017 gemeldeten Todesfällen seien 55 unter 60 Jahren gewesen.

Merkel meldet sich aus der Quarantäne zurück und die Umfragewerte für die CDU legen seit Tagen zu. Die Mehrzahl der Befragten seien mit der Arbeit der Regierung in der Krise zufrieden.

Aus den USA kommt eine Meldung von Delta Airlines, wonach die Passagierzahlen (logischerweise) schwer eingebrochen sind, für das 2.Quartal wird mit 90 Prozent weniger Passagieren gerechnet. Derzeit verliert die Airline 60 Millionen Dollar pro Tag.

Wie immer die Zahlen des Tages:

Italien: 119.827 /4585 / 766 (Gesamtz. infiziert/Neuerkrankungen/neue Todesfälle)
Spanien: 119.199/ 7134 / 850
Frankreich: 64.338 / 5233 /1120
UK: 38.168 / 4450 /684
USA: 276.965 / 32.088 / 1320
Deutschland: 91.159/ 6365 /168
China meldete für den Tag 31 Neuinfektionen.

(https://www.worldometers.info/coronavirus/)

"Die Coronakrise ist auch eine Desinformationskrise" schreibt spiegel-online am **05.04.20** (https://www.spiegel.de/kultur/peter-pomerantsev-ueber-fake-news-die-corona-krise-ist-auch-eine-desinformationskrise-a-a6333a7c-f997-43dd-87ae-5b62de590f1f) und weiter: „Um Propaganda und Falschinformation zu bekämpfen, müssen die Demokratien des Westens die gesamte Kommunikation im Internet regulieren". Zumindest wenn es nach einem in der Ukraine geborenen und jetzt in Großbritannien lebenden Autor geht.

Was man von dem gesamten Interview halten kann, darüber geben die letzte Frage des Spiegels und die Antwort Pomerantsev Auskunft:
Spiegel: Es gibt viele Diskussionen über den WikiLeads-Gründer Julian Assaange – was ist Ihre Meinung zu diesem Fall?
Pomerantsev: „Selbst die hinterhältigsten, frauenfeindlichsten, antisemitischsten Schurken haben Rechte."

Inzwischen wird scheinbar auch einigen Politikern klar, was die Corona-Krise kosten wird. Aber natürlich können die Reichen in Deutschland nicht zu hart herangenommen werden. Denn die sind meist Eigentümer von mittelständischen Unternehmen und die Sorgen ja auch für Arbeitsplätze. Zudem steckt das meiste Geld in den Unternehmen und kann nicht schnell flüssig gemacht werden. Dazu kommt, wenn diese Unternehmen belastet würden, wäre weniger Geld für wichtige Investitionen vorhanden.
Klingelt´s?
Vom Deutschen Institut für Wirtschaftsforschung kommen bereits erste Vorschläge: einmalige Vermögensabgabe und Corona-Soli. Jetzt sollten die Glocken schon etwas lauter klingeln. Im Augenblick geht es noch um die obersten fünf Prozent, d.h. wenn ein Haushalt mehr als 780.000 Euro besitzt. Gehören Sie nicht dazu? Nun, Eigentumswohnung, Einfamilienhaus, Aktien, Sparkonto. Mal zusammenzählen. Und wahrscheinlich wird man den Menschen eh mitteilen, dass ja alle etwas davon haben, wenn Arbeitsplätze erhalten werden. Also müsse man schon aus „Gerechtigkeit" und „Solidarität" alle einbeziehen, denn sonst wäre „die Demokratie gefährdet". Wer schon einmal in die Zukunft schauen möchte, der sollte kurz in die Vergangenheit schauen, als der Lastenausgleich nach dem zweiten Weltkrieg eingeführt wurde. Damals betrug

der Abgabensatz, man könnte es auch Enteignung nennen, 50 Prozent.

Altmaier kritisiert mittlerweile die Banken. Diese würden Probleme machen, Hilfen an Kunden auszuzahlen, da sie selber mit 10 bis 20 Prozent in Haftung gehen müssten. Das Argument: man wisse ja nicht, wie die Unternehmen die Krise überstehen würden. Daher laufen die Banken selbst Gefahr, auf Krediten sitzenzubleiben. Moment mal, wer hat die Banken 2007/2008 gerettet? Der Staat? Schon klar, weil der Staat ja auch Geld hat. Wo kommt das her? Ach so, vom Steuerzahler.

Der Lufthansa-Finanzvorstand gibt mit Wirkung von Morgen seinen Job auf. Gesundheitliche Gründe, wie es heißt. Nun, man kann es nicht überprüfen. Im März war er noch davon überzeugt, dass „die Lufthansa auch nach Corona noch fliegen und als Gewinner aus der Krise hervorgehen wird". Ich verweise auf meinen Beitrag zum ehemaligen hessischen Finanzminister, der Selbstmord beging. Für alle, die seine letzte Rede noch nicht gehört haben, sollten sich das kurze Video im Artikel ansehen. Es gibt immer Menschen, die mehr wissen, als andere und manchmal einfach nicht mit dem Druck klarzukommen scheinen.

Diese Meldungen sind derzeit nur die Spitze des Eisbergs und natürlich muss man anfangen, das Internet, wie oben beschrieben, endlich unter Kontrolle zu bringen. Denn nicht auszudenken, wenn Leute anfangen nachzudenken, sich auszutauschen und schließlich handeln.

Die IWF-Chefin spricht inzwischen davon, dass die Krise „viel schlimmer sei, als die globale Finanzkrise von 2008 bis 2009".

Wie Pflegekräfte derzeit verarscht werden, zeigt eine Diskussion darüber, ob und wie hoch ein Zuschuss für diese sein sollte. Abends klatschen und ums Geld feilschen. So sagt der Vizepräsident des Arbeitgeberverbands Pflege, man sei offen für einen einmaligen Bonus von bis zu 1500 Euro."
Wenn ich Pflegekraft im Krankenhaus wäre, würde ich mal recherchieren, was der Gute verdient. Danach würde ich wahrscheinlich den Feudel in die Ecke werfen, meinen Kittel ausziehen und sagen: „Mach mal selber!"

Schäuble macht sich Sorgen um die Handlungsfähigkeit des Parlaments und redet von einem „kleinen Notparlament", um die parlamentarische Demokratie nicht außer Kraft zu setzen". Keine Ahnung, aber irgendwie schwant einem bei diesen Worten nichts Gutes. Dazu passt auch der von Entwicklungsminister Müller geforderte „Weltkrisenstab". Einen ähnlichen Gedanken hatte vor ein paar Tagen bereits Gordon Brown, ehemaliger britischer Premierminister gemacht. Der allerdings sprach schon von einer „Weltregierung", die die Krise lösen könnte. Ebenfalls dazu passend ist die Meldung, dass heute ein Mann in Baden-Württemberg wegen Aufrufs zu einer Demonstration gegen die Einschränkungen in der Corona-Krise festgenommen wurde. Zusammenkünfte von Gruppen mit mehr als 15 Personen sind in Baden-Württemberg derzeit verboten und stellen eine Straftat dar.

Die großen Meldungen des Tages jedoch beschäftigen sich mit Themen wie „Wo sind die Masken abgeblieben" oder „Wieder ein paar Deutsche aus dem Ausland heimgeholt". Dinge, die eigentlich kaum interessieren, angesichts dessen, was derzeit noch im Hintergrund abläuft und schon bald eine breite Masse betreffen wird.

Wie immer die Zahlen des Tages:

Italien: 124,632/ 4,805 / 681 (Gesamtz. infiziert/Neuerkrankungen/neue Todesfälle)
Spanien: 126,168/ 6,969 / 749
Frankreich: 89,953/ 7,788 /1053
UK: 41,903/ 3,735 / 708
USA: 311,357/ 34,196/ 1331
Deutschland: 96,092/ 4,933 /169
China meldete für den Tag 19 Neuinfektionen.

(https://www.worldometers.info/coronavirus/)

Der Sonntag, **06.04.20**, bringt Kaiserwetter. Blauer Himmel, Sonnenschein und Temperaturen bis 17°C.

Söder ruft nach gigantischem Konjunkturprogramm, Scholz und Lindner wollen Unternehmen steuerlich weiter entlasten und v d Leyen möchte einen europäischen Marshallplan auflegen.

Der weißrussische Präsident spricht angesichts der Maßnahmen in der Corona-Pandemie durch viele Länder als „Massenpsychose“. Unternehmen arbeiten, Restaurants sind offen und Sportveranstaltungen finden in Weißrussland mit Zuschauern statt. Das Land hat derzeit 562 Infizierte und acht Tote.

In Großbritannien hält die Queen eine Fernsehansprache ans Volk und Boris Johnson wird ins Krankenhaus eingeliefert. Für eine Untersuchung wie man mitteilt.

Wie immer die Zahlen des Tages:

Italien: 128,948/ 4,316/ 525 (Gesamtz. infiziert/Neuerkrankungen/neue Todesfälle)
Spanien: 131,646/ 5,478/ 694
Frankreich: 92,839 / 2,886 /518
UK: 47,806 / 5,903 / 621
USA: 334,232 / 22,875 / 1106
Deutschland: 100,123 / 4,031 /140
China meldete für den Tag 30 Neuinfektionen.

(https://www.worldometers.info/coronavirus/)

Das Wetter am **07.04.20** ist noch besser als gestern. Auf der Straße ist Völkerwanderung, man spaziert, fährt Fahrrad und ist mit den Kindern unterwegs. Merkel zeigt sich vor den Kameras und vermeldet, dass es für einen Termin zur Aufhebung der aktuellen Beschränkungen noch zu zeitig sei. Ursprünglich war verkündet worden, die Maßnahmen schrittweise wieder aufzuheben, sobald die Zeit, die es zur Verdoppelung der Infektionsfälle braucht, 10 Tage beträgt. Dies wäre heute der Fall gewesen, jetzt will man warten, bis die Verdoppelungszeit der Infektionen 12 bis 14 Tage erreicht hat.
Wahrscheinlich kam der Auftritt von Merkel auch vor dem Hintergrund, dass Österreich angekündigt hatte, Mitte April die eingeleiteten Maßnahmen zu lockern.
Nach „Wir schaffen das“ und „Scheitert der Euro, scheitert Europa“, bringt Merkel erneut einen denkwürdigen Satz: „Deutschland wird es auf Dauer nur gut gehen, wenn es Europa gut geht". Man ahnt schon fast, worauf die Bürger eingestellt werden sollen.

In den Nachrichten kamen Nebensätze wie, „die Dunkelziffer der mit dem Virus Infizierten könnte fünf bis zehnmal so hoch sein, wie die bestätigten Fälle“. Sollte dies der Fall sein, und davon kann man getrost ausgehen, wenn man sich die Anzahl der Gesamttests in Deutschland ansieht, dann heißt dies im Umkehrschluss, dass die Mortalitätsrate extrem niedrig ist. Zugleich muss man sich die Frage stellen, ob dies dann die vorgenommenen Einschränkungen des öffentlichen Lebens rechtfertigt.

Ab dem 10. April soll jeder, der aus dem Ausland nach Deutschland kommt, für 14 Tage in häusliche Quarantäne. Wie bereits weiter oben angemerkt, hätte man dies bereits zu Beginn des Jahres machen sollen. So wäre voraussichtlich viel von dem, was im Augenblick geschieht, vermeidbar gewesen.

In Schottland tritt die Gesundheitsministerin zurück, da man sie dabei erwischt hatte, an zwei aufeinanderfolgenden Wochenenden in ein Landhaus der Familie gefahren zu sein. Zuvor hatte sie die Schotten angewiesen, zu Hause zu bleiben. Nachdem Boris Johnson gestern für eine Untersuchung ins Krankenhaus eingeliefert wurde, wird nun berichtet, er befinde sich auf der Intensivstation und wird beatmet.

Im Augenblick meldet sich so ziemlich jeder deutsche Politiker im Fernsehen oder der Presse zu Wort und eine Forderung nach Investitionsprogrammen jagt die nächste. Ganz vorn Habeck von den Grünen. Was mehr und mehr zu Tage tritt, ist eine Forderung, Investitionen zur Überwindung der wirtschaftlichen Probleme an klimaneutralen Projekten festzumachen. Sieht man in Ansätzen bereits jetzt, wie die noch im letzten Jahr medial massiv unterstützte Klimabewegung gegenwärtig mit einer Erneuerung der Wirtschaft verknüpft wird, nachdem man alte Produktionsweisen bewusst in den Abgrund geschickt hat?

Mehr und mehr wird die Bedeutung einer „Überwachungs-App“ in den Medien hervorgehoben. Es wird scheinbar kritisch gefragt, letztlich aber immer der Vorteil bei gleichzeitiger Freiwilligkeit einer solchen App betont. Wahrscheinlich wird die Freiwilligkeit derart aussehen, dass man im Falle eines downloads mehr Bewegungsfreiheiten erhält.

Boeing stellt die Produktion ein, auch Airbus schließt an verschiedenen Standorten in Europa. Die Verkäufe von BMW gehen im ersten Quartal um 20 Prozent zurück, weder in Europa, noch in den USA wird derzeit produziert. Interessant in diesem Zusammenhang ist auch, dass der Onlinehandel im März ebenfalls um 20 Prozent eingebrochen ist. Scholz verändert jetzt sein Hilfsprogramm für kleinere Unternehmen. Danach müssen Banken bei Beantragung eines Kredits nicht mehr prüfen, ob diese Unternehmen eine wirtschaftliche Perspektive hätten.

Man versucht mit allen Mitteln dafür zu sorgen, dass die Spiele der Fußballbundesliga so schnell wie möglich wieder stattfinden. Auf allen Kanälen wird daran gearbeitet, dies als notwendige Maßnahme darzustellen und die Saison notfalls auch ohne Zuschauer zu Ende zu spielen. Argument: bei Abbruch der Saison könnte einigen Bundesliga-Klubs die Insolvenz drohen.

Nach tagelangen Diskussionen um eine Extra-Zulage für Pflegekräfte hat man sich jetzt auf einen Bonus von 1500 Euro für Vollzeitbeschäftigte Pflegekräfte verständigt, der im Juli gezahlt werden soll.

Wie immer die Zahlen des Tages:

Italien: 132,547 / 3,599 / 636 (Gesamtz. infiziert/Neuerkrankungen/neue Todesfälle)
Spanien: 136,675 / 5,029 /700
Frankreich: 98,010 / 5,171 /833
UK: 51,608 / 3,802 / 439
USA: 367,004 / 30,331/ 1255
Deutschland: 103,374 / 3,251 /226
Bisher sind in Italien 16.523, in Spanien 13.341, in den USA 10.871, in Deutschland 1810 Menschen an der Infektion gestorben.
China meldete für den Tag 39 Neuinfektionen.

(https://www.worldometers.info/coronavirus/)

Am **08.04.20** strahlt noch immer die Sonne in Hamburg und ein Gang an die Alster lässt das Gefühl von Wochenende aufkommen, derart viele Spaziergänger, Jogger und Radfahrer sind unterwegs. Homeoffice bietet für viele Menschen ungeahnte Möglichkeiten, schulfrei für Schüler in erster Linie Orientierungslosigkeit. Polizei stoppt Schüler mit einem Kasten Bier, auf den Stegen an der Alster ist Frühlingsputz mit dem Kärcher angesagt.

Am Nachmittag erreicht mich eine SMS mit der Nachricht, ich solle mal den Fernseher anstellen, gleich käme in München eine wichtige Maschine aus China an. Auf flightradar24 findet sich nur eine Maschine der Lufthansamit Flugplan Seoul-Frankfurt, die sich aber bereits im Anflug auf München befindet. Im Fernsehen großes Kino: Söder, Scheuer und der LH-Chef nehmen die Maschine mit acht Millionen Atemschutzmasken in Empfang. Tolles Kino für die Massen. Die drei Musketiere retten Bayern mit Atemschutzmasken. Bezaubernd. Und natürlich mit Pressekonferenz. Söder will Kanzler werden und sich als Macher inszenieren, Scheuer hat noch mit seiner Autobahnmautaffäre zu kämpfen und der LH-Chef wird im Laufe des späten Nachmittags schlechte Nachrichten überbringen. Da kann ein wenig Presse nicht schaden. Was für ein Witz. Fast so, wie unter Honecker, wenn der die LPG „Rotes Euter" besuchte und es dem Fernsehen der DDR eine Sondersendung wert war.

Die schlechte Nachricht bei der Lufthansa: der Betrieb von Germanwings wird eingestellt, genauso, wie einige Flieger der Lufthansa und ihrer Tochtergesellschaften stillgelegt werden. Auch Merkel wird zum Held, besser zur Heldin der Stunde. Die Tagesschau meldet, sie hätte mit dem chinesischen Staatspräsidenten telefoniert und erst einmal ausreichend Schutzausrüstung aus China organisiert. Einer fünften Kanzlerschaft dürfte jetzt nur noch wenig im Wege stehen. Zudem errichtet die Lufthansa eine Luftbrücke. Na also, die sind ja gar nicht so schlimm bei der Lufthansa, auch wenn ein paar tausend Leute ihren Job verlieren. Luftbrücke ist doch was Gutes, so wie damals nach dem Krieg in Berlin. Einziger Wehrmutstropfen, die bösen chinesischen Staats-Kapitalisten diktieren ihre Bedingungen: Vorauskasse und schnelle Kaufentscheidungen. Geht ja gar nicht. Wenn jemand diktiert, dann der liberale, offene, bunte Westen. Aber gut, geht jetzt nicht anders, wenn wir Schutzkleidung haben wollen. Wie schon in Schottland von der dortigen Gesundheitsministerin gestern bekannt wurde, so hat jetzt auch der neuseeländische Gesundheitsminister zugegeben, ein wenig durch die Lande und zu Stränden gefahren zu sein, obwohl es ein Ausgeh- und Kontaktverbot auf der Insel gibt. Entlassung oder Rücktritt? Nein, denn es sollte jetzt keine Störung im Gesundheitssystem geben.

Das RKI gibt heute eine App für Smartwatches und Fitness-Armbänder heraus, die Temperaturwerte übermitteln sollen. Man könne so Infektionsschwerpunkte besser verstehen. Na klar, mit Temperaturwerten, die aus welchen Gründen auch immer erhöht sein können. Vielmehr sieht das nach einer Vorstufe der App aus, die ja demnächst flächendeckend „freiwillig“ eingesetzt werden soll.

Der Ethikrat fordert für Deutschland eine Debatte über das Ende des lock down, während Söder darüber nachdenkt, die bestehenden Beschränkungen noch länger aufrechtzuerhalten.

Wie immer die Zahlen des Tages:

Italien: 135.586 / 3.039/ 604 (Gesamtz. infiziert/Neuerkrankungen/neue Todesfälle)
Spanien: 141.942/ 5.267/704
Frankreich: 109.069/ 11.059/1417
UK: 55,242/ 3.634/ 786
USA: 394.587/ 27.583/ 1877
Deutschland: 107.663/ 4.288/206
China meldete für den Tag 32 Neuinfektionen und seit Wochen das erste Mal keinen Todesfall mehr.

(https://www.worldometers.info/coronavirus/)

08.04.20 wenig Zeit für Notizen, das wird morgen nachgeholt.

Aber wie immer die Zahlen des Tages:

Italien: 139,422/ 3,836/ 542 (Gesamtz. infiziert/Neuerkrankungen/neue Todesfälle)

Spanien:	148,220/ 6,278/747
Frankreich:	112,950/ 3,881/541
UK:	60,733/ 5,491/ 938
USA:	434,062/ 31,070/ 1926
Deutschland:	113,296/ 5,633/333

China meldete für den Tag 62 Neuinfektionen.

(https://www.worldometers.info/coronavirus/)

09.04.20, Gründonnerstag und alle bereiten sich auf Ostern vor. Vielleicht kein guter Gedanke, heute einkaufen zu gehen. Gestern immerhin wurde nach 76 Tagen die Abschottung der chinesischen Stadt Wuhan aufgehoben. Aus China soll jetzt ebenfalls täglich eine Maschine mit 25 Tonnen Schutzausrüstung nach Deutschland fliegen.

Inzwischen scheint auch jemand auf den Gedanken gekommen zu sein, dass man die covid-19-Erkrankung mit einer Blutplasma-Therapie behandeln könnte. Eigentlich eine alte Methode, die schon aus Zeiten von Koch bekannt ist. Mich wundert, dass man auf solch einen Behandlungsansatz erst jetzt kommt.

Der schon vor Tagen besprochene TUI-Kredit in Höhe von 1,8 Milliarden Euro ist inzwischen genehmigt, Kleinunternehmer warten in großen Teilen noch immer auf eine Auszahlung. Überhaupt steht die Frage im Raum, ob sich in den nächsten Monaten Urlaubsreisen realisieren lassen und der Konzern sein Geschäft wirtschaftlich fortsetzen kann. Mich würde nicht wundern, wenn demnächst weiteres Geld fließt. Auch vor dem Hintergrund, dass die Welthandelsorganisation mit einen

Rückgang der Weltwirtschaft wischen 13 und 32 Prozent rechnet. Welche irren Formen allein der Tourismus vor der Corona-Krise angenommen hatte, zeigt ein Bericht auf tagesschau.de über Spitzbergen. Dort fürchtet man um die wirtschaftliche Existenz, da die Inselgruppe abgeriegelt wurde und keine Kreuzfahrtschiffe mehr ankommen. An dieser Stelle fragt man sich, wie sich eine Wirtschaft derart einseitig einstellen kann und was die Menschen dort gemacht haben, bevor all die Kreuzfahrtschiffe anlegten.

Der Chef der Lufthansa spricht von einem stündlichen Verlust von einer Million Euro im Augenblick. Derzeit werden täglich 3000 Fluggäste im Gegensatz zu den sonst üblichen 350.000 befördert.
Wer Konzert- oder Veranstaltungskarten bereits gekauft hat und diese nicht wahrnehmen kann, muss sich nach einem Beschluss der Bundesregierung mit Gutscheinen begnügen. Werden die Gutscheine nicht eingelöst, soll eine Rückzahlung des dafür bezahlten Geldes in 2022 erfolgen. Der Bürger als Kreditgeber mit einem 100 prozentigen Ausfallrisiko.
Wie es sich mit den Einschätzungen von Wirtschaftsforschern verhält, die einen Rückgang von 4,2 Prozent des BPI prognostizieren, wird sich in den nächsten Monaten zeigen.
Warum die Deutsche Post gerade jetzt für 4000 Mitarbeiter Kurzarbeit anmelden will, bleibt fraglich. Schließlich ist das Internet im Augenblick die einzige Möglichkeit, andere Dinge als Lebensmittel und Drogerieartikel einzukaufen.
Im Augenblick scheint jeder, der irgendeinen Draht zu den Medien hat, seine Meinung zu Lockerungen bei den Einschränkungen abzugeben. Im Stundenrhythmus heißt es „ja, ich rechne mit einer Lockerung“ oder „für eine Lockerung der Einschränkungen ist es im Augenblick noch zu früh“ oder „wir müssen sehen, wie es weitergeht“. Auf jeden Fall trägt dies

dazu bei, die Leute auf der Straße bzw. in ihren Wohnungen in der Schleife zu halten und zu beschäftigen. Eine stringente Politik sieht anders aus. Dies auch bezogen auf einen Artikel in spiegel-online, in dem Merkel als Krisenmanagerin dargestellt wird.

In Nordrhein-Westfalen wurden Zahlungen auf Corona-Hilfen erst einmal eingestellt. Man hat festgestellt, dass Betrüger die offiziellen Antragsseiten nachgebaut und Geld umgeleitet haben.

Wie bereits aus Schottland und Neuseeland bekannt wurde, halten sich führende Politiker nicht immer an die von ihnen ausgegebenen Beschränkungen. Jetzt hat es die Kommunikationsministerin in Südafrika erwischt, die zum Mittagessen mit mehreren anderen eingeladen wurde und an dem Treffen teilnahm.

Nun aber zurück zum heutigen Gründonnerstag. Die Diskussionen werden lauter, auch in den öffentlich-rechtlichen Systemmedien kann man sich dem nicht mehr entziehen. Sind die Auflagen zur Beschränkungen wirklich notwendig? Ist man deutlich über das Ziel hinausgeschossen? Sind die Maßnahmen mit dem Grund- und dem Infektionsschutzgesetz vereinbar? Inwieweit sind die vom RKI vorgelegten Zahlen belastbar? Wie hoch ist die Dunkelziffer und was bedeutet das für die Morbiditätsrate bezogen auf die Gesamtbevölkerung und die Zahl aller an covid-19 Erkrankten? Wurde eine Angst in der Bevölkerung induziert, um politische Maßnahmen durzudrücken, Überwachungsmaßnahmen einzuführen und gegebenenfalls sogar weitere Schritte zur Abschaffung des Bargeldes zu initiieren? Fragen, die jeden Tag mehr werden, nicht zuletzt auch dadurch, dass die Leute jetzt Zeit haben, nachzudenken.

Ostern steht vor der Tür und da meldet sich selbstverständlich auch noch einmal die politische Prominenz zu Wort. Den Auftakt macht Grüßonkel Spahn, der Bedingungen nennt, wovon es abhängt, dass Unternehmen wieder öffnen können. Kriterien seien beispielsweise, wie gut Angestellte geschützt werden können und welche Möglichkeiten das Unternehmen hat, Hygiene- und Abstandsregeln einzuhalten. Dazu hatte er sich scheinbar eine Erklärung schreiben lassen, die er vom Blatt ablas.

Auch Altmaier meldet sich wieder einmal und erklärt, dass die Bundesregierung die Produktion von Schutzausrüstung in Deutschland erhöhen will. Fraglich bleibt, in welcher ihrer Firmen die Bundesregierung dies tun will. Es gibt scheinbar auch keinen Journalisten in Deutschland, der einmal hinterfragt, wie Schutzausrüstung in Deutschland knapp werden konnte, obwohl Spahn noch im Februar behauptete, „wir sind gut vorbereitet".

Söder meldet sich zu Wort und gibt bekannt, dass er keine Absichten hätte, Kanzler zu werden. Außerdem habe Deutschland ja eine starke Kanzlerin. Ist dies die Drohung auf eine fünfte Amtszeit von Merkel oder hat da niemand die Absicht, eine Mauer zu bauen?

Den Höhepunkt der Politiker-Shows bietet dann Merkel selbst mit einer Erklärung und Pressekonferenz.
„Wir haben uns damit als Corona-Kabinett (es werden eben immer wieder neue tolle Namen erfunden, statt sich um die wichtigen Dinge zu kümmern) auch so intensiv befasst (mit Masken und Schutzausrüstung), weil sich der weltweite Bedarf

durch die Corona-Epidemie auf diesem Gebiet natürlich vervielfacht hat (wer hätte das gedacht, zumal Deutschland ja so gut vorbereitet war, noch im Februar) und auch noch auf längere Zeit auf sehr, sehr hohem Niveau bestehen bleiben wird (dafür muss man kein Prophet sein, um diese Aussage zu treffen). Deshalb sind wir in zweifacher Weise aktiv, aber auch in zweifacher Weise gefordert. Auf der einen Seite haben wir einen Beschaffungsstab im Bundesgesundheitsministerium gegründet (das kommt zeitig) ...Wir haben auf der anderen Seite ein strategisches Interesse daran, hier auch eine größere eigene Zuständigkeit zu bekommen (Zuständigkeit für was?)...und dass wir einen Stab beim Bundeswirtschaftsminister einrichten, der sich damit befasst, inländische Produktion von Schutzgütern und Schutzeinrichtungen , aber insbesondere auch Masken, anzukurbeln (jetzt, wo abzusehen ist, dass die Fallzahlen nicht in dramatische Höhen schnellen, will man anfangen, etwas anzukurbeln). Die Vorarbeiten sind hierfür schon im Gesundheitssystem gelaufen... Wir denken, dass das einer der Bereiche ist, in denen wir eine größere strategische Unabhängigkeit als Europäische Union und auch als Bundesrepublik Deutschland wieder erreichen müssen (das hatte Onkel Erwin schon letzte Woche bei Kaffee und Kuchen so gesehen, als er mit Tante Erna sprach; was bitte machen diese Politiker eigentlich den ganzen Tag, dass sie jetzt mit solchen allgemein und objektiv für jeden seit Wochen erkennbaren Ergebnissen an die Öffentlichkeit treten! Führungsqualitäten und daraus resultierendes handeln in Krisen sieht meines Erachtens nach anders, entschlossener und schneller aus)....Die neuesten Entwicklungen der Zahlen über die Ausbreitung des Virus geben Anlass zu vorsichtiger Hoffnung. Der Anstieg flacht sich leicht ab (immer dabei nicht vergessen, dass dies eigentlich Zahlen aus 10 Tagen in der Vergangenheit sind, das wird nicht er-

wähnt) und die Zahl der aktuell Infizierten geht ein wenig zurück... Wir dürfen uns nicht in Sicherheit wiegen... Die Lage ist fragil... Es gibt keinen Grund für Entspannung (schön noch einmal Angst machen)...Das heißt also Konzentration und Disziplin... Ich will ausdrücklich vor dem Gefühl warnen, wir könnten vielleicht glimpflicher davonkommen, als andere oder als wir es dachten...das Land gegen das Virus verteidigen (Himmel hilf! Was für ein gequirlter Blödsinn! Das Land gegen das Virus verteidigen. Das muss man erst einmal fertigbringen!)."
Journalisten fragen nach.
„Können sie uns eine Erklärung geben, wieso China jetzt besonders gewillt scheint, Deutschland zu beliefern?"
Allein die Frage impliziert schon, dass China keine Masken an Deutschland liefern wollte. Das wird wohl kaum der Fall gewesen sein. Wahrscheinlicher, dass China erstens Masken selbst im Land benötigte und zweitens derzeit mehrere Einkäufer als nur Deutschland auf dem Markt unterwegs sind.
Merkel antwortet episch, dass es jetzt einen Stab aus Experten gibt, bla,bla, bla... unterschiedliche Währungen, usw.
Dabei kann jeder Depp in China einkaufen und sein Zeug auf Amazon anbieten, ohne dass dazu besondere Kenntnisse notwendig sind und Krisenstäbe gegründet werden müssen. Ja, ich weiß, jetzt kommt das Argument, dass es sich ja um eine solche Vielzahl von Masken handelt. Hierzu darf ich gern wieder auf den Satz von Spahn im Februar diesen Jahres rekurrieren: „Deutschland ist gut vorbereitet".
Ein nächster Journalist fragt zur EU, Merkel antwortet in XXL-Version, ohne wirklich etwas zu sagen. So zieht sich die Pressekonferenz bis zu ihrem Schluss hin. Wer nachhören, sehen und lesen möchte, hier ist der Link: https://www.bundeskanzlerin.de/bkin-de/mediathek/live-aus-dem-kanzleramt/-wir-muessen-diszipliniert-bleiben--1742632!mediathek?

Zieht man an dieser Stelle einmal ein Resümee und eine Einschätzung zum Handeln der politisch Verantwortlichen, dann erinnert dies im Rückblick der letzten Woche an kopflos herumirrende Hühner, nur reagieren, kein agieren, mehr den Dingen hinterherlaufen, als klare Entscheidungen treffen, was vor dem Hintergrund der fachlichen Inkompetenz in einigen Ministerien auch kein Wunder zu sein scheint. Nichts destotrotz ergab eine Umfrage unter der Bevölkerung folgendes Bild:
„Drei Viertel der deutschen sagen, dass die Maßnahmen, die den Alltag einschränken, so genau richtig sind. 80 Prozent finden, Merkel macht ihre Arbeit gut, die Bundesregierung insgesamt macht ihre Arbeit gut, finden 88 Prozent." Politbarometer, ZDF (https://www.zdf.de/nachrichten/heute-19-uhr/videos/corona-massnahmen-politbarometer-fornoff-100.html).
Ich lasse diese Zahlen hier einmal unkommentiert stehen.

Ich kann mich nicht erinnern, in den vergangenen Jahren eine Meldung gelesen oder gehört zu haben, wie viele Grippetote es in Deutschland gab. Das RKI meldet für die Saison eine Dauer von elf Wochen, wobei angeblich 4,3 Millionen Menschen wegen einer Influenza eine Arztpraxis aufgesucht hätten. Seit Oktober 2019 wären 411 Todesfälle mit Influenzavirusinfektion gemeldet worden. Ich will an dieser Stelle nicht wieder die Diskussion aufmachen und erklären, was der Unterschied zwischen einem grippalen Infekt, Husten und Schnupfen und einer tatsächlichen „Influenza" ist. Wen es interessiert, der kann dies in einem medizinischen Fachbuch gern nachlesen oder sich an einen entsprechenden Arzt wenden, um sich dies erklären zu lassen.

Wo ein Wille ist, da ist ein Weg. Heute sind mehrere Flugzeuge in Deutschland mit Erntehelfern aus Rumänien eingetroffen,

eine Sondergenehmigung machte dies möglich. Bauern äußerten immer wieder vor der Kamera, dass es ja ganz nett sei, wenn sich Deutsche zur Feldarbeit melden, aber sie bräuchten Leute, die wissen, was sie tun.
De Arbeitslosenzahlen in den USA steigen fast so rasant wie die Infektionszahlen. Demnach haben sich innerhalb der letzten Woche erneut sechs Millionen Amerikaner arbeitslos gemeldet, in den letzten drei Wochen insgesamt 16 Millionen. Nach BMW „beurlaubt" jetzt auch VW seine Arbeiter in den USA ohne Lohnzahlung.

Der britische Premier Johnson kann heute die Intensivstation verlassen. Besonders auffällig ist die immer wiederholte Bemerkung, er sei dort mit Sauerstoff versorgt, aber nicht beatmet worden. Interessierte können sich ja einmal eine Intensivstation und die dort liegenden Patienten anschauen, um sich selbst ein Bild zu diesen Meldungen zu machen.
Auch zur fortschreitenden Verblödung der Bevölkerung wird Rechnung getragen. So gibt es eine Meldung, wonach sich die Einführung neuer Emojis aufgrund der Corona-Krise verzögern wird. Tja, die Welt nach Corona wird wahrscheinlich wirklich eine andere sein, wenn man jetzt schon nicht einmal mehr regelmäßig neue Emojis bekommt.

Wie immer die Zahlen des Tages:

Italien: 143,626/ 4,204/ 610 (Gesamtz. infiziert/Neuerkrankungen/neue Todesfälle)
Spanien: 153,222/ 5,002/655
Frankreich: 117,749/ 4,799/1341
UK: 65,077/ 4,344/ 881
USA: 463,433/ 28,506/ 1716
Deutschland: 116,801/ 3,505/180

China meldete für den Tag 63 Neuinfektionen.

(https://www.worldometers.info/coronavirus/)

Karfreitag, **10.04.20**, sonst ein Tag mit ellenlangen Staumeldungen, verläuft ruhig. Bis vielleicht auf den Hochbetrieb rund um die Alster.
Nachdem ich jeden Tag die aktuellen Zahlen notiert habe, bleibt heute einmal Zeit, sich ein paar weiterführende Zahlen anzusehen.
Wie ist z.B. das Verhältnis von getesteten Personen zu positiv Infizierten oder zu Verstorbenen. Inzwischen sind diese Zahlen veröffentlicht und groß genug, um einigermaßen sinnvolle Schlüsse daraus ziehen zu können.
Deutschland

Zahl der Tests	1.317.887
Positiv Getestete	122.171
Verstorbene	2767

Das bedeutet, dass von allen auf covid-19 getesteten Personen nur 9,27 Prozent positiv getestet wurden. Und in Deutschland wurden Menschen mit Symptomen oder nach Rückkehr aus Risikogebieten getestet. Die Mortalitätsrate aller Gesamtgetesteten liegt demnach bei 0,21 Prozent und die der positiv getesteten Personen bei 2,26 Prozent. Was die Mortalitätsrate der positiv getesteten Patienten anbelangt, so ist nicht gesichert, woran diese Patienten verstorben sind. Die Frage ist, sind diese Patienten an dem Corona-Virus oder mit dem Corona-Virus verstorben. Nur bei wenigen Verstorbenen wurde eine Obduktion durchgeführt. Nach Aussagen des Leiters der Rechtsmedizin im Hamburger UKE, Püschel, sind die Patienten, die als Corona-Tote geführt werden, zum Teil an Herzinfarkt oder Schlaganfall verstorben. Er selbst habe keinen einzigen Verstorbenen obduziert, der nicht irgendeine schwere Vorerkrankung hatte. Püschel: „Ich bin davon überzeugt, dass am Ende diesen Jahres die Krankheit statistisch in Hinblick auf die Gesamtzahl der Toten überhaupt keine Rolle spielt.

In Österreich ergibt sich ein ähnliches Verhältnis.

Zahl der Tests	126.287
Positiv Getestete	13.244
Verstorbene	295

Von allen auf covid-19 Getesteten waren 10,49 Prozent positiv, die Mortalitätsrate aller getesteten Personen betrug 0,23 und die der positiv getesteten Personen lag bei 2,22 Prozent. In beiden Ländern war ebenfalls die Anzahl der Getesteten pro einer Million Einwohner ähnlich. In Deutschland lag die Zahl bei 15.730, in Österreich bei 14.022.

Ganz anders sehen die Zahlen dagegen in Italien und Frankreich aus.

Italien

Zahl der Tests	853.369
Positiv Getestete	143.626
Verstorbene	18.279

Tests pro 1 Million Einwohner 14.114
Mortalitätsrate aller Getesteten: 2,14 %
Mortalitätsrate der positive Getesteten: 12,73 %

Frankreich

Zahl der Tests	333.807
Positiv Getestete	117.749
Verstorbene	12.210

Tests pro 1 Million Einwohner 5.114
Mortalitätsrate aller Getesteten: 3,66 %
Mortalitätsrate der positive Getesteten: 10,37 %

Die Ursachen für die genannten Zahlen werden andere klären müssen, dafür bleibt hier weder Zeit noch ist ein ausreichendes Datenmaterial vorhanden. Spekulieren ist erlaubt und vielleicht sind es schlechter ausgerüstete Krankenhäuser, gegebenenfalls auch die Tatsache, dass beispielsweise in Italien oft mehrere Generationen unter einem Dach leben oder dass in den mediterranen Ländern der Körperkontakt ein engerer als in Österreich oder Deutschland ist.

Hier noch eine Zahl zu den Mortalitätsraten. Die weltweite Mortalitätsrate aller bis heute positiv auf covid-19 getesteten Menschen(1,696,244) liegt bei 6,05 Prozent.

In Deutschland stellt das Bundesverfassungsgericht fest, dass das Gottesdienstverbot rechtmäßig sei, dies auch angesichts der Osterfeiertage. Wo sind die Pfarrer und Pastoren, die ihre Kirchen öffnen?

Kuba leitet konsequente Maßnahmen ein, stellt Regionen unter Quarantäne und den öffentlichen Verkehr ein. Zudem schließt Kuba seine Grenzen. Bei 515 bestätigten Fällen und 15 Toten, zu denen meist Ausländer gehörten, sind jetzt Infektionsketten im Land festgestellt worden.

Drastische Meldungen kommen aus Großbritannien, wo Polizisten zum Teil Einkaufstüten kontrollieren, um zu sehen, ob jemand tatsächlich für wichtige und zwingend notwendige Einkäufe das Haus verlassen hat. Zudem eine Meldung, die den Briten ganz besonders sauer aufstößt. Die Mitglieder des Parlaments haben sich zusätzlich 10.000 Pfund genehmigt, da sie während der Corona-Krise ihre Parlamentsgeschäfte vom

Home Office aus führen und ihre eigentlich dafür vorgesehenen Büros nicht nutzen können. In Deutschland hatte der Bundestag beschlossen, die Diäten der Abgeordneten in diesem Sommer nicht zu erhöhen. Gut, was macht das. Spätestens im nächsten Jahr wird es heißen, dass jetzt eine etwas größere Anpassung der Diäten fällig sein muss, da diese ja in 2020 ausgefallen war.

Wie immer die Zahlen des Tages:

Italien: 147,577/ 3,951/ 570 (Gesamtz. infiziert/Neuerkrankungen/neue Todesfälle)
Spanien: 158,273/ 5,051/634
Frankreich: 124,869/ 7,120/987
UK: 73,758/ 8,681/ 980
USA: 501,272/ 32,706/ 1973
Deutschland: 122,171/ 3,936/160

China meldete für den Tag 42 Neuinfektionen.

(https://www.worldometers.info/coronavirus/)

Am **11.04.20** wird gemeldet, dass als Folge der covid-19 Erkrankung neurologische Schäden bestehen bleiben können. Chinesische Forscher berichten darüber in einer Veröffentlichung. Südkoreanische Behörden berichten, dass etwa 100 Patienten, die eine covid-19 Erkrankung überstanden hatten, erneut positiv getestet wurden.

Viel wichtiger jedoch ist ein Interview des Grünen Baden-Württembergischen Ministerpräsidenten Kretschmann mit der FAZ, in dem er erklärt, dass es nach der Corona-Krise harte Verteilungskämpfe geben wird. „Das wird eine harte Debatte geben, wer die Kosten für die Rettungspakte trägt. Die meisten Menschen werden nach der Corona-Krise erstmal ärmer sein." Interessant auch deshalb, weil zum ersten Mal derart pointiert auf die Zeit nach der medizinischen Krise eingegangen wird. Bereits der UNO-Generalsekretär warnte vor ein paar Tagen vor Aufruhr und Kriegen als Folge der Corona-Krise.

In den Nachrichten geht es um Ostern, Ostern, Ostern. Keine Familienbesuche, kein gemeinsames Osterfeuer, kein Umarmen, kein Freunde treffen. Auch die Kirche versucht zu erklären. Apropos Kirche, mir ist bisher kein Beispiel bekannt geworden, wo sich die deutschen Kirchen um die derzeit wirklich Bedürftigen, die Obdachlosen, gekümmert hat. Und wenn es Beistand oder ein Essen wäre. Wenn jemand ein Gegenbeispiel dafür hat, ich bin gern bereit, es hier im Buch aufzunehmen.

Die Banken gewähren Kreditschuldner einen dreimonatige Zahlungsaufschub. Nett gedacht, aber davon verschwinden die Probleme der Rückzahlung nicht. Bereits 80.000 Kreditnehmer hätten einen Antrag bei den Sparkassen gestellt. Das wird erst der Anfang sein und wenn diese Lawine losbricht, gibt es kein Halten mehr. Das allerdings ist den Wenigsten bisher bewusst, stattdessen denken die meisten Menschen noch immer, dass alles so weitergehen wird, wie vor der medizinischen Krise.

Spahn meldete sich zu Wort und will nun seinen Hilfeschirm für medizinische Berufe auch auf Therapeuten und Zahnärzte ausdehnen. Zahnärzte, die hohe Investitionskosten haben, klagten in den letzten Tagen immer stärker über einen Patientenrückgang bis zu teilweise 80 Prozent und mehr. Ohne diese Hilfszahlungen wären wahrscheinlich etliche Praxen für immer geschlossen worden.

Am Abend wird eine Ansprache Steinmeiers ausgestrahlt, der die üblichen Allgemeinplätze verbreitet.

Wie immer die Zahlen des Tages:

Italien:	152.271/ 4.694/ 619 (Gesamtz. infiziert/Neuerkrankungen/neue Todesfälle)
Spanien:	163.027/ 4.754/525
Frankreich:	129.654/ 4.785/635
UK:	78.991/ 5.233/ 917
USA:	529.154/ 26.278/ 1713
Deutschland:	124.288/ 2.117/keine Meldung

China meldete für den Tag 46 Neuinfektionen.

(https://www.worldometers.info/coronavirus/)

Bessert sich die Situation in Frankreich? Die Zahlen lassen es vermuten, wenn sich die Meldung der Daten wegen des gestrigen Karfreitags nicht verzögert hat.
In den USA liegt die Zahl der Toten inzwischen bei 20.460. Das Fernsehen zeigt Massengräber auf einer Insel vor New York.
In deutschen Nachrichtensendungen wird jetzt immer öfter nicht mehr von Corona-Toten, sondern von „Toten durch“ oder „Toten mit Corona“ gesprochen. Die in den alternativen Medien geführten Diskussionen scheinen Wirkung zu zeigen.

12.04.20, Ostersonntag, der Papst spendet „Urbi et orbi“ aus dem Petersdom, und nicht wie bisher, auf dem Petersplatz in Rom. Live-Übertragungen aus leeren Kirchen.

Die CSU legt einen 5-Punkte Pandemie-Plan vor, reiner Populismus, Wahlkampfvorbereitung, denn in diesem steht nichts, was nicht jeder Medizinstudent im sechsten Semester bereits lernt. Zudem sind sämtliche Punkte in dem bereits 2013 von der Bundesregierung vorgestellten und von mir vor Tagen erwähnten Krisenpapier enthalten (https://dipbt.bundestag.de/dip21/btd/17/120/1712051.pdf).

Angeblich ist die Mehrheit der Deutschen für eine Maskenpflicht im öffentlichen Raum. Wie tageschau.de (https://www.tagesschau.de/newsticker/liveblog-coronavirus-137.html#Mehrheit-der-Deutschen-fuer-Schutzmaskenpflicht) auf diese Zahl kommt, bleibt jedoch fraglich. Denn es wird gesagt, dass 33 Prozent für eine Pflicht auf Supermärkte beschränkt, ähnlich wie in Österreich sind, 21 Prozent für eine generelle Pflicht in der Öffentlichkeit. 37 Prozent sprechen sich dagegen aus, eine Schutzmaskenpflicht einzuführen.
Auch heute sprechen sich wieder alle, die ein Mikrophon zu greifen bekommen, für die unterschiedlichsten Maßnahmen aus, wie es weitergehen soll. Das Interessante daran ist, dass die wenigsten dieser Leute Mediziner sind und irgendetwas plappern, wie es ihnen gerade in den Kopf und auf die Stimmbänder kommt.

Streeck von der Uni Bonn, der die Situation im Kreis Heinsberg untersucht und Ergebnisse am Donnerstag vorgestellt hatte, wird in den Medien kritisiert. Man geht jedoch weniger auf die Ergebnisse ein, sondern versucht vielmehr, die gesamte Untersuchung und Präsentation zu diffamieren (https://www.tagesschau.de/regional/nordrheinwestfalen/heinsberg-studie-streeck-103.html): „Fragen zur Heinsberg-Studie tauchen auf" (tagesschau.de) und weiter: „Aber wie lassen sich diese Zahlen aus Gangelt auf NRW, auf Deutschland übertragen? Stimmen die Zahlen überhaupt?" Im weiteren Verlauf des Artikels gibt es zusätzliche Fragen, die derart formuliert sind, dass die Studie und ihr Leiter in ein beinahe verschwörungstheoretisches Licht gerückt werden. Die kommt wahrscheinlich auch deshalb, da sich Streeck nicht zu schade war, in Fernsehauftritten verlauten zu lassen, dass er die eingeleiteten Maßnahmen angesichts der vorliegenden Zahlen für überzogen hält. Am Ende des Beitrages wirft tagesschau.de den Beteiligten vor, sie hätten die Präsentation der Studie mit Medienprofis inszeniert und stellt die Frage, ob dafür Steuergeld genutzt wurde, was verneint wird. Man stelle sich eine derartige Berichterstattung von Tagesschau und Konsorten angesichts der Berateraffäre im Bundesverteidigungsministerium unter v d Leyen oder der Mautaffäre im Verkehrsministerium unter Scheuer vor. Die von Streeck präsentierten Zahlen passen halt nicht zu dem von der Bundesregierung aufgebauten Virus-Popanz und müssen wahrscheinlich deswegen hyperkritisch besprochen werden.

V d Leyen rät Bürgern, noch keinen Sommerurlaub zu planen, da man nicht weiß, wie sich die Situation bis Juli/August entwickeln wird. Allein diese Meldung wird Hotels, Gastronomie und Souvenirhändlern einen noch unruhigeren Ostersonntag gebracht haben, als das ohnehin angesichts geschlossener Tourismusbetriebe der Fall war.
Auch das passt zu dieser Meldung, nämlich dass es in Tirol zukünftig weniger Apres-Ski geben soll, zumindest wenn es nach einer Tiroler Grünen-Politikerin geht. Man solle jetzt verstanden haben, dass die Zukunft nur in einer naturnahen Erfahrung liege. Nun ja, was zukünftig nicht alles anders werden soll. Ohne Frage wird es das, aber eher deswegen, weil nach der Corona-Krise die Depression kommt und da dann ohnehin niemand mehr flüssig ist, um Ski zu fahren. Zudem bringt es die Tagesschau fertig, Ischgl als die Keimzelle des Corona-Virus für

ganz Europa zu bezeichnen. Wenn man das unter Europa versteht, was die Tagesschau darunter versteht, dann kann man zumindest sagen, dass aus Ischgl einige Fälle kamen. Aber Ischgl jetzt als den Buhmann hinzustellen und nicht zu diskutieren, was deutsche Politiker seit Beginn der Erkrankung alles falsch oder gar nicht gemacht haben, das ist ein wenig kurz gesprungen.

Gleich noch eine weitere dramatische Zahl für die Tourismus- und Reiseindustrie: vom 30.März 2020 bis zum 5. April 2020 gab es in Deutschland bei den Fluggastzahlen einen Rückgang um 98 Prozent. Das waren in diesem Jahr 97.700 Reisende, im letzten Jahresvergleichszeitraum 4,5 Millionen.

Zudem wird man nicht müde, über noch mehr Hilfsprogramme des Bundes und der Länder zu berichten. Die Zahlen kann wahrscheinlich kaum noch jemand zusammenbringen, sie müssen inzwischen zu gigantisch und in Generationen nicht abzuzahlen sein.

Erdogan, vor der Corona-Krise immer gern genommen, um ihn gern als Diktator oder Irren vom Bosporus zu bezeichnen und in den Medien zu bashen, schickt Hilfsgüter nach London. In einem Nebensatz wird erwähnt, dass dies auch bereits vorher mit Hilfsgütern nach Italien und Spanien der Fall war.

Für alle, die es interessiert: Johnson kehrt aus dem Krankenhaus zurück.

Wie immer die Zahlen des Tages:

Italien: 156.36 / 4.092 / 431 (Gesamtz. infiziert/Neuerkrankungen/neue Todesfälle)

Spanien:	166.831 / 3.804 /603
Frankreich:	132.591 / 2.937 /561
UK:	84.279/ 5.288 / 737
USA:	559.968 / 27.089 / 1459
Deutschland:	127.854 / 2.402 /151

China meldete für den Tag 99 Neuinfektionen und keinen Todesfall.

(https://www.worldometers.info/coronavirus/)

Ostermontag, **13.04.20**, bringt einen stürmisch sonnigen Tag mit Temperaturen von kaum über 10°C. Um die Außenalster herum herrscht geschäftige Treiben, wie eigentlich auch schon die Tage zuvor. In die Hamburger Innenstadt dagegen hat sich kaum jemand verirrt und es ist ehrlich gesagt sehr angenehm, am Alsterfleet entlang zum Hafen zu gehen. Auch an den Landungsbrücken ist es wohltuend leer und auf der Reeperbahn sind vielleicht 20, 25 Leute unterwegs.

Verglichen mit den Maßnahmen in Großbritannien sind die Einschränkungen in Deutschland nicht zu vergleichen. Wahrscheinlich hätte man hier bereits von Faschismus gesprochen, wäre die Polizei derart unterwegs wie im Königreich. Im Internet gab es ein Video der „The Sun", auf der von einem Polizeibeamten angekündigt wurde, dass man jetzt auch dazu übergehen werde, die Einkaufswagen und Einkaufstaschen daraufhin zu überprüfen, ob denn auch nur lebenswichtige Dinge eingekauft wurden.

In Deutschland stattdessen wird die seit Tagen angekündigte Stellungnahme der Akademie der Wissenschaften „Leopol-

dina“ veröffentlicht. Kurz zusammengefasst lauten die Empfehlungen zu einer Rückkehr zur Normalität: Das Leben könne schrittweise normalisiert werden, wenn sich Neuinfektionen auf niedrigem Niveau halten, genügend medizinische Reservekapazitäten aufgebaut wurden, Hygieneregeln diszipliniert eingehalten werden und für den Öffentlichen Personennahverkehr wird das Tragen von Nasen-Mundschutz empfohlen. Gut, dafür hätte man jetzt kein hochrangiges und höchstbezahltes Expertenteam gebraucht. Auch ein Medizinstudent hätte diese Aussagen treffen können, wenn er ein wenig in den Mikrobiologie und Virologievorlesungen aufgepasst hätte. Zudem wird empfohlen, die Schulen schrittweise so schnell wie möglich wieder zu öffnen. Und jetzt kommt das, was sich schon angedeutet hatte: die wirtschaftlichen Konjunkturprogramme sollten grundsätzlich mit den Zielen des europäischen "Green Deals" vereinbar sein. Bin gespannt, wie lange es noch bis zur Bargeldabschaffung dauert.
Politiker werden sich jetzt hinstellen und den Text dieser Stellungnahme herunterbeten und den Leuten erzählen, dass eine solche Investitionspolitik schon deswegen gut sei, da sie zukünftige Pandemien wie diese verhindern könne.

In Deutschland gehen Millionen in die Kurzarbeit und nicht wenige werden ihren Job verlieren. Da wird eine Debatte im Bundestag geführt, ob man in diesem Jahr auf eine Diätenerhöhung verzichten solle. Ein SPD-mann zeigt sich zuversichtlich, dass man in der kommenden Woche eine Einigung finden werde. Das ist schon ein wenig pikant, vorsichtig ausgedrückt. In britischen Unterhaus ist man noch dreister und hat sich 10.000 Pfund extra pro Abgeordneten genehmigt. Begründung: man müsse ja jetzt schließlich im Home Office arbeiten. Wie sagte Steinmeier? „Das Leben nach der Krise wird ein anderes sein“.

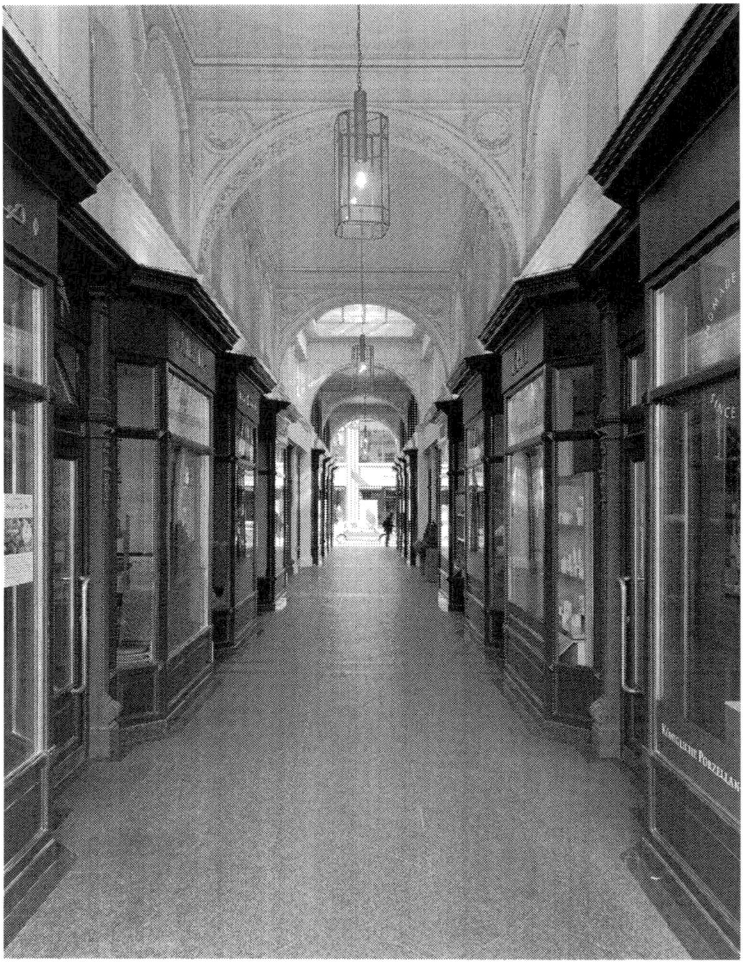

Passage Am Alsterfleet in Hamburg am 13.04.2020

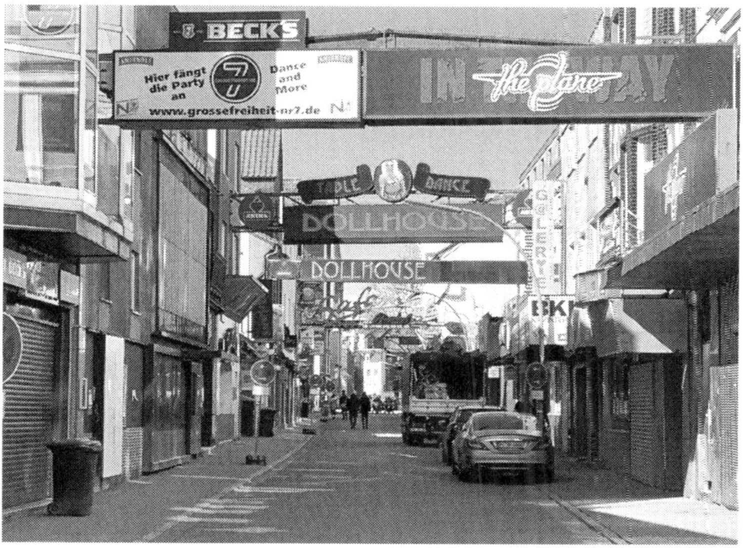

Die Große Freiheit in Hamburg am 13.04.2020

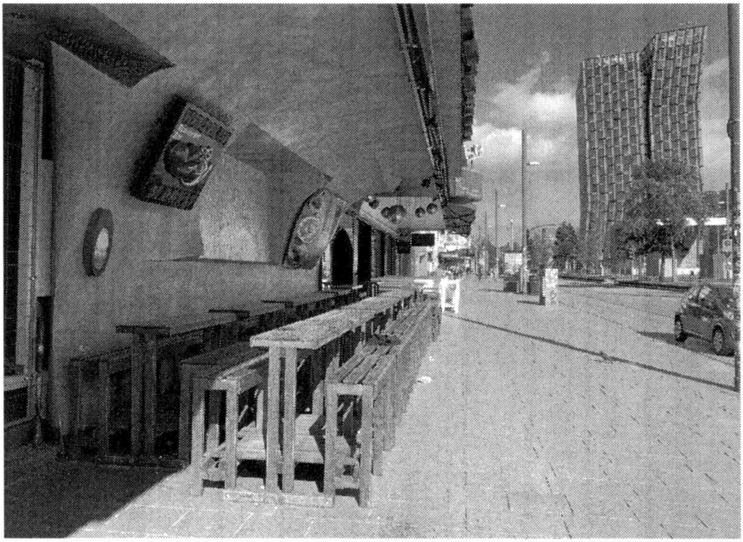

Die Hamburger Reeperbahn am 13.04.2020

Während man in Ecuador 800 Leichen aus Häusern holt, wird in Brasilien ein Malaria-Medikament an schwer Erkrankten getestet, ob dieses gegen covid-19 hilft. Bereits im Vorfeld war bekannt, dass das Medikament schwere Nebenwirkungen hat und zu Arhythmien des Herzens führen kann. Während der Studie zeichnete sich die Tendenz ab, dass es in einer Testgruppe mehr Todesfälle gab.

Gestern gab es ein etwa 10 minütiges Interview in der Tagesschau mit Bill Gates, der für seine Impfstrategie werben konnte und davon sprach, 7 Milliarden Menschen impfen zu wollen (https://www.tagesschau.de/ausland/gates-corona-101.html). Jemand, der offen davon spricht, dass er die Erde für überbevölkert hält? Seltsam.
Vorausgesetzt, ich schaffe es morgen, die wichtigsten Abschnitte zu transkribieren, füge ich sie unter dem morgigen Datum auch ein.

Griechenland erwartet Verluste im Tourismus von 4,5 Milliarden Euro, 65 Prozent der Hotels werden kaum überleben. Der Tourismus im Land macht 30 Prozent der Wirtschaft aus.
Macron spricht im Fernsehen und erklärt, dass die Ausgangssperre, die seit dem 17. März besteht, bis zum 11. Mai verlängert wird.

In Südkorea scheint es jetzt 116 Fälle zu geben, in denen Patienten nach ihrer Entlassung aus dem Krankenhaus erneut positiv auf den Corona-Virus getestet wurden. Das stellt natürlich die Frage nach einer Immunität oder einer Schutzimpfung und ob diese überhaupt wirkungsvoll ist.

Wie immer die Zahlen des Tages:

Italien: 159.516/ 3.153/ 566 (Gesamtz. infiziert/Neuerkrankungen/neue Todesfälle)
Spanien: 170.099/ 3.268/ 547
Frankreich: 136.779/ 4.188/ 574
UK: 88.621/ 4.342/ 717
USA: 584.862/ 24.562/ 1450
Deutschland: 129.207/ 1.353/ 96
Und heute auch ein erster Blick nach
Russland: 18.328 / 2.558 / 18 (bei bisher 148 Gesamttodesfällen)

China meldete für den Tag 108 Neuinfektionen und zwei Todesfälle.

(https://www.worldometers.info/coronavirus/)

Am **15.04.20** kommt man ins Grübeln, ob ein Gesundheitsminister in der Lage sein sollte, einen Mundschutz richtig anzulegen. Immerhin muss er sich ja sonst um andere Dinge kümmern. Man könnte auch Fragen, ob ein Verteidigungsminister einen Panzer fahren oder eine Hochschulministerin eine Universität von innen gesehen haben sollte. Nun, zumindest würde es sich gut machen, wenn man als Gesundheitsminister eine einfache OP-Maske richtig aufsetzen kann. Noch dazu vor laufenden Kameras. Spahn brauchte heute am Klinikum Gießen zwei Anläufe dafür. Zudem kommt es gut an, wenn man sich an seine eigenen Anweisungen hält, z.B. Abstand halten. Spahn und der hessische Ministerpräsident sowie einige Ärzte und anderes Personal zwängten sich gemeinsam in einen Aufzug. Vor laufenden Kameras. Wir haben es eben mit einem gefährlichen Virus zu tun.

Eine EU-weite Corona-App, dass ist der feuchte Traum von Maas. „Damit leisten wir auch einen Beitrag, Reisebeschränkungen und Grenzkontrollen in der EU schnell und dauerhaft wieder abzubauen". Na klar, das alles natürlich völlig freiwillig, wie Maas betont und ohne Big-Brother-Methoden autoritärer Staaten zu kopieren. Schon klar. An dieser Stelle empfehle ich den Film „Snowden" von Oliver Stone.

Indessen wird in den deutschen Medien über mögliche Ausstiegsszenarien gestritten, wer hat das beste Konzept, welche Schulen sollte man zuerst wieder öffnen, wann die Geschäfte und so weiter und so weiter, stundenlange Gespräche im Radio, im Fernsehen und unzählige Beiträge in den Zeitungen. Das geht inzwischen so weit, dass Ramelow der „Leopoldina" Ideologie vorwirft. Es ist schon pikant, wenn ein durch merkwürdige Wahlabläufe ins Ministerpräsidentenamt Gehievter von Ideologie spricht.

Zudem werden die Stimmen immer lauter und die Beiträge häufiger, die fordern, dass nach der Corona-Krise verstärkt in umweltfreundliche Bereiche investiert werden soll. Es wird kein Vierteljahr mehr dauern und jeder im Fernsehen Befragte, wird dieser Strategie zustimmen. So wie jetzt ein jeder bei Befragungen einfach nachplappert, was gestern im Fernsehen wieder als Schutz vor dem Virus gefordert wurde. Die Maskenpflicht. „Find ich toll!" Das Problem ist nur, es gibt nicht genügend Masken. Und genauso wird es mit den „umweltfreundlichen Investitionen" sein. Denn in der jetzt veröffentlichten Initiative machen auch die Chefs von Unilever, E.ON, L'Oreal, Danone, Coca Cola, H&M, Volvo, Microsoft, Renault und Ikea mit. Nein, das lesen Sie jetzt richtig, das ist kein Aprilscherz, wenn es jetzt schon wieder bei Ihnen klingelt.

Ungeachtet dessen, dass jetzt vielen bereits das Wasser bis zum Hals steht, möchte die Bundesliga noch immer eine Ausnahme machen. Da heißt es in den Meldungen, dass sich viele Fans jetzt mit Geisterspielen abgefunden hätten. Na klar, es geht doch schließlich um die schönste Nebensache der Welt, nicht ums Geld. In der nächsten Woche will der DFB entscheiden, wann wieder gespielt wird. Bin jetzt schon gespannt, was man noch alles macht, damit vor leeren Rängen gekickt und dieser Quatsch dann auch noch im Fernsehen übertragen werden kann. Um nichts anderes geht es schließlich.

Apropos Wasser bis zum Hals stehen, bei der KfW sind bis Gründonnerstag Corona-Hilfskredite im Wert von 21,86 Milliarden Euro beantragt worden.
Der IWF gibt auch heute wieder Zahlen heraus und danach schätzt die Organisation, dass die Wirtschaft weltweit in diesem Jahr um drei Prozent einbrechen wird, was stärker wäre, als der Einbruch 2008/2009. Aber man muss ja auch immer etwas positives berichten und so rechnet der IWF in 2021 mit einem Wirtschaftswachstum im Vergleich zu 2020 um 5,8 Prozent. Wir werden sehen.

Das Rausschmeißen des Geldes nimmt kein Ende, der Vize-Präsident der Europäischen Union will Wiederaufbau-Fonds in Billionenhöhe. Hyper-Inflation ick hör dir trapsen. Ebenso bei der Meldung, dass Adidas von der KfW einen Kredit über 2,4 Milliarden Euro bekommt.

In Österreich dürfen ab heute wieder kleine Geschäfte öffnen, man ist auf dem Weg zurück in etwas Normalität.
Die Zahlen aus Großbritannien sollen angeblich höher sein, als vom NHS gemeldet. Danach sind die Zahlen von Anfang April

um 15 Prozent höher, wobei kein Datum angegeben wurde, was „Anfang April" bedeutet.

Wie gestern bereits versprochen, hier die wichtigsten Auszüge aus dem Interview mit Gates in den Tagesthemen (http://www.tagesschau.de/multimedia/video/video-686705.html).

TT (Zamperoni): „Es wird immer deutlicher, dass wir trotz aller Anstrengungen die Pandemie nur in den Griff bekommen werden, wenn wir einen Impfstoff entwickeln. Welche Schritte sind auf diesem Weg jetzt die wichtigsten?" (Ist Gates Arzt? Virologe? Epidemiologe?)
Gates: „Normalerweise dauert es fünf Jahre, um einen neuen Impfstoff zu entwickeln. Man muss einen solchen Stoff erst einmal herstellen und ihn auf seine Unbedenklichkeit hin testen. Dann muss man auch seine Wirksamkeit prüfen. Normalerweise baut man die entsprechenden industriellen Kapazitäten zur Herstellung erst auf, nachdem die sichere Verwendung des Stoffes und seine Wirksamkeit bestätigt worden sind. Und wir sind jetzt dabei, diese Zeitspanne auf rund 18 Monate zu komprimieren (damit das Gleiche dabei herauskommt Herr Gates, wie bei Ihren tollen Computerbetriebssystemen und der Kunde das Testobjekt ist? Sollte hier nicht doch Gesundheit vor finanziellem Erfolg stehen? Also ich bin kein Impfgegner, es gibt Impfungen, die sind wertvoll und machen Sinn, aber wenn ich mir Ihre Ausführungen anhöre, dann wird mir blümerant). Wenn alles super läuft, geht es vielleicht noch schneller. ...Wir werden den zu entwickelnden Impfstoff letztlich sieben Milliarden Menschen verabreichen, da können wir uns keine Probleme mit bedrohlichen Nebenwirkungen leisten (hat er wir gesagt? Wer ist wir? Wer entscheidet darüber, den

Impfstoff einzusetzen? Was, wenn jemand nicht geimpft werden möchte? Wer gibt Herrn Gates das Recht, die körperliche Unversehrtheit außer Kraft zu setzen und ist es eine Straftat, jemanden gegen seinen Willen zu impfen? Wäre das Körperverletzung oder schreibt man vorher noch ein entsprechendes Gesetz?). Und doch werden wir die Entscheidungen zum Einsatz des Impfstoffes auf einer geringeren Datengrundlage als sonst fällen, damit wir schnelle Fortschritte erzielen (Wollen Sie den Impfstoff zuerst an sich selbst ausprobieren Herr Gates? Was denken Sie sich eigentlich dabei, einen Impfstoff herstellen und anwenden zu lassen, der auf einer nur geringen Datenbasis getestet wurde? Gibt es in Ihrem Denken so etwas wie Ethik?!)...unsere Stiftung spielt hierbei eine große Rolle, denn wir sind die größten Förderer von Impfstoffen und denken auch an die Entwicklungsländer... (weil wir so menschenfreundlich sind und mit unserem Unternehmen, mit dem wir so viel Geld verdient haben auch immer ordentlich Steuern bezahlt haben, na klar.)
...schnelle Diagnosen, Impfstoffe, Medikamente, die werden beim nächsten Mal besser vorbereitet sein (woher weiß er das, wenn er noch nicht einmal wissen dürfte, wie das nächste Virus aussieht, das eine mögliche Pandemie verursacht, wie kann er so etwas behaupten, wenn es bis heute keinen wirklich wirksamen Impfstoff gegen Influenza gibt?)...wir sind auf der Suche nach RNA-Impfstoffen für alle ansteckenden. Ich hoffe auch, dass wir über die Pandemie den Klimawandel nicht vergessen (zack, da war es wieder) Krankheiten...wir werden das Wirtschaftsleben gründlich aufräumen müssen, nach der Krise, nach all den Traumata, die die Menschen haben durchmachen müssen. Ich hoffe aber, dass diese Krise uns näher zusammenbringt...und auch länderübergreifend auf der ganzen Welt...Nach dem zweiten Weltkrieg hat sich die Welt, oder zumindest ein großer Teil zusammengerauft und leider haben

wir es auch hier mit einem dramatischen Umbruch zu tun. Unser Verhalten wird sich in vielen Punkten ändern" (ich empfehle an dieser Stelle noch ein weiteres Buch: „Schock-Doktrin" von Naomi Klein)...

Wie kann es eigentlich sein, dass die Tagesschau als Sendung des öffentlich-rechtlichen Rundfunks, finanziert durch Zwangsgebühren, einem Mann wie Gates 10 Minuten Zeit gibt, seine Allmacht-Fantasien lang und breit darzulegen, ohne dass da auch nur eine kritische Frage gestellt wird?

Wie immer die Zahlen des Tages:

Italien: 162.488/ 2.972/ 602 (Gesamtz. infiziert/Neuerkrankungen/neue Todesfälle)
Spanien: 172.541/ 2.442/ 300
Frankreich: 143.303/ 6.524/ 762
UK: 93.873/ 5.252/ 778
USA: 610.206/ 23.265/ 2190
Deutschland: 131.359/ 1.287/ 100
Russland: 21.102/ 2.774/ 22

China meldete für den Tag 89 Neuinfektionen.
Interessant auch Schweden, was bisher kaum Einschränkungen im öffentlichen Leben durchgesetzt hat, sondern auf Verantwortung seiner Bürger setzt:
11,445 / 497 / 114 (bei einer Gesamttodeszahl von bisher 1033)

(https://www.worldometers.info/coronavirus/)

Für den **15.04.20** stehen von vielen erwartete Ankündigungen der Regierung und Ministerpräsidenten an. In den Medien wird den gesamten Tag darüber diskutiert, welche Einschränkungen des öffentlichen Lebens demnächst eventuell gelockert werden. Um es kurz zu machen, Merkel, Söder, Scholz und Tschentscher treten am späten Nachmittag vor die Presse. Die Veränderungen: an nächster Woche dürfen Geschäfte bis 800 m^2 wieder öffnen, Masken werden im Alltag empfohlen und ab dem 04. Mai sollen Schulen wieder schrittweise öffnen. Kitas, Restaurants, Kultureinrichtungen, Frisöre und Hotels sollen weitere zwei bis drei Wochen mindestens noch geschlossen bleiben.

An deutschen Grenzen soll für weitere 20 Tage, bis zum 4. Mai 2020 kontrolliert werden, es dürfen nur Menschen mit triftigem Grund einreisen.

Offenbar 60 Prozent der britischen Unternehmen schicken ihre Mitarbeiter in von der Regierung bezahlten Urlaub, in Deutschland auch Kurzarbeit genannt. Die Regierung übernimmt 80 Prozent der Lohnkosten, was in den nächsten Monaten bis zu 42 Milliarden Pfund kosten wird.

In Deutschland haben inzwischen 725.000 Unternehmen Kurzarbeit angemeldet, was einem Anstiegt gegenüber der letzten Woche von 12 Prozent entspricht.
Trump stoppt die Zahlungen der USA an die WHO und es gibt einen Aufschrei der üblichen Kandidaten, so auch Maas.

Die EU ruft zu einer Geberkonferenz zur Entwicklung eines Impfstoffes für covid-19, diese soll eine weltweite Initiative sein. Impfstoff, Impfstoff, Impfstoff, es wird medial in die Köpfe geblasen.

Wie immer die Zahlen des Tages:

Italien: 165.155/ 2.667/ 578 (Gesamtz. infiziert/Neuerkrankungen/neue Todesfälle)
Spanien: 177.644/ 3.584/ 453
Frankreich: 147.863/ 4.560/ 1438
UK: 98.476/ 4.603/ 761
USA: 641.762/ 27.876/ 2395
Deutschland: 133.456/ 1.246/ 97
Russland: 24.490/ 3.388/ 28

(https://www.worldometers.info/coronavirus/)

Auch am **16.04.20** gingen die bereits gestern begonnen Diskussionen weiter. Warum dürfen nur Geschäfte bis 800m² öffnen, warum öffnen bei den Schulen nur bestimmte Jahrgänge usw., im Fernsehen lenkt man den Fokus aufs Ausland. Trump hätte es vergeigt, in Simbabwe sieht es ganz schlecht aus, nur hier in Deutschland sind wir auf dem richtigen Weg. Schaut man sich jedoch die Todeszahlen einmal bezogen auf die Gesamtbevölkerung an, dann steht Deutschland nicht viel besser als Schweden da. Wenn ich es schaffe, kommen morgen wieder ein paar Berechnungen dazu.

Ganz vorn auch in den Medien die Corona-App. Ein Beitrag über Island: zwei junge Leute, ja toll, diese App hätten wir schon viel eher haben sollen, na ist ja auch egal, wenn jetzt jeder sieht, wo wir sind, die App haben ja ohnehin fast alle. Ist ja auch totaaaaal freiwillig. Ach so. Dann immer noch die Diskussion um die Masken. Wie war das noch im Januar? Masken? Bringen überhaupt nichts. Ach so. Irgendwie erinnert mich das an Merkel; „Ich hab da jetzt noch mal nachgedacht und bin zu dem Ergebnis gekommen, dass Kernenergie nicht gut ist“. Ach so. Oder: „Der Islam gehört nicht zu Deutschland“. Und ein paar Jahre später? Also konkret 2015?

Irgendwie wird man nicht den Gedanken los und da bin ich nicht der einzige, wenn ich mich im Netz umschaue, als ob das Virus als Vorwand für etwas ganz anderes benutzt wird. Als ob dieses Virus nur der Popanz ist und es um grundlegende Veränderungen des wirtschaftlichen und sozialen Lebens geht. Man kann viel spekulieren, aber es fehlen einfach noch zu viele Informationen. Auch wenn das 10 minütige von Gates in den Tagesthemen fast wie ein Wink mit dem Zaunpfahl war. Dazu passt auch, dass ursprünglich immer die Rede davon war, dass man die Einschränkungen von der Verdoppelungszeit des Virus abhängig macht. Wobei „Verdoppelungszeit des Virus“ ja nicht korrekt ist, sondern es vielmehr Verdoppelungszeit der Infektionen hätte heißen müssen. Wie dem auch sei. Anfangs wurde noch gesagt, dass man eine Verdoppelungszeit von zehn Tagen erreichen wolle. Als dies erreicht war, hieß es, dass man eine Verdoppelungszeit von 14 Tagen als Ziel hat, um die Beschränkungen zu lockern. Als sie dann am Mittwoch leicht gelockert wurden, hatten wir eine Verdoppelungszeit von mehr als 24 Tagen, heute liegt sie bei mehr als 30 Tagen. Und plötzlich ist in den Medien auch kaum noch etwas von Verdoppelungszeit zu hören. Nach der Pressekonferenz von Merkel gestern wird nur noch von der Reproduktionsrate gesprochen, davon, wie viele andere Menschen ein Infizierter anstecken kann. Diese müsse bei 1 zu 1 gehalten werden. Und es werden Rechnungen aufgemacht, wie schnell das Gesundheitssystem überfordert sein könnte, wenn die Zahl auf 1 zu 1,1 oder 1,2 steigt. Interessant. Man will die Maßnahmen erst ganz langsam weiter lockern, um das Verhältnis 1 zu 1 beizubehalten. Ist es nicht grandios, dieser Wechsel des Fokus?! Man spielt mit Zahlen und verunsichert weiter. Erst wenn eine Impfung oder ein Medikament vorhanden ist, dann kann man wieder zur Normalität zurückkehren. Gut, ich schließe mich nicht der Meinung einiger im Netz an, dass es um das Verkaufen von Impfstoffen an die Regierungen geht. Da wird zwar viel Geld mit gemacht, aber dazu fährt man keine ganzen Volkswirtschaften runter oder fast gegen die Wand. Und es kann auch nicht die Gefährlichkeit des Virus sein, weswegen man das macht. Denn dazu sind die Todeszahlen viel zu gering. Selbst Afrika oder Indien fallen derzeit noch nicht durch zehntausende Tote auf. Gut, es bleibt abzuwarten.

Großbritannien will die Einschränkungen weitere drei, Australien weitere vier Wochen aufrechterhalten. Japans Ärzte warnen vor einem Kollaps des Gesundheitssystems. Es gibt dort 9442 Infizierte und 192 Todesfälle. Im Land wird der Corona-Notstand ausgerufen. In Holland ergibt eine Studie unter Blutspendern, dass drei Prozent der untersuchten Menschen Antikörper gegen das Virus entwickelt haben.

Während die Benzin- und Heizölpreise sinken, stiegen die für Fleisch, Fleischwaren sowie Obst und Gemüse um 8,8 Prozent. Der DIHK rechnet mit einem Einbruch bei deutschen Exporten in diesem Jahr von 15 Prozent.

Wie immer die Zahlen des Tages:

Italien: 168.941 / 3.786/ 525 (Gesamtz. infiziert/Neuerkrankungen/neue Todesfälle)
Spanien: 184.948/ 4.289/ 503
Frankreich: 165.027/ 17.164/ 753
UK: 103.093/ 4.617/ 861
USA: 675.640/ 27.637/ 2079
Deutschland: 137.698/ 2.945/ 248

Russland: 27.938/ 3,448/ 34

Die Zahlen aus Indien: 13,430 Infizierte bei 446 Toten gesamt China meldete für den Tag 46 Neuinfektionen.

(https://www.worldometers.info/coronavirus/)

Am **17.04.20** ist zu beobachten, wie die Angst in den Medien aufrecht erhalten wird. Im ZDF gibt es ein „Corona-Spezial", wie bereits viele in den vergangenen Tagen und Wochen. Darin werden junge Menschen mit unterschiedlichen Grunderkrankungen vorgestellt, die alle der Meinung sind, dass die verhängten Beschränkungen aufrechterhalten werden müssen. Ein 44 jähriger „Corona-Überlebender" wird interviewt, der schildert, wie schrecklich die Erkrankung war. In den Nachrichten heißt es, dass die Reproduktionsrate des Virus bei 0,7 liege, dies aber nur ein Kriterium für eine weitere Lockerung der Maßnahmen sei. Interessant, wie eine Lockerung mit immer neuen Begründungen herausgeschoben wird.

Auf einer Pressekonferenz von Spahn und Wiehler spricht Spahn von einem inzwischen beherrschbaren Ausbruch. Das deutsche Gesundheitswesen sei zu keinem Zeitpunkt überfordert gewesen. Wiehler spricht von den Drei-Säulen: Eindämmung, Schutz der Vulnerablen, Steigerung der Versorgung. Die Pressekonferenz ist im Netz nicht als Video zu finden gewesen, aber was mir auffällt ist, dass Wiehler nicht testen, testen, testen erwähnt. Und dieses sei ja so besonders wichtig. Interessiert das inzwischen schon nicht mehr, aus Gründen, die ich hier gestern diskutiert habe? Man braucht das Virus nur noch als Vehikel, um die Einschränkungen aufrechtzuerhalten, weil man weiß, welcher Sturm noch in der Wirtschaft und im Finanzbereich losbrechen wird? Dazu auch die Meldung von RT, dass ein weiterer hoher Beamter im hessischen Finanzministerium tot an seinem Schreibtisch aufgefunden worden sei. Wir erinnern uns an den ehemaligen hessischen Finanzminister, der ebenfalls vor Kurzem Selbstmord begangenen haben soll.

Sowohl Esken, als auch Gabriel von der SPD, fordern inzwischen eine Vermögensabgabe zur Finanzierung der Corona-Krise. Warten wir mal ab, was daraus noch wird und wer letztlich sehr viel Geld verlieren und wer noch mehr Geld verdienen wird.

Seit Tagen kreist in den britischen Medien Tom Moore durch das Netz. Der 99 jährige ehemalige Soldat läuft im Anzug und Orden an der Brust mit seinem Rollator durch den Garten, um Geld für den NHS zu sammeln. Ursprünglich wollte er 10.000 Pfund zusammenbekommen, bis zum heutigen Tage sind es 20 Millionen Pfund geworden und man spricht von ihm inzwischen als Captain Tom. Der NHS ist seit Jahren unterfinanziert und wurde systematisch kaputtgespart. Lediglich wenn es um die Installation neuer Managementebenen geht, war Geld vorhanden. Dabei wird der NHS eigentlich über Steuern finanziert. Zusätzlich haben in den Jahren seit dem Brexit-Referendum mehrere Tausend Schwestern und Ärzte die Insel verlassen und ihren Job in Krankenhäusern und Arztpraxen aufgegeben.

Sachsen und Mecklenburg-Vorpommern führen eine Maskenpflicht im öffentlichen Nahverkehr ein. Krankschreibungen per Telefon sind ab nächster Woche nicht mehr möglich, der Arztbesuch dazu wieder zur Pflicht.

Wie immer die Zahlen des Tages:

Italien: 172.434 / 3.493 / 575 (Gesamtz. infiziert/Neuerkrankungen/neue Todesfälle)
Spanien: 190.839 / 5.891 / 687
Frankreich: 147.969 / 1.909 / 761
UK: 108.692 / 5.599 / 847
USA: 707.811 / 30.241 / 2315
Deutschland: 141.397 / 3.699 / 300
Russland: 32.008 / 4.070 / 273

China meldete für den Tag 325 Neuinfektionen.

(https://www.worldometers.info/coronavirus/)

Heute ein paar Berechnungen (Einwohnerzahl zu Infizierten und Einwohnerzahl zu Toten)

Italien 60,36 Mill. Einw, -> 0,28 % erkrankt, 0,037 % verstorben
Spanien46,94 Mill. Einw. -> 0,41 % erkrankt, 0,043 % verstorben
UK 66,65 Mill. Einw. -> 0,16 % erkrankt, 0,022 % verstorben
Deutschland 83 Mill. Einw. -> 0,17 % erkrankt, 0,005 % verstorben
Österreich 8,86 Mill. Einw. -> 0,16 % erkrankt, 0,005 % verstorben
USA 328,2 Mill. Einw. -> 0,22 % erkrankt, 0,011 % verstorben

und ohne Beschränkungen des öffentlichen Lebens
Schweden 10,23 Mill Einw. -> 0,13 % erkrankt, 0,014 % verstorben

Berechnet anhand der aktuellen Zahlen des Tages nach https://www.worldometers.info/coronavirus/

Und bei diesen Zahlen die strikten Beschränkungen des öffentlichen Lebens? Sehr merkwürdig. Zudem, und das habe ich gestern bereits erwähnt, werden ständig die Referenzindikatoren geändert. Zuerst die Verdoppelungszahl, die ständig ausgedehnt wird, dann die Reproduktionszahl, die jetzt unter dem Wert von Eins gehalten werden soll. Letztlich ist dies ja nichts anderes, als ein weiteres Label für die Verdoppelungszeit, denn beide geben letztlich die Ausbreitung der Erkrankung an. Es erscheint beinahe so, als würde man die Referenzgrößen absichtlich immer wieder ändern, den Fokus der Bevölkerung ähnlich wie die Maus auf die Schlange schaut, ändern zu wollen. Um die Wirtschaft weiterhin im lock down-Zustand zu halten? Und wenn ja, warum? Man sollte sich dazu Erklärungen von Ernst Wolf ansehen, ich komme in den nächsten Tagen darauf zurück. Zudem erschien ein Video des Chefredakteurs der Bild-Zeitung, Reich, in welchem er sich an den chinesischen Staatspräsidenten wendet. Die Bild-Zeitung hatte eine Schlagzeile veröffentlicht, die eine Reaktion der chinesischen Botschaft veranlasste. Auch zu diesem Video mehr in den nächsten Tagen.

18.04.20. Angesichts der Zahlen zu Infektionen in der Gesamtbevölkerung und der Todesfälle in Prozent der Gesamtpopulation stellen sich ein paar Fragen. Am heutigen Morgen wurde erneut über das Gutachten von Streeck diskutiert. Dabei wurden auf SWR4 alle Kritikpunkte erwähnt, mit Zitaten anderer Virologen gearbeitet aber mit keinem Wort gefragt, was die von Streeck berechnete geringe Erkrankungsquote bedeuten könnte. Es kann scheinbar nicht sein, was nicht sein darf.

Ähnliches ist in den USA zu sehen. Ende des Jahres stehen Präsidentschaftswahlen an. Trump hatte das gesamte Infektionsgeschehen anfänglich etwas ruhiger betrachtet. Schließlich handelte er, wies aber gleichzeitig darauf hin, dass es Ostern schon wieder volle Kirchen geben könnte. Sofort wurde er dafür in der Presse zerrissen. Dann wurden Bilder aus New York im Fernsehen gezeigt, wie Leichen mit Gabelstaplern in mobile Kühllaster verladen wurden. Es waren interessanterweise immer die gleichen Filmchen. Vorgestern nun wollte Trump dazu übergehen, die erlassenen Beschränkungen teilweise aufzuheben. In den Bundesstaaten Michigan und Minnesota jedoch weigerten sich die Senatoren Lockerungen durchzuführen. Daraufhin gab es Demonstrationen und Trump twitterte „Befreit Michigan!“.

Über die Zahlen in New York ist seit Tagen nichts mehr in den Medien zu hören, verstörende Bilder von Massengräbern werden ebenfalls nicht mehr gezeigt. Merkwürdig, wo das Virus doch so böse wütet. Auf Facebook fragte gestern jemand nach, ob man denn schon etwas gehört hätte, wie viele Patienten in das provisorische Krankenhaus im Londoner Excel-Center eingeliefert wurden bzw. wie viele Patienten dort behandelt werden. Auch dazu gibt es keine Informationen.

In Berlin hatten in den vergangenen Tagen verschiedene Berliner versucht, mit dem Grundgesetz in der Hand, gegen die Beschränkung des Versammlungsfreiheit zu demonstrieren. Polizei kam, wollte die mit Abstand durchgeführte Demo auflösen, nahm die Personalien der dort Demonstrierenden auf. Eine Berichterstattung in Radio oder Fernsehen? Fehlanzeige. Lediglich der Organisator der Aktionen, ein Journalist der TAZ wurde auf unbestimmte Zeit von seiner Zeitung freigestellt.

Ein völlig anderes Bild heute in Hamburg. Dort findet an der Binnenalster eine Demonstration zur Seenotrettung im Mittelmeer statt. Polizei, die die Personalien der Demonstranten aufnimmt? Nein. Im Gegenteil. Das Radio interviewt und sendet live. Aus diesen unterschiedlichen Geschichten kann sich jeder selbst seinen Reim machen.

Auf spiegel-online, mittlerweile hat dieses Medium eine ähnliche Qualität wie die Bild-Zeitung, erscheint heute ein Artikel mit der Überschrift: „Die drei dümmsten Sätze zur Coronakrise“ von Christian Stöcker (https://www.spiegel.de/wissenschaft/mensch/coronavirus-die-drei-duemmsten-saetze-zur-pandemie-a-f41ccf1b-a1c3-42b8-84f4-19653872aa3f). Nun möchte der Leser wissen, was denn die drei dümmsten Sätze sind. Satz Nummer eins: Das ist doch nur eine Grippe. Der Autor schreibt: Es ist erstaunlich, aber wahr: Auch nach Tausenden von Toten allein in Italien, nach herzzerreißenden Hilferufen dortiger Krankenhausärzte, nach Bildern von Militärlastern, die Särge abtransportieren und, aus Iran, Bildern von Massengräbern, hört man diesen Satz immer noch regelmäßig: Covid-19 sei auch nichts wesentlich anderes als ein normales Grippevirus.“ Sofort danach kommt er auf Wodarg zu sprechen und bezeichnet seine Meinung als verantwortungslose Einlassungen. Und der Autor versteigt sich zur Aussage, dass die mittlere Todesrate unklar sei.
Nun waren es die deutschen Politiker, die anfangs nicht müde wurden, zu betonen, dass es sich bei covid-19 um so etwas wie eine Grippe handele. Kein Grund zur Panik, war die Devise. Jeder, der eine andere Meinung hatte, wurde als Verschwörungstheoretiker oder rechter Alarmmacher bezeichnet. Es gibt genügend Artikel, die davon sprechen, wie die Rechten die neue Erkrankung für ihre Zwecke nutzen würden. Angesichts der inzwischen vorhandenen Zahlen kann man anscheinend

schon davon ausgehen, dass es sich bei der Gefährlichkeit der covid-19-Erkrankung um etwa ein ähnliches wie bei der Influenza handelt. Denn, und darüber will heute niemand mehr schreiben, lag die vom RKI ausgegebene Todeszahl für die Influenza im Jahre 2017/2018 bei etwa 25.000.
Jetzt macht Herr Stöcker weiter mit Satz zwei: „Ich bin jung, mich betrifft das alles nicht." Im Anschluss führt er aus, wie viele junge Menschen zwischen 20 und 44 Jahren in Krankenhäusern behandelt werden müssen und kommt dann auch gleich darauf zu sprechen, dass, wenn es nicht um den Leser geht, der jung ist, dann sollte dieser doch wenigstens an „ältere Leute, also Omas, Opas, Tanten, Onkel, Eltern, um liebgewonnene Freunde und Nachbarn" denken. Natürlich werden auch jüngere Menschen im Krankenhaus wegen covid-19 behandelt und selbstverständlich ist die Todesrate in dieser Altersgruppe „nicht Null", wie der Autor richtig schreibt. Aber es ist doch kein Geheimnis, dass die Verteilung der Todesfälle eindeutig in den Bereich der über 70jährigen fällt. Was nicht heißen soll, dass es auf diese Menschen nicht ankäme. Aber genau das ist der Punkt, denn noch vor kurzem, keine fünf Monate her, lief das inzwischen aus dem Gedächtnis verlorengegangene Lied des Kinderchores des WDR: „Meine Oma ist ne Umweltsau". Noch im Februar fand es ein im öffentlich-rechtlichen Rundfunk Beschäftigter lustig, dass es ja jetzt endlich auch die Alten wegrafft, denn die waren es ja, die den Planeten versaut haben. Der Spiegel, der ja ebenfalls zu einem der stärksten Befürworter der Fridays for Future-Bewegung zählte, hatte während der Demonstrationen nichts dagegen, dass eine Spaltung zwischen Alt und Jung herbeigeführt werden sollte mit dem Kampfbegriff „alte weiße Männer". Jetzt aber die Aussage im Artikel von Stöcker: „Man kann sich auf den Standpunkt stellen, dass all diese Gefährdeten, wenn sie Pech haben, eben auf überfüllten Intensivstationen qualvoll

ersticken müssen. Der eigenen Coolness und Freiheit zuliebe. Dann ist man aber ein mit den Werten unserer Gesellschaft inkompatibler Soziopath". Oh je, hier macht er ein Fass auf. Schließlich war es der Spiegel, der Tag für Tag, Woche für Woche, Monat für Monat seinen Lesern erzählt hatte, warum es cool sei, mal richtig verrückte Dinge zu tun, an die ganz besonders ausgefallenen Orte in Urlaub zu fahren und anders und bunt zu sein, so wie es andere nicht sind. Und überhaupt, welche unserer Werte meint der Autor? Dass wir Waffen an Länder liefern, in denen zack, schon mal die Rübe fällt oder Länder, die andere Länder in Schutt und Asche legen und in die Steinzeit zurückbomben? Oder meint er mit unseren Werten, dass wir Kriegsverbrecher unterstützen, statt sie in Den Haag vor Gericht zu stellen. Ganz und gar will ich darauf verzichten, darüber zu diskutieren, inwieweit es unseren Werten entspricht, Länder mit Sanktionen zu überziehen, ohne dass es dafür von der UNO ein Mandat gibt.

Aber kommen wir zu Satz Nummer drei der dümmsten Sätze: „Diese Masken bringen sowieso nichts." Wie bitte? Darf er das schreiben? Immerhin wurden Politiker und einige Virologen nicht müde, die Bevölkerung gebetsmühlenartig darauf hinzuweisen, dass Masken nicht helfen. Ach so ja, deswegen trägt man sie auch im Krankenhaus. Sieht einfach schick aus und macht die Patienten heiß. Und jetzt ist es ein dummer Satz, wenn Menschen diesen äußern. Gut, ich war von Beginn an der Überzeugung, dass man Masken tragen sollte, insbesondere in Bussen und Bahnen. In wieweit dies noch immer angesichts der niedrigen Zahlen Sinn macht, bin ich mir nicht sicher. Aber was er im Folgenden schreibt, zieht einem ja schon fast den Stuhl unterm Hintern weg: „An der Verbreitung dieses nachweislich unsinnigen Satzes sind leider auch Behörden und andere offizielle Stellen hierzulande und anderswo schuld. Sie haben falsche Informationen aus durchaus nachvollziehbaren

Gründen in die Welt gesetzt: Natürlich ist es vor allem wichtig, dass medizinisches Personal und andere, die mit nachweislich Erkrankten Kontakt haben müssen, über die notwendige Schutzausrüstung verfügen. Und es ist deshalb richtig, dass die offenbar zum Hamstern neigenden Deutschen nicht lebensnotwendiges Material wegkaufen und horten sollten."

Diese Sätze sollte man zweimal lesen. Behörden und andere offizielle Stellen? Und falsche Informationen? Ist das nicht das, was sonst von der Qualitätspresse als Fake-News bezeichnet wird? Und was laut Spiegel und anderer Medien meist in die Ecke rechter Verschwörungstheoretiker und Putin-verstehender-rechtsradikaler-Verschwörungstheoretiker verortet wird? Also noch mal, nur damit man es bis hierher versteht: Die Bundesregierung, zumindest Teile der Bundesregierung, hat Fake-News verbreitet.

Und wenn man weiterliest, dann war dies sogar gerechtfertigt. Aha. Wenn die Bundesregierung Fake-News verbreitet, dann ist das also nachvollziehbar. Für wen und warum ist das nachvollziehbar? War es vielleicht sogar alternativlos, Fake-News von Seiten der Bundesregierung zu verbreiten? Lesen wir, was der Autor schreibt. „Die offenbar zum Hamstern neigenden Deutschen", das ist interessant. Also wenn Menschen in den Laden gehen und sich als Vorsichtsmaßnahme mit ein paar Lebensmitteln mehr als üblich eindecken, dann hamstern sie, die Deutschen. Und da war es ja ganz gut zu sagen, dass eine Maske keinen Sinn macht, denn sonst hätten die Deutschen die Masken ja gehamstert. Wer hätte eigentlich dafür sorgen sollen, dass diese Masken und weitere Schutzbekleidung in ausreichendem Maße in Krankenhäusern vorhanden ist? Doch nicht etwa die Bundesregierung oder der Bundesgesundheitsminister, oder? Doch! Ach, na das ist ja ein Ding! Der hätte sich also kümmern müssen, nicht zuletzt, weil es dieses Papier seit

2013 gab, in dem es heißt, man müsse von Seiten der Bundesregierung Vorsorge treffen? Ja! Nein, das ist ja wirklich ein dicker Brocken!

So sind sie, die Autoren vom Spiegel. Schuld ist die Bevölkerung. Nicht nur selbst daran schuld, dass man sie anlügen muss, sondern auch deshalb, weil sie hamstert. So macht man Propaganda, verschweigt und verdreht die Dinge. Nein, das Licht ist rot. Nein, ich sehe doch, dass es grün ist. Nein, das Licht ist rot. Aber ich weiß doch was ich sehe. Nein, das Licht ist rot, sie haben nur nicht die richtige rote Brille auf. Ach so.

Und noch etwas zur Maskenpflicht. Wie tagesschau.de meldet, sprechen sich sowohl die Deutsche Polizeigewerkschaft, als auch die Gewerkschaft der Polizei dafür aus, dass das Tragen von Masken in Bussen und Bahnen zur Pflicht wird. Na dann. Das ist ja die unbestreitbare Kompetenz in Sachen Seuchenschutz.

Aber heute ist noch ein wenig mehr passiert. Zum Beispiel fallen Politiker erneut mit bekannten Sätzen auf, die man nicht mehr ernst nehmen kann. Schäuble: Man müsse Lehren aus der Krise ziehen. Heil: Es soll zeitnah einen Bonus geben für die, die in der Pflege arbeiten. Müller (Entwicklungshilfeminister): Die Welt müsse sich besser gegen Seuchen wappnen.
Man könnte auch sagen, an solch einem sonnigen Frühlingstag sollte man immer eine Luftpumpe dabei haben.

Wie weit die Gesellschaft inzwischen gesunken ist, zeigt auch heute wieder ein Beispiel aus Kanada. Wie bereits kürzlich in Spanien, so haben auch in Kanada fast alle Pfleger eines Altenheimes dieses aus Angst vor dem Virus verlassen. Lediglich zwei Pflegekräfte kümmerten sich noch um die 130 Bewohner.

Die meisten von ihnen waren dehydriert und unterernährt, zwei lagen tagelang tot und unbemerkt in ihren Betten.

Wie immer die Zahlen des Tages:

Italien: 175.925/ 3.491/ 482 (Gesamtz. infiziert/Neuerkrankungen/neue Todesfälle)
Spanien: 191.726/ 887/ 637
Frankreich: 151.793/ 3.824/ 642
UK: 114.217/ 5.525/ 888
USA: 737.195/ 27.460/ 1776
Deutschland: 143.342/ 1.945/ 107
Russland: 36.793/ 4.785/ 40

China meldete für den Tag 27 Neuinfektionen.

(https://www.worldometers.info/coronavirus/)

Es ist schon seltsam, am **19.04.20** das heute-journal zu sehen. Wie nebenbei bemerkt Slomka, dass die Reproduktionszahl des Virus bereits seit 22.03. 20 bei etwa 1,0 liegt. Wie bitte? Eine kurze Recherche beim RKI auf der Webseite ergab dann genau das (https://www.rki.de/DE/Content/Infekt/EpidBull/Archiv/2020/17/Art_02.html) . Nachlesen kann man dies auch konkreter im Epidemiologischen Bulletin 17/2020 vom 15.04.20 (https://www.rki.de/DE/Content/Infekt/EpidBull/Archiv/2020/Ausgaben/17_20_SARS-CoV2_vorab.pdf?__blob=publicationFile).

Was wird hier im Land gespielt? Noch vor Einleitung der Maßnahmen zur Kontaktbeschränkung lag die Reproduktionszeit bei 1,0. Merkel spricht tagelang von Verdopplungszeit der Infektionen. Anfangs wollte man darüber nachdenken, die Beschränkungen aufzuheben, wenn die Verdoppelungszeit bei 10 Tagen liegt, dann wollte man darüber nachdenken, wenn die Zahl bei 14 bis 15 Tage liegt. Als die Verdoppelungszeit bereits bei knapp 30 Tagen lag, wechselte man zur Reproduktionszahl des Virus, die letztlich auch nur eine andere Kenngröße für die Ausbreitung darstellt und Merkel erklärt, diese müsse bei 1,0 und darunter gehalten werden. Dann wird davon gesprochen, dass dies nicht die einzige Kenngröße sei, auf die es ankäme, um die Beschränkungen zu lockern. Welches sind denn dann die anderen Kenngrößen?

Jetzt ist es wichtig, diesen Gedanken einmal im Hinterkopf zu behalten. Denn bevor ich auf das heute-journal vom 19.04.20 eingehe, hier noch ein Wort zu dem, was sich am 18.04.20 in Berlin abspielte. Dort trafen sich mehrere hundert Menschen um gegen die bestehenden Beschränkungen, jeder auf seine eigene Weise, meist mit dem Grundgesetz in der Hand zu demonstrieren. Schaut man sich die Live-Streams und Videos an, dann ist sichtbar, dass die Menschen in ausreichendem Abstand voneinander stehen oder gehen und viele einen Nasen-Mundschutz tragen. Völlig ohne jeden scheinbaren Grund greifen sich Polizisten einzelne heraus, drücken die Leute auf den Boden und transportieren sie ab. Zwei Videos zeigen die Ereignisse. Und für alle, die RT nicht trauen, denen empfehle ich die Langfassung von „digitaler chronist", der alles, aber kein Putin-Versteher ist.

So, jetzt zurück zum heute-journal vom 19.04.20 (https://youtu.be/2yczltKeo2Q). Spahn will morgen einen 10-Punkte-Plan vorstellen, der dazu dienen soll, die Gesundheitsämter aufzurüsten. Immerhin hat er genauso wie seine Vorgänger in den letzten Jahren viel dazu beigetragen, dass die Gesundheitsämter nicht nur personell unterbesetzt sind, sondern obendrein noch in einem ausrüstungstechnisch desolaten Zustand. Aber davon spricht Slomka nicht. Stattdessen sagt Slomka: „Eines ist auch klar. Wer lockert, der muss besser testen". Tatsächlich? Seit wann wird während der Corona-Krise davon gesprochen, dass Tests wichtig sind. Das kann jeder mal googlen. Dazu kommt, dass immer wieder Südkorea genannt wird, wenn es darum geht, wie man covid-19 unter Kontrolle bringt. Und was machen die Südkoreaner? Richtig, testen, testen, testen.

Dann kommt der Bericht über einen Arzt, der zweimal negativ auf Corona getestet, bei einem späteren Bluttest jedoch positiv getestet wurde. Und jetzt wird etwas Neues in die Diskussion eingeführt: die Dunkelziffer. Der Arzt: „Das führt zu einer relativ hohen falsch-negativen Menge an Patienten. Wie hoch das ist, also auch die sich daraus ergebende Dunkelziffer sein wird, das lässt sich nicht abschätzen."
Der Sprecher aus dem Off: „Falsche Tests, hohe Dunkelziffer, bei den Gesundheitsämtern laufen die Fälle zusammen.... verlässliche Zahlen sind für die Kontrolle der Pandemie wichtig..."
BINGO! Was habe ich oben gesagt? Das wird das nächste Argument dafür, die Beschränkungen zum größten Teil bestehen zu lassen: die Dunkelziffer und noch fehlende ausreichende Tests.
Nun der Leiter des Gesundheitsamtes Mainz-Bingen: „Ausschließlich sich auf ein positives oder negatives Testergebnis zu verlassen ist viel zu kurz gegriffen. Wir müssen weiterhin soziale Distanzierungsmaßnahmen aufrechterhalten . Wir müssen uns um Ansteckungsverdächtige kümmern..." (peng, und das ist der Hinweis auf die Tracing-App, die man zu gern einführen möchte, freiwillig versteht sich).

Nach diesem Opener kommt Slomka zum Interview mit Spahn.

Slomka: „Wenn man lockert, will man ja eigentlich eine aktuelle und korrekte Zahlenbasis haben... daran hapert es aber immer noch."
Spahn: „Es hapert an bestimmten Stellen, ja, aber es arbeiten auch viele öffentliche Gesundheitsämter im Moment mit viel, viel Engagement und Einsatz ... aber eins ist ganz wichtig, wenn wir es jetzt geschafft haben, gemeinsam auch die Zahl der Neuinfektionen so runterzubringen, Richtung drei-, viertausend am Tag, dann muss es uns auch gelingen, dort zu bleiben. Dann können wir zurück in eine neue Normalität („neue Normalität" sollte man sich merken, vor allem deshalb, weil in sämtlichen Medien und von vielen Politikern von der „neuen Normalität gesprochen wird, bitte mal die beiden Worte googlen, lesen und dann nachdenken; im Übrigen: Normalität bezeichnet den Normalzustand und ich füge an dieser Stelle noch hinzu, meist einen über Jahre und Jahrzehnte entstandenen Normalzustand, Spahns Äußerung bedeutet also einen neuen Normalzustand, ohne dass er sagt, was er damit meint)...damit wir Infektionsketten ganz schnell unterbrechen und dafür braucht`s eben gut ausgestattete öffentliche Gesundheitsämter in den Kreisen und Städten" (war es nicht Spahn, der noch im Februar 2020 davon sprach, dass wir gut vorbereitet sind? Er wusste schon, dass die Erkrankung, die aus China nach Deutschland kam, eine Infektionskrankheit ist, oder? Wenn wir bereits gut vorbereitet waren, warum dann jetzt eine Aufrüstung der Gesundheitsämter?).

Jetzt bringt Slomka die Vorlage für Spahn: „...ist das realistisch, dass man da bei jedem Einzelnen mit Gruppen von Mitarbeitern des Gesundheitsamts dann die Kontakte alle nachvollzieht...?"

Spahn: „... aber es geht natürlich noch leichter auch mit der richtigen technischen Ausstattung, deswegen wollen wir auch ein Förderprogramm machen von Seiten des Bundes, ...damit sie sich weiter digitalisieren können ... und damit wir dann auch möglicherweise Apps eben nutzen können zur Unterstützung, sowohl zur Kontrolle der Quarantäne ... oder beim Nachvollziehen der Kontakte“ (BINGO! Da ist es wieder, die App, Kontaktverfolgung etc., man schaue sich im Video einmal das Gesicht Spahns an und achte darauf, wie er spricht, es ist hochinteressant, wenn man es mit anderen Passagen vergleicht)
Slomka fragt jetzt zur Ausstattung der Gesundheitsämter nach und Spahn antwortet: „... die Wahrheit ist (einer seiner Lieblingssätze, wenn er lügt) ... der öffentliche Gesundheitsdienst, das öffentliche Gesundheitswesen ist in den letzten Jahren, nicht immer so auch immer mit der Aufmerksamkeit versehen, worden, die es verdient hätte (mal eine kurze Frage: Wer ist Gesundheitsminister seit Jahren und wer hat gesagt, Deutschland sei gut vorbereitet? Spahn spricht jetzt so, als hätte er mit dieser mangelnden Aufmerksamkeit wenig zu tun), offenkundig verdient hätte, wie wir jetzt gemeinsam in dieser Krise lernen“ (nicht wir Herr Spahn, Sie! Wir lernen, dass Sie offenbar Ihrer Aufgabe nicht gewachsen oder aber Ihrem Amt nicht nachgekommen sind).
Slomka (vorwurfsvoll): „Wann soll denn diese App kommen... „ (so als ob ganz Deutschland bereits sehnsüchtig auf diese App wartet und heiß drauf ist, sich Überwachungssoftware aufs Smartphone zu laden)
Spahn (kennt seinen Text): „... die soll im Laufe des Mais kommen..., dass muss bei der Frage der Datensicherheit, ... beim Datenschutz (sind ja zwei unterschiedliche Dinge) ...und auch vom Konzept wissenschaftlich dahinter ja auch alles passen...das muss grade bei Datenschutz und Datensicherheit

MÖGLICHST perfekt sein ... es geht ja um sensible Bewegungsdaten ...“ (möglichst? Hat er das wirklich gesagt? Ja! Man erinnere sich an seine bereits gehackte Telematikinfrastruktur für die Praxen, kann man mal auf YouTube suchen und findet dazu eine Reihe von Videos)

Slomka labert jetzt um den Reproduktionsfaktor herum und sagt: „...das machen jetzt im Prinzip, bis es ein Wundermedikament oder einen Impfstoff gibt (STRIKE! Da ist es wieder: ein Wundermedikament! Nicht ein Medikament, sondern ein Wundermedikament, sie spricht nicht von einem Wunderimpfstoff, nein Wundermedikament und das hat für viele Menschen das Label „Wunder“, na ja, Wunder, das gibt es ja sowieso nicht, höchstens im deutschen Schlager, mit anderen Worten, es kommt ohnehin nur ein Impfstoff in Frage. Man muss eben in solchen Politikerinterviews immer genau hinhören und hinterfragen, was da so geredet wird), also noch ein Jahr oder anderthalb oder sogar zwei Jahre.“

Spahn:“ Es gibt neben diesem Punkt „R“ (Reproduktionszahl) ... natürlich auch noch die wichtige Frage, wie hoch ist die absolute Zahl der Neuerkrankungen am Tag“ (und wieder BINGO!, jetzt sind es die Zahlen der täglichen Neuerkrankungen, je mehr man testet, desto mehr Neuerkrankungen)...

Slomka: „Wie lange man das alles machen wird, bis es einen Impfstoff gibt, richtig?

Spahn: „Bis es einen Impfstoff gibt werden wir miteinander und aufeinander aufpassen müssen ... ja, über Monate, was Abstand angeht, was Hygiene angeht, auch Alltagsmasken im Alltag angeht (Alltagsmasken im Alltag), etwa in der U-Bahn oder im Bus wird dies eben diese neue Normalität sein, von der wir ja auch reden. So wie vorher wird es tatsächlich erst wieder sein, wenn es einen Impfstoff gibt.“

Interessant, oder? Und wer bekam vor einigen Tagen einen zehnminütigen Werbebeitrag in den Tagesthemen? Herr Gates, in dem er lang und breit über einen Impfstoff reden konnte, den er 7 Milliarden Menschen verpassen will.
(https://www.tagesschau.de › multimedia › video › video-687089)

Im Folgenden fabuliert Slomka darüber, wie schnell das Erreichte aus dem Ruder laufen kann und wie fragil das Beherrschen einer Epidemie sei und leitet in einen Beitrag über Singapur ein, wo die Fallzahlen jetzt „explodieren" (Singapur hat Stand 19.04.20: 6588 Gesamtfälle, davon 5837 aktive Fälle und 11 Todesfälle, https://www.worldometers.info/coronavirus/).
Danach folgt ein Beitrag über die Pariser Vorstädte, die dort lebenden Menschen und wie das Virus der französischen Gesellschaft den Spiegel vorhält.

Slomka: „Das Virus hält unseren Gesellschaften viele Spiegel vor. Zum Beispiel auch, wie in einer KATASTROPHENSITUATION Freiheiten eingeschränkt werden... und wo sind eigentlich Parlamente..."
Um jetzt zu einem neuen Beitrag überzuleiten und anschließend auf ein Interview mit Schäuble zu kommen.
„Es geht immer darum, dass wir Schritt für Schritt, Tag für Tag, Woche für Woche entscheiden, was ist denn verantwortbar, denn am Ende des Tages geht es immer darum, Leben und Gesundheit der Bevölkerung zu schützen", darf sich die Bundesjustizministerin im Beitrag äußern.
Ich verweise hier noch einmal darauf, dass Mitglieder der Bundesregierung noch im Februar davon gesprochen haben, es sei wie eine Grippe. Davon will man jetzt nichts mehr hören und die Frage stellt sich angesichts der vorhandenen Zahlen, worum es eigentlich insgesamt geht. Noch einmal zur Erinnerung:

2017/2018 gab es 25.000 Tote durch Influenza in Deutschland, covid-19 hat bisher 39.015 Menschen in den USA dahingerafft, ein Land mit 300 Millionen Einwohnern. Gab es solche Einschränkungen und Diskussionen während der Influenzawelle?

Slomka zu Schäuble: „...findet das Parlament noch ausreichend statt?"
Schäuble hat kein Problem damit ausschweifend zu erklären, wie hart derzeit im Parlament gearbeitet wird und schafft es, den Zuschauer tot zu quatschen.
Slomka erwidert Schäubles Antwort mit langer Rede und dann Schäuble: ...an der ein oder anderen Entscheidung werden die Juristen streiten, möglicherweise auch die Gerichte, aber im WESENTLICHEN sind die Entscheidungen auf der Grundlage des Grundgesetzes (hat er wirklich „im Wesentlichen" gesagt? Ja, hat er!)... aber in solch einer katastropalen Situation, in einer solchen Bedrohungslage können wir ja nicht monatelang prüfen, ... es muss auch entschieden werden..."
Diese Aussage muss man sich mal ganz langsam auf der Zunge zergehen lassen. Man könnte fast denken, der Russe stünde in 20 Minuten auf dem Kurfürstendamm.

Wie immer die Zahlen des Tages:

Italien: 178.972/ 3.047/ 433 (Gesamtz. infiziert/Neuerkrankungen/neue Todesfälle)
Spanien: 198.674/ 4.258/ 410
Frankreich: 152.894/ 1.101/ 395
UK: 120.067/ 5.850/ 596
USA: 763.832/ 25.040/ 1539
Deutschland: 145.742/ 2.018/ 104
Russland: 42.853/ 6.060/ 48

China meldete für den Tag 16 Neuinfektionen.

(https://www.worldometers.info/coronavirus/)

Der **20.04.20**, ein spezielles Datum für Deutschland, brachte die Öffnung kleinerer Geschäfte in Hamburg. Bestes Wetter, blauer Himmel, Sonnenschein, 17°C und eine Menge Menschen auf den Straßen. In den Geschäften gähnende Leere. Während einer Videokonferenz zwischen Merkel und dem CDU-Präsidium der Länder soll Merkel von eine „Öffnungsdiskussionsorgie" gesprochen haben. Diskussionen sind nicht erwünscht, was schon bei der vorgestrigen Demonstration am Rosa-Luxemburg-Platz in Berlin zu sehen war.

McKinsey geht von einer Steigerung der Arbeitslosenzahl um 60 Millionen in Europa aus, die Arbeitslosenquote könnte auf 7,6 Prozent steigen, im schlimmsten Fall auf 11,2 Prozent. In Frankreich sind 9,6 Millionen Franzosen in Kurzarbeit. VW und Daimler beginnen wieder mit der Produktion. Inzwischen geht die Bundesbank von einer kommenden schweren Rezession aus. Unternehmen im deutschen Maschinenbau sind zu 84 Prozent von Problemen betroffen, immer mehr Mitarbeiter werden in Kurzarbeit geschickt oder gleich entlassen. Ein ähnliches Schicksal ereilt 1500 Piloten und 3100 Stewardessen von Tochterunternehmen der Fluglinie „Norwegian". Diese hatten Insolvenz angemeldet, nur die Stammbeschäftigten in Norwegen werden vom Staat bezahlt. Die EU hat bisher 3,4 Billionen Euro zur Bekämpfung der Corona-Krise eingesetzt.

Aus Großbritannien wird ein Anstieg der Pleitewelle vermeldet. Zwischen Anfang März und Mitte April diesen Jahres kam es zu mehr als 21.000 mehr Insolvenzen, als im Vergleichszeitraum des letzten Jahres, einer Zunahme um 70 Prozent.

Gleichzeitig ist die Zahl der Firmengründungen um 23 Prozent zurückgegangen.

Der Knaller kommt am späten Abend. Während bereits im Verlaufe des Tages der Ölpreis immer weiter gesunken war, kommt die Meldung von der New Yorker Börse, dass der Preis für Öl erstmals ins Negative gestürzt ist. Wer jetzt einen Öllieferkontrakt für Mai abschließt, erhält pro Barrel 40 US-Dollar. Die Lager sind voll und es wird immer schwerer aufgrund der mangelnden Nachfrage, Öl zu verkaufen. Die vor kurzem von der OPEC vereinbarten Fördermengenkürzungen von 10 Prozent scheinen nicht ausgereicht zu haben.

Man hat den Eindruck, dass vielen Menschen noch nicht ganz klar ist, was in den nächsten Monaten kommen wird. Die meisten scheinen noch immer zu denken, dass es nach der Eindämmung der Corona-Krise mit dem Leben so weitergeht wie vorher. Das wird angesichts der Zahlen aus der Wirtschaft und den Signalen der Politiker ein Trugschluss sein. Überhaupt, wann ist sie denn vorbei, die Corona-Krise? Wer legt das fest? Wer entscheidet, wann die Einschränkungen aufgehoben werden?

Tschechien plant, seine Grenzen für mindestens ein Jahr geschlossen zu halten, der Bevölkerung wird vom Präsidenten empfohlen, das eigene schöne Land zu entdecken.
In Bayern und Mecklenburg-Vorpommern gilt ab nächster Woche Mundschutzpflicht in Geschäften und im öffentlichen Nahverkehr, in Sachsen seit heute und in Thüringen ab Freitag.

Merkel tritt heute vor die Presse und erklärt, angesichts der eingeleiteten Lockerungen, dass Deutschland noch lange nicht

über den Berg sei. Der gesamte Auftritt wirkte eher wie Drohung. Kurz danach warnte Drosten vor einer zweiten infektionswelle und sagte, dass die Zahl der Infizierten in der Berliner Charité wieder zunähme. Da passt es, dass das RKI am Abend von einem Anstieg der Reproduktionsrate von 0,8 auf 0,9 spricht. Man will eben die Spannung gut verteilt über den Tag aufrechterhalten. Mittlerweile fällt es schwer, den Zahlen und Aussagen noch zu trauen, insbesondere nach dem, was ich gestern beschrieben habe.
Ich dachte, ich hätte mich erst verhört, aber nein, er hat es wirklich gesagt, ein Kommentator vom mdr in den Tagesthemen: „So, so, Frau Merkel kritisiert also Öffnungsdiskussionsorgien, ..., die Kritik gelinde gesagt eine Unverschämtheit. Weniger gelinde ist es anmaßend. Die Politik schränkt unsere Grundrechte ein in einem nie dagewesenen Ausmaß, aus guten Gründen, klar. Aber da ist es nicht nur völlig normal, sondern sogar notwendig, dass jeden Tag, auch wenn's die Kanzlerin nervt, darüber diskutiert wird, wie können wir so schnell wie eben vertretbar, selbstbestimmt leben, arbeiten und uns organisieren. Jeder Einzelne hat das Recht jeden Tag zu fragen, können wir nicht etwas mehr lockern, etwas mehr öffnen. Und Angela Merkel hat die Pflicht, jeden Tag zu rechtfertigen, warum das vielleicht nicht geht. ..“
Mal sehen, wie lange der Mann noch seinen Job bei den öffentlich rechtlichen hat. Ich will hier mal seinen Namen erwähnen: Oliver Köhr. Es könnte allerdings auch ein Kommentar sein, um die kritischen Stimmen, die mehr und mehr werden, aufzunehmen, abzufangen und zu sagen: schaut mal, man kann ja durchaus auch noch Kritik üben in diesem Land. Merkwürdig ist es jedoch allemal.

Nicht merkwürdig, sondern hochinteressant ist der gemeldete Fall eines neunjährigen französischen Kindes. Obwohl selbst erkrankt hat es niemanden seiner 172 nachgewiesenen Kontakte mit covid-19 infiziert.

Wie immer die Zahlen des Tages:

Italien: 181.228 / 2.256 / 454 (Gesamtz. infiziert/Neuerkrankungen/neue Todesfälle)
Spanien: 200.210 / 1.536 / 399
Frankreich: 155.383 / 2.489 / 547
UK: 124.743 / 4.676 / 449
USA: 786.698 / 22.062 / 1.630
Deutschland: 146.653 / 911 / 64
Russland: 47.121 / 4.268 / 44

China meldete für den Tag 12 Neuinfektionen.

(https://www.worldometers.info/coronavirus/)

21.04.20. Irgendwie werde ich den Eindruck nicht los, dass sich die Farbe des Himmels seit einiger Zeit verändert hat. Das Blau ist klarer und beim Blick in den nächtlichen Sternenhimmel sind deutlich mehr Sterne zu sehen, als vor der Corona-Krise. Erstaunlich.

Weltweit, egal ob in Russland, Frankreich oder den USA gibt es vermehrt Proteste gegen die verhängten Beschränkungen, zum Teil auch gewaltsam. Ich hatte in den letzten Tagen ja bereits von den Demonstrationen auf dem Rosa-Luxemburg-Platz in Berlin berichtet. Das Volksfernsehen in Deutschland ist natürlich sicher, dass dies in den USA von Trump durch Twitter-Mitteilungen provoziert wird, um im Wahlkampf zu punkten. Bei den Demonstrationen in Berlin spricht man inzwischen von einer Querfront aus rechten, Verschwörungstheoretikern und verwirrten Köpfen. Ich bin gespannt, wann die Demonstrationen in Russland als eine vom russischen Volk ausgehende Willensbekundung gegen die diktatorische Politik Putins bezeichnet wird.

Die ersten Politiker in Deutschland sprechen inzwischen von weiteren Monaten, in denen die Beschränkungen aufrechterhalten werden müssen. Wohl deswegen, um dem Volk seine Spiele zurückzugeben, sprach Söder heute von einem detailliertem Konzept, das die Fußballliga vorgelegt hätte, um den Spielbetrieb wieder aufzunehmen. Die Saison Handballbundesliga dagegen wurde heute für beendet erklärt. Ebenfalls für beendet erklärt, wurde heute das Oktoberfest in München. Einige Leute sprechen davon, dass Söder diese Absage politisch wohl nicht überleben wird.

Ein neues Gesetz soll die Lage von privatversicherten Patienten verbessern, die wegen der Corona-Krise in finanzielle Schwierigkeiten aufgrund hoher Versicherungsprämien geraten sind. Danach soll es möglich sein, in einen günstigeren Tarif zu wechseln und später wieder in den alten Tarif ohne Gesundheitsprüfung zurückzukehren. Allerdings wird wohl Zeit bis Juni oder Juli vergehen, bis das Gesetz durch den Bundestag und den Bundesrat geht. Wahrscheinlich hat es bis dahin die ersten Versicherten schon deshalb aus der Kasse gekegelt, weil sie inzwischen Hart IV beantragen mussten.

Der Vizepräsident des RKI heute auf einer Pressekonferenz: „Es ist kein Ende der Epidemie in Sicht, die Fallzahlen können wieder steigen." Da hat er recht, oder auch sinken, oder auch gleich bleiben. Angst machen ist alles. Zudem ergänzt er, dass selbst, wenn es keine neuen Fälle in Deutschland gäbe, das Virus wieder vom Ausland ins Land kommen könne. Ah ja, was habe ich bereits am Anfang meiner Aufzeichnungen notiert? Warum hat man nicht konsequent, gerade am Anfang der Epidemie Flüge aus den Hochrisikogebieten gestoppt und Menschen, die aus China einreisen wollten, in Quarantäne gebracht? Die Begründung war schlicht, dass man ja nicht solche Einschränkungen veranlassen könne, weil das Virus keine Grenzen kennt. Es ist richtig, dass das Virus keine Grenzen kennt, aber das Virus bewegt sich nicht selbständig, sondern nur in seinem Wirt. Wäre man konsequent vorgegangen, hätte die jetzige Situation höchstwahrscheinlich vermieden werden können. Jegliche Bemerkungen wie „konnte ja keiner wissen", sind überflüssig, weil das nur heißt, dass Entscheidungsträger ihre Arbeit entweder nicht oder nur unzureichend gemacht haben. Und die gleichen Entscheidungsträger lassen sich jetzt als Krisenmanager feiern.

Ebenso wird vom RKI heute erneut angemerkt, dass es weiterhin Auflagen geben müsse, bis ein Impfstoff zur Verfügung steht. Es wird den Menschen über die Medien permanent ins Hirn geblasen. Genauso, wie die Gesichtsmasken, die demnächst wahrscheinlich in jedem Bundesland getragen werden müssen. Auch hier komme ich auf meine vorigen Ausführungen zurück. Hätte man frühzeitig damit begonnen, gerade dort, wo Menschen dicht gedrängt beieinander stehen oder sitzen, wäre die Situation deutlich besser zu kontrollieren gewesen. Es stellt sich immer mehr die Frage, ob es nicht sogar gewollt war, die jetzige Situation herzustellen. Das Gefühl verstärkt sich noch, denn über viele Dinge, die es eigentlich in der jetzigen Situation zu besprechen gäbe, wird von den Regierungssendern nicht geredet. Stattdessen hält man die Leute in der Maskenschleife, die von der Fußballschleife abgelöst wird und schickt sie derzeit in die Sommerurlaubsdiskussionsschleife.

Interessant ist ebenfalls, dass es etwa einen Tag dauert, bis die Systemmedien ein Thema aufgreifen, das bereits vorher auf unabhängigen Kanälen diskutiert wurde. So hatte sich der französische Nobelpreisträger und Entdecker des AIDS-Virus Montagnier geäußert und gesagt, es deute alles darauf hin, dass es sich bei dem Corona-Virus um ein im Labor geschaffenes Virus handele. Er hatte davon gesprochen, HIV-RNA im Corona-Virus entdeckt zu haben. In einigen Systemmedien wurde er als senil bezeichnet, andere sprachen davon, dass es auch früher schon Nobelpreisträger gab, die Nazis waren.
Die Tagesschau beschäftigt sich in Berichten mit dieser These, die Bild-Zeitung schickte, wie berichtet, ihr Propaganda-Sturmgeschütz in Form ihres Chefredakteurs an die Front. Die Mitschrift des Videos folgt sobald ich Zeit habe.

Österreich beschließt weitere Lockerungen ab Mai und in Deutschland sollen demnächst auch wieder Gottesdienste mit bis zu 50 Besuchern stattfinden dürfen.

Bis vor wenigen Tagen noch als systemrelevant bezeichnet und überall gelobt, gebauchpinselt und mit warmen Worten überschüttet, hätten Pflegekräfte, die trotz teilweise mangelhafter Schutzausrüstung unterwegs waren, eigentlich hellhörig werden müssen. Denn heute meldet die Tagesschau, dass die angekündigte Sonderprämie wahrscheinlich doch nicht gezahlt wird. Die Krankenkassen hätten massiven Widerstand geleistet. Nun ja, Kittel ausziehen und nach Hause gehen. Wie wäre es, wenn die hochbezahlten Typen in ihren bequemen Bürosesseln den Job allein machen. Hartz IV ist wahrscheinlich auch nicht deutlich weniger Geld als das, was eine Pflegekraft mit ihrer schweren Arbeit verdient.

Der US-Staat Missouri hat vor Gericht Klage gegen China eingereicht. Man fasst sich an den Kopf. Angeblich hätte China die Welt über die Gefährlichkeit belogen und so weltweit etliche Tote und wirtschaftliche Verluste verursacht.

Seit einiger Zeit steht die Frage im Raum, ob jemand mit oder durch das Corona-Virus verstorben ist. Kürzlich war der Chef der Hamburger Rechtsmedizin bei Lanz und hat sich dazu geäußert. Er habe bei allen Patienten schwere Vorerkrankungen festgestellt und die Patienten wären auch ohne covid-19 an ihren Grunderkrankungen gestorben. Solche Aussagen lassen sich in der angespannten Situation natürlich nur schwer wieder einfangen. Insbesondere, wenn dann auch noch erwähnt wird, dass das RKI dazu geraten hatte, keine Leichenöffnung vorzunehmen, weil dies zu gefährlich wäre. Eine neue Erkrankung, hervorgerufen durch ein neues Virus und da will man verhindern zu erfahren, was es im Körper macht? Seltsam. Nun, das lässt sich ein richtiger Pathologe nicht bieten, einer, der noch vom alten Schlag ist. Schließlich ist es erst durch die von Koch initiierten Leichenöffnungen zu Erkenntnissen gekommen, die viele Erkrankungen erklären. Jedenfalls, ich hatte es weiter oben bereits angedeutet, beschäftigte sich auch hier die Tagesschau mit dem Thema und interviewte eben diesen Hamburger Professor Püschel.
Der Versuch, ihn aufs Glatteis zu führen, scheiterte jedoch grandios. Hier das Gespräch in Teilen (https://youtu.be/170lOpolu-k).

Tagesschau: „Sie haben vor ein paar Tagen gesagt, dass alle der von ihnen Obduzierten an covid-19 Gestorbenen Vorerkrankungen hatten und ohnehin nicht mehr lange zu leben gehabt hätten. Die Reaktionen darauf waren recht heftig. Spielen Sie die Gefahr durch Corona herunter?“ (Wie bitte? Was ist das denn für eine Frage. Ein Wissenschaftler äußert seine Meinung zu dem, was er in der täglichen Arbeit sieht und wird derart angegriffen, weil es nicht in die Meinung des verordneten Gedankengutes passt. Hier wird von Seiten der Qualitätsvolksmedien ähnlich vorgegangen, wie bei Wissenschaftlern, die die These des angeblich menschengemachten Klimawandels hinterfragen)

Püschel: „Also ich finde das nicht. Ich bin ja Wissenschaftler und ich stelle die Fakten dar. Natürlich ziehe ich auch einige Schlussfolgerungen. Die Fakten sind so, dass wir bei uns hier in Hamburg über 100 Corona-Tote sorgfältig untersucht haben. Die sind alle zwischen 55 und 99 Jahren, das Durchschnittsalter ist bei 80 Jahren und bisher haben alle mindestens eine, aber in der Regel mehrere relevante Vorerkrankungen. Das ist ein Fakt."

Tagesschau: „Aber sie hätten ja noch länger leben können oder können sie das sicher ausschließen?" (Erneut, was für eine Frage. Vorbereitete Fragen, um den Arzt in die Position des Verschwörungstheoretikers oder sogenannten Corona-Leugners zu bringen. Der Sprecher der Tagesschau hat wahrscheinlich nicht den Hauch von Ahnung, was medizinische Dinge anbelangt und greift den Wissenschaftler an, der eine dem Mainstream konträre Meinung hat. Es darf eben nicht sein, was nicht sein soll)

Püschel (lacht, weil er weiß, welches Spiel gerade gespielt wird): „Ich bin nicht allwissend und weiß auch nicht, wie lange Menschen mit schweren Krankheiten leben, das ist völlig richtig. Ich kann aber sagen, dass viele von denen, die wir untersucht haben, tatsächlich in einem so moribunden Zustand waren, dass die Lebenserwartung eingeschränkt war. Damit will ich überhaupt nicht in Abrede stellen, dass wir bei denen uns natürlich auch medizinisch sehr viel Mühe geben, um ihre

Krankheit zu behandeln und das Leben zu verlängern, soweit das möglich ist."

Tagesschau (kommt jetzt aus dem Konzept und stottert): „Die Todesfälle, die Zahl der Todesfälle, dass andere ja die Gefahr einer Überlastung des Gesundheitssystems, die scheint ja doch reell, wenn man sich die Bilder aus Italien, Spanien oder New York ansieht, oder?" (Strike, da haben wir es wieder. Was hat diese Frage mit der Arbeit von Püschel zu tun! Es geht auch wieder einzig und allein darum, ihn als Leugner, als Widertäufer zu entlarven, der nicht der Meinung des Heiligen Stuhls in Berlin folgt)

Püschel: „Ehrlich gesagt, gestatten sie mir die Rückfrage, warum gucken alle nach Italien, Spanien und New York? Warum gucken sie nicht hier nach Deutschland. Zum Beispiel hier in Hamburg. Wir haben in Hamburg sehr viele freie Intensivbetten. Die Behandlung ist in allen Krankenhäusern völlig unbeschränkt möglich. Es ist so, dass das Gesundheitssystem rechtzeitig reagiert hat, dass frühzeitig die richtigen Entscheidungen getroffen worden sind. Beispielweise im Universitätsklinikum, wo ich mich am besten auskenne, ist es in der gesamten Zeit so gewesen, dass nur etwa 60 Prozent der Betten ausgelastet waren , dass wir sehr viel mehr Patienten hätten behandeln können. Und die Situation hat sich bisher jedenfalls nicht dramatisch entwickelt." (Püschel gehört noch zu einer Generation, bei denen das Medizinstudium die Sinne geschärft und analytische Gedanken gefordert hat, einer Zeit, in der Diskussionen um wissenschaftliche Erkenntnisse gefragt waren, man merkt es an den Antworten)

Tagesschau: „...noch zu einem anderen Punkt. Wenn sie eben sagen, die Gefahr durch Corona, oder es klingt eben da heraus, wär ja doch übertrieben (hier kommt der Sprecher erneut ins Stottern, weil scheinbar nicht alles nach vorgefertigtem Skript abläuft, obwohl man wahrscheinlich dachte, dass Püschel ein

einfacher Fall wäre) warum sollte das denn ihrer Meinung nach so sein, also wer hätte denn ein Interesse an einer solchen Übertreibung?" (Strike! Wenn er jetzt antwortet was wir denken, dann haben wir ihn, dann ist er unser Verschwörungstheoretiker unter den Pathologen, dann haben wir eine weitere konträre Meinung, eine, die nicht in unsere Propaganda passt, herausgekegelt und kaltgestellt)
Püschel (lächelt, weil er längst den Braten gerochen hat): „Also ich bin Mediziner, Rechtsmediziner. Ich habe ein Problem damit, wenn schon ganz am Beginn ein Präsident erklärt, wir sind im Krieg (bezieht sich auf Macron) und eine Bundeskanzlerin die Situation mit dem zweiten Weltkrieg vergleicht. Dass dann Ängste entstehen und dass man ein Killervirus imaginär ausmalt, das alle bedroht, das ist dann vielleicht nicht ganz unverständlich. Also ich plädiere ja für eine realistische Herangehensweise. Das ist eine Viruserkrankung, die wir bisher nicht kennen und die jetzt einmal als Pandemie auf uns zukommt. Aber auf der anderen Seite haben wir ein gut funktionierendes Gesundheitssystem. Ich kenne kein Bild aus unserer Region, bei dem tatsächlich jetzt Leichen en masse abtransportiert wurden..."

Soviel zu diesem Interview, dessen Verlauf sich die Tagesschau wahrscheinlich ganz anders und mit einem anderen Ergebnis vorgestellt hatte. Ich vermute, dass man Püschel so schnell nicht wieder in irgendeine Sendung in nächster Zeit einladen wird. Da wird es ihm ähnlich ergehen, wie einigen anderen seriösen Wissenschaftlern.

Wie immer die Zahlen des Tages:

Italien: 183.957/ 2.729/ 534 (Gesamtz. infiziert/Neuerkrankungen/neue Todesfälle)

Spanien:	204.178/ 3.968/ 430
Frankreich:	158.050/ 2.667/ 531
UK:	129.044/ 4.301/828
USA:	818.744/ 25.985/ 2.804
Deutschland:	148.453/ 1.388 / 224
Russland:	52.763/ 5.642/ 51

China meldete für den Tag 11 Neuinfektionen.

(https://www.worldometers.info/coronavirus/)

Auch am **22.04.20** ist kein Ende des lockeren Geldes in Sicht, bei der Ausbreitung der covid-19-Erkrankung jedoch schon. Jeder, der eine Klientel bedienen will, ruft nach Geld. Heute wurde bekannt, dass die Bundesregierung Leihwagen für medizinisches Personal bezahlen will, wenn es darum geht, zur Arbeit zu fahren. Bis zu 145 km pro Tag sollen frei sein, insgesamt will man 10 Mill. Euro dafür bereitstellen. Man könnte auch sagen, eine indirekte Finanzierung des brachliegenden Leihwagengeschäfts. Die Grünen wollen ein sog. Corona-Elterngeld durchsetzen, schließlich müssten Eltern ihre Kinder ja jetzt zu Hause betreuen. Die Automobilindustrie fordert Unterstützung, Altmaier will darüber nachdenken. Das Gaststätten- und Hotelleriegewerbe fordert Geld, die Schausteller, die Liste könnte hier endlos fortgesetzt werden. Helikoptergeld ist im Anflug. Auch bei der Bundesregierung flattert es weiter aufs Konto. Während wochenlang von Solidarität aus Richtung der Regierung gefaselt wurde, heißt das ja noch lange nicht, selbst Einbußen bei den Gehältern in Kauf nehmen zu müssen. Dass es auch anders geht, hat die Regierung in Österreich gezeigt, deren Mitglieder jeweils ein Monatsgehalt spenden wollen. Da passt es auch gut, dass Steinmeier heute erneut zu Solidarität aufgerufen hat. „Wir werden einiges von dem gemeinsam erarbeiteten Wohlstand preisgeben". Damit hat er wohl kaum sich und seine Kollegen in Regierung und Bundestag gemeint.

Dann die Breaking-News des Tages: das Paul-Ehrlich-Institut will eine erste klinische Studie für einen Corona-Impfstoff zulassen.
Eine scheinbare Lösung aufzeigen, aber gleichzeitig die Angst hochhalten. Lasst sie nach dem Impfstoff gieren! Aus dem UKE in Hamburg kommt eine große Meldung, die von einer zweiten Infektionswelle im Herbst spricht. Man mache sich große Sorgen zur Diagnostik, wenn dann auch die Grippewelle beginnt. Und Drosten befürchtet, dass durch die Öffnung von Geschäften die bisherigen Erfolge wieder verspielt werden können. Drosten hatte bereits vor zwei Tagen einen Sonderpreis der DFG in Höhe von 50.000 Euro erhalten. Die Begründung dafür: weil er in seinem Podcast die Sachlage zu covid-19 verständig darstellt und mit unhaltbaren Thesen aufräumt. Man hätte auch sagen können, weil er die Meinung der Regierung gegen Dissidenten und sog. Verschwörungstheoretiker vertritt. Heute wurde er auch sofort für den Grimme-Online-Award nominiert. Das System feiert sich selbst, wie beim Bambi, der Goldenen Kamera und ähnlichen Events.

Ebenfalls heute wird bekannt, dass es bereits zwei Todesfälle mit an Corona-Infizierten in den USA, in Kalifornien, im Februar 2020 gab.

Die deutschen Flughäfen melden, dass die Zahl der Fluggäste, verglichen mit dem Vergleichszeitraum im letzten Jahr, in der letzten Woche auf 1,2 Prozent zurückgegangen sei.

Habeck wird vom Spiegel am heutigen Tag interviewt (https://vcdn01.spiegel.de/players/zuw8VHOC-9QTGcSm3.html). Letztlich ist es die Plattform, sich als Grüne wieder einmal breit und ausführlich zu präsentieren, denn während der Corona-Krise gingen deren Zustimmungszahlen arg zurück.
Habeck, braun gebrannt, erzählt den Zuschauern erst einmal, wie hart er derzeit im Home Office arbeitet. Lobend äußert er sich über die Arbeit von Merkel, man könnte fast denken, er steckt seine Nase gerade derzeit ganz tief dorthin, wo die Sonne nie scheint, um sich für die Zeit nach der nächsten Bundestagswahl zu empfehlen. „Es ist mit drin im Preis, dass man seine Meinung ändert" (zu den unterschiedlichen und über die Zeit gegensätzlichen Empfehlungen der Regierung in Zeiten der Corona-Krise).
„Die App, die die Kontakte nachvollziehen sollte, ist jetzt sang- und klanglos um einen Monat verschoben worden. Ein Monat ist ja für Menschen, die in Not und Elend leben und Angst um ihre Existenz haben, eine halbe Ewigkeit."
Die bereits veröffentlichte App, die sog. Datenspender-App, die Daten an das RKI übermitteln soll ist bereits beim Chaos Computer Club hinsichtlich ihres Datenschutzes durchgefallen. Die angebliche Anonymität der Daten gibt es nicht. Die neue, geplante App zur Nachverfolgung von Kontakten wird nicht besser sein. Was Habeck mit Not und Elend meint, wird nicht ganz klar. Sicher fürchten Menschen im Augenblick um ihre Existenz, aber Not und Elend findet man wohl eher in indischen Slums oder in den von der NATO zerbombten Dörfern in Afghanistan.
Spiegel: „Was denken sie darüber, dass es tatsächlich eine Impfpflicht geben könnte?"

Habeck: „Der Sinn von Impfungen ist nicht nur, um sich selbst zu schützen, sondern eine Immunität in der Bevölkerung zu erhalten,..., und ich würde in dem Fall ebenfalls dazu tendieren, also, wenn alle Menschen sich impfen lassen, wäre es natürlich besser. Sollte das unter den Erwartungen bleiben, dann müsste man eine Impflicht auch durchsetzen."
(Strike, da war es wieder. Man wird alles unternehmen, um diese Impfpflicht durchzusetzen, wenn nicht alle gleich „hier" schreien. Und man dreht ja bereits kräftig an diesem Rad)
Habeck erklärt im weiteren Verlauf seine Idee, wie er die Wirtschaft in Deutschland wieder anschieben will. „Das Geld, das wir wahrscheinlich nur einmal ausgeben können..." Der Satz sagt eigentlich schon alles. Im weiteren Verlauf erscheint es, als wäre Wirtschaft für ihn das, wo es etwas zu essen und zu trinken gibt.

Spahn äußerte sich heute im Bundestag: „ Wir werden in der politischen Debatte und auch in der medialen Debatte in dieser Corona-Lage alle miteinander viel verzeihen müssen. Weil das glaube ich in der bundesrepublikanischen Geschichte noch nie es gegeben hat, dass unter so großen Unsicherheiten, in so kurzer Zeit, so weitgehende Entscheidungen getroffen werden mussten."
Fast könnte man denken, da wolle jemand schon einmal seinen Hintern in Sicherheit bringen. Wer weiß, was im Augenblick bereits im Hintergrund los ist. Zumal anzumerken ist, dass es bisher eigentlich keine wirkliche politische Debatte zu der gesamten Corona-Lage und den verhängten persönlichen Einschränkungen gab. Und mit medialer Debatte kann er eigentlich nur die zwischen Systemmedien und alternativen Medien meinen. Denn die Qualitätsmedien pusten ohne Unterlass alle ins gleiche Horn, betätigen sich als Stichwortgeber und unterlassen es, kritische Fragen zu stellen.

Wie immer die Zahlen des Tages:

Italien:	187.327/ 3.370/ 437 (Gesamtz. Infiziert/Neu-erkrankungen/neue Todesfälle)
Spanien:	208.389/ 4.211/ 435
Frankreich:	159.877/ 1.827/ 544
UK:	133.495/ 4.451/763
USA:	848.716/ 29.972/ 2.341
Deutschland:	150.648/ 2.195/ 229
Russland:	57.999/ 5.236/ 57

China meldete für den Tag 30 Neuinfektionen.

(https://www.worldometers.info/coronavirus/)

23.04.20, Merkel gibt eine Regierungserklärung am heutigen Tag ab (https://youtu.be/Qgxbi8zEf38).

Es klingelt, wenn sich die deutsche Bundeskanzlerin vor den Bundestag stellt und in ihrer Regierungserklärung vorliest: „Niemand hört es gerne, aber es ist die Wahrheit. Wir leben nicht in der Endphase der Pandemie, sondern immer noch an ihrem Anfang." Jeder, der sich abseits der medialen Regierungssprachrohre mit der Thematik beschäftigt hat, hört den Alarm. Hier wird bereits eine Agenda präsentiert, die die gesellschaftlichen Verhältnisse auf eine noch stärkere Art und Weise in Deutschland verändern wird, als dies 2015 der Fall war. Allein die Worte „und es ist die Wahrheit" erinnert an „Niemand hat die Absicht eine Mauer zu bauen", „Wir schaffen das", „Es ist alternativlos". Die Sprüche sind bekannt, die Auswirkungen spürbar.

Und wenn Merkel dann fortsetzt mit: „..wie wir verhindern, dass das Virus unser Gesundheitssystem überwältigt und in der Folge unzähligen Menschen das Leben kostet, diese Frage wird noch lange die Frage für die zentrale Politik in Deutschland und Europa sein...", dann wird es für die Frau Zeit, sich mal eben an die eigene Nase zu fassen und sich zu allererst die Frage zu stellen, wer denn dieses Gesundheitssystem, was ohne Frage besser als das britische ist, so in Schutt und Asche gefahren hat. Privatisierungen bei den Krankenhäusern, unterbezahlte Mitarbeiterinnen und Mitarbeiter, bei Zahnärzten eine Gebührenordnung, die seit 1988 um keinen Pfennig angehoben wurde. Zudem kam das Gesundheitssystem bisher zu keinem Zeitpunkt in die Nähe einer Überforderung.
Aber sie kann noch besser: „Eine solche Situation ist nur akzeptabel und erträglich, wenn die Gründe für die Einschränkungen transparent und nachvollziehbar sind, wenn Kritik und Widerspruch nicht nur erlaubt, sondern eingefordert und angehört werden, wechselseitig. Dabei hilft die freie Presse,..."
Was bitte ist transparent und nachvollziehbar, wenn die Kenngrößen, die man bei den bisherigen Entscheidungen angesetzt hatte, verändert werden. Wenn man mitten im Spiel die Regeln ändert. Erst eine Verdoppelungszeit von 10 Tagen zur Lockerung, die dann angehoben wurde auf 14 bis 15 Tage und als sie sich schließlich der 30-Tage-Marke näherte, wurde auf die Reproduktionszahl des Virus umgestellt. Und was stellte sich heraus? Diese lag bereits vor Einführung der Einschränkungen unter der Zahl, die für Lockerungen herhalten sollte. Als man bemerkte, dass der Trick entdeckt wurde, waren es zwei weitere Kriterien neben der Reproduktionszahl, die wie bei einem Taschenspieler hervorgezogen wurden.
Die Aussage „freie Presse" ist die Krönung. Welche freie Presse meint die Bundeskanzlerin damit? Die zwangsfinanzierten Regierungssprachrohre ARD und ZDF, die mit ihren zig Neben-

und Untersendungen und Programmanstalten alle ins gleiche Horn blasen oder die in Deutschland verfügbaren Zeitungen, privaten Radio- und Fernsehsender, die sich in der Hand von fünf Unternehmen befinden und zu denen die Bundeskanzlerin exzellente Beziehungen, wie beispielsweise zu Frau Mohn und Frau Springer hat.

„Diese Pandemie ist eine demokratische Zumutung, denn sie schränkt genau das ein, was unsere existentiellen Rechte und Bedürfnisse sind..."
Genau hier liegt Merkel falsch. Und das höchstwahrscheinlich auch bewusst. Denn die Pandemie ist keine demokratische Zumutung, die von Merkel verordnete Politik ist eine demokratische Zumutung, die mit der tatsächlichen Lage im Infektionsgeschehen nichts zu tun hat. Die Reproduktionsrate des Virus ist seit Wochen unter 1 und wie Beispiele in Schweden und Südkorea zeigen, liegen die Werte im Verhältnis nicht viel anders, als in Deutschland. Vielmehr werden die Unfähigkeit und Unwilligkeit des Handelns gerade zu Anfang des Jahres, als Informationen aus China bereits vorlagen, jetzt dem Virus angelastet. Und richtig dreist wird es, wenn man gebetsmühlenartig darauf hinweist, dass der Weg in die Normalität erst dann gegeben ist, wenn ein Impfstoff vorhanden ist, dann aber in eine „neue Normalität". Was darunter zu verstehen sein wird, kann man sich annähern denken.

„...kaum eine Entscheidung ist mir in meiner Amtszeit als Bundeskanzlerin so schwer gefallen, wie die Einschränkungen der persönlichen Freiheitsrechte."
Wirklich? Warum muss die Bundeskanzlerin einen solchen Satz vom Papier ablesen?! Ist dies nicht ein Satz, der ihr frei über die Lippen kommen sollte, aus tiefstem Herzen? Anscheinend nicht.

Die von der Opposition eingebrachten Argumente während dieser Sitzung des Bundestages hätte man auch gleich von der Regierung verlesen lassen können. Eines allenfalls fiel noch auf. Lindner sprach davon, dass man von Seiten der Regierung die Epidemie wie im Mittelalter bekämpfen würde, mit Masken und Distanz. Und Lindner fragte dann, wo denn die Apps blieben, damit man Kontakte nachvollziehen könne. Der FDP-Vorsitzende stellt eine solche Frage? Die FDP, die beim Thema Überwachung immer zurückhaltend war? Was wird hier eigentlich gespielt und wer spielt wem, scheinbar von der breiteren Öffentlichkeit unbemerkt, in die Hände?

Aber es gab noch mehr an diesem Tag. Die EU will Afrika angeblich mit einer Luftbrücke helfen. Welches Land rief als erstes „hier"? Richtig, die Franzosen. Nun ist Frankreich ja bereits so ganz uneigennützig in Mali und einigen anderen afrikanischen Ländern mit Truppen und jetzt will man Hilfe für Afrika leisten. Das muss man sich mal vorstellen. Als ob Afrika ein Land wäre. Wahrscheinlich haben heutige Politiker nicht mal einen Schimmer von der Größe des Kontinents. Oder aber schon konkrete Länder im Visier, denen man mehr Neokolonialismus auf die zarte Art zukommen lassen kann. Jedoch gibt es für diese Hilfe weder einen Zeitpunkt, noch Aussagen zur Art der Hilfe. Die Panik, die in den Medien hinsichtlich Afrika verbreitet wird, spottet jeder Beschreibung. Auf dem gesamten Kontinent mit 1,2 Milliarden Menschen gibt es derzeit lediglich 26.000 Corona-Fälle.
Anders dagegen in Deutschland. Da streitet Spahn mit den gesetzlichen Krankenkassen über die Finanzierung flächendeckender Corona-Tests.

Aus New York kommen Zahlen, wonach bei 3000 getesteten Personen zu 14 Prozent Antikörper gefunden wurden. Das bedeutet andererseits, dass die Erkrankung scheinbar in vielen Fällen nur mit leichten oder sogar ohne Symptomen verläuft, denn bei diesen Zahlen müssten bereits viel mehr Menschen in Krankenhäusern liegen oder längst verstorben sein. Zumal die Gesundheitskommissarin von New York davon ausgeht, dass in der Stadt bis zu einer Million Menschen dem Virus ausgesetzt waren.

Beim Daimler brach der Gewinn im ersten Quartal 2020 um 78 Prozent ein. Dazu planen 18 Prozent der deutschen Unternehmen, Stellen abzubauen und befristete Verträge nicht zu verlängern, meldet das ifo-Institut. Die Lufthansa gibt einen operativen Verlust von 1,2 Milliarden Euro für das erste Quartal bekannt. Dem ersten Politiker flattert schon das Hemdchen, angesichts des Geldregens der Bundesregierung. Der Fraktionschef der Union meinte, es mache ihm „langsam ein bisschen Angst, wie viel Geld wir ausgeben für diese Krisenbewältigung, weil die ganze Sache ja hinterher auch irgendwann mal bezahlt werden muss."

Nach Öffnungen der Geschäfte lagen heute erste Zahlen vor. Diese decken sich mit dem, was ich hier in Hamburg gesehen habe: kein Ansturm auf irgendwelche Geschäfte. Die Innenstädte sind zwar besser besucht, als noch vor zwei Wochen, aber es ist längst nicht mit Vor-Corona-Zeiten zu vergleichen. Passend dazu meldet die GfK, dass sich das Konsumklima im freien Fall befinde.
Die Frisöre teilen indessen mit, dass ein Haarschnitt jetzt mehr kosten wird. Man könne nicht mehr trocken schneiden und muss zudem Schutzkleidung organisieren, die zusätzlich kostet.

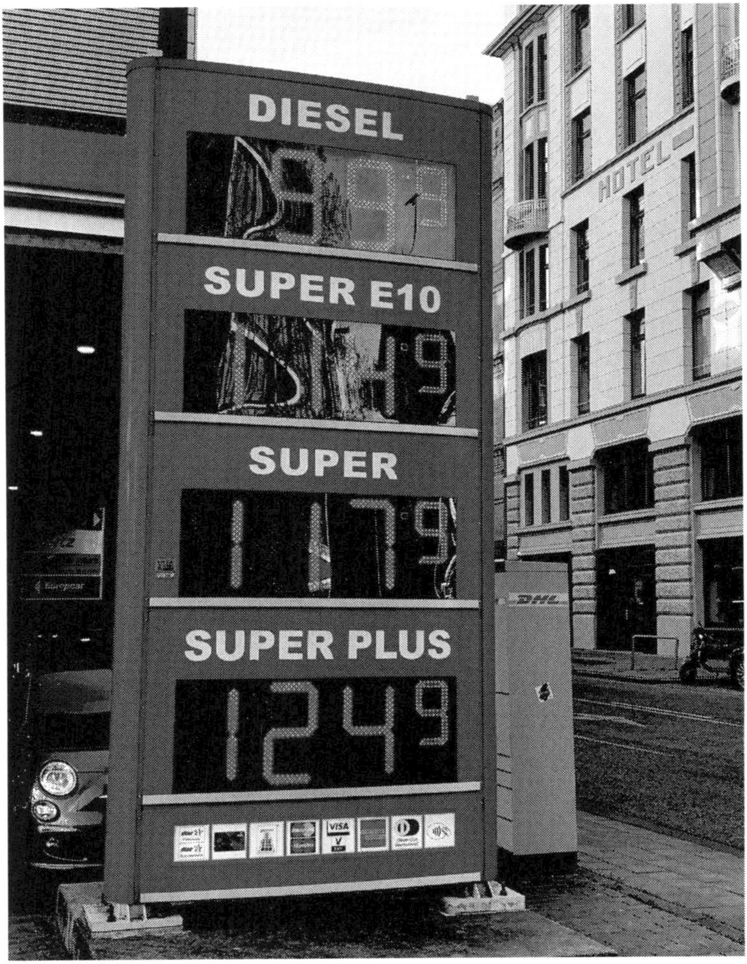
DIESEL
SUPER E10
SUPER
1 17 9
SUPER PLUS
124 9
HOTEL
DHL

Der Preis für einen Liter Diesel lag heute an einer Tankstelle in Hamburg bei 99,9 Cent, gestern habe ich noch Preise von 1,059 gesehen.

Wie immer die Zahlen des Tages:

Italien:	189.973/ 2.646/ 464 (Gesamtz. infiziert/Neuerkrankungen/neue Todesfälle)
Spanien:	213.024/ 4.635/ 440
Frankreich:	158.183/ 2.239/ 516
UK:	138.078/ 4.583/638
USA:	879.430/ 30.713/ 2.110
Deutschland:	153.129/ 2.481/ 260
Russland:	62.773/ 4.774/ 42

China meldete für den Tag 10 Neuinfektionen.

(https://www.worldometers.info/coronavirus/)

Zum Abschluss des Tages noch ein Zitat mit der Frage, wer es gesagt hat:
„Darum sage ich der ... Öffentlichkeit: haben sie Geduld! Helfen sie einander angesichts der komplexen, schwierigen Problemlage vor der alle gemeinsam stehen."
Die Auflösung dazu gibt es morgen.

Der **24.04.20** bringt als Nebenmeldung, dass die „Rente ist sicher"-Blüm gestorben sei.
Was Institute zu leisten im Stande sind, zeigt sich im Prinzip jeden Tag. Man guckt in die Glaskugel oder liest im Kaffeesatz und gibt eine Pressemitteilung heraus. Ich erinnere hier an die Aussagen zu Beginn der Corona-Krise, wonach die Zahl der Kurzarbeiter auf bis zu möglichen 2,2 Millionen geschätzt

wurde. Heute liegt Deutschland bereits bei 4,4 Millionen. Ein Institut veröffentlicht nun Schätzungen, wonach die Arbeitslosenzahl in diesem Jahr auf über drei Millionen steigen wird. Nun, diese Schätzung vom Institut für Arbeitsmarkt und Berufsforschung wird genauso bald Makulatur sein, wie auch die Schätzungen zum Rückgang der Wirtschaftsleistung durch andere Institute.
Realistischer sind da die Zahlen, die aus Großbritannien kommen. Capital Economics rechnet im April mit einem Rückgang des Einzelhandelsumsatzes auf der Insel von 20 bis 30 Prozent. Interessant ist zu beobachten, wie Nachrichten gleichmäßig aufpoppen. So lobt der Europa-Chef der WHO Merkel und Spahn: „Was wir sehen, ist, dass die Gesundheitssysteme, die ohnehin schon vor der Pandemie am stärksten aufgestellt waren, jetzt auch am besten damit umgehen. Das haben wir natürlich auch in Deutschland unter der starken Führung von Gesundheitsminister Spahn und der Bundeskanzlerin und das kann nur gelobt werden.“ Gestern die Regierungserklärung von Merkel mit Kritik an Ministerpräsidenten, die vorschnell öffnen wollten. Heute eine Unterstützung Merkels durch die WHO, denn die Lockerungen sollten nur so erfolgen, „dass sie das Gesundheitssystem immer auf eine zweite Welle auch vorbereiten".

Ebenso im Fernsehen, der Vizepräsident des RKI, der darauf hinweist, dass Deutschland so gut dastehe, liege an den eingeleiteten Maßnahmen. Zudem erklärt er, dass es keinen Erdrutsch an Lockerungen geben dürfe, da es dann auch wieder mehr Ansteckungen gäbe. Außerdem empfiehlt das RKI, alle Menschen mit Atemwegsinfekt auch zu testen. Was dies für die gemeldeten Corona-Infektionszahlen bedeutet, kann sich jeder an zwei Fingern ausrechen. Man kann den Druck aufrechterhalten. Ich verweise an dieser Stelle nochmals darauf, das die Reproduktionszahl des Virus bereits vor den eingeleiteten Maßnahmen unter 1 lag. Aber je häufiger man etwas in den Regierungssendern verbreitet und wiederholt, desto mehr glauben es die Menschen. Natürlich macht es Sinn, flächendeckende Tests einzuführen. Aber dies nur vor dem Hintergrund, welche allgemeine Durchseuchung innerhalb der Population vorhanden ist. Das würde vor allem für die Morbiditäts- und Mortalitätsrate des Virus verlässliche Zahlen bringen. Die Durchseuchung der Bevölkerung scheint, wie ich gestern über eine Studie aus New York berichtet habe, höher, als bisher angenommen. Ähnliche Werte lässt eine heute in Kalifornien veröffentlichte Studie erkennen, von der im Radio berichtet wurde. Drosten dagegen wird in seinem Corona-Podcast nicht müde, die Gefährlichkeit des Virus zu betonen. Man hat wohl inzwischen festgestellt, dass bei vielen Menschen Abwehrzellen gegen das Virus existieren, obwohl sie scheinbar keine Infektion durchgemacht haben. Erklärt wird dies mit einer gewissen Grundimmunität gegen Corona-Viren aufgrund vorheriger Grippeinfektionen. Und Drosten in seinem Podcast: „...obwohl viele Menschen daran sterben (er meint am covid-19)...". Man muss den Druck einfach aufrechterhalten.

Dazu ein Interview vom heutigen Tage in der Tagesschau mit Schmidt-Chanasit vom Bernhard-Nocht-Institut in Hamburg (http://www.tagesschau.de/multimedia/video/video-692333.html), übertitelt mit „Virologe warnt vor möglichem Rückfall". Interessant bereits, wie der Sprecher der Tagesschau fragt, ganz im Gegensatz zu dem ebenfalls hier transkribierten Interview mit dem Gerichtsmediziner am UKE, Prof. Schüler. Im Vergleich beider Interviews kann man eine Menge darüber lernen, wie Meinungen gesteuert werden sollen.

Tagesschau: „Wenn sie sich in den Städten umsehen, haben sie dann den Eindruck, wir werden zu unvorsichtig?"
(Man fragt einen Wissenschaftler, welchen Eindruck er hat. Interessant. Gleichzeitig das darauf hinweisen, dass Menschen jetzt wieder anders agieren könnten, als noch letzte Woche und dies als unvorsichtig zu bezeichnen. Unvorsichtig vor was? Und was bedeutet unvorsichtig? Gleichzeitig folgt das dem Ductus von Merkel und ihrer Regierungserklärung vom gestrigen Tage, in der sie die Lockerungen als gefährlich beschreibt)
Schmidt-Chanasit: „Das kann man so pauschal nicht sagen. Ich denke, viele Mitbürger halten sich an die Beschränkungen, gerade eben die Verhaltensweise, die wir eben in den letzten Wochen mühsam erlernt haben, das Abstand halten, wenn man krank ist, zu Hause bleiben, nicht ins Gesicht fassen. Das sind genau die Maßnahmen,..., die wirksam sind und warum wir so erfolgreich sind in Deutschland. Aber das führt eben auf der anderen Seite dazu, dass ein trügerisches Bild entsteht. Das trügerische Bild der Sicherheit und da müssen wir aufpassen, dass wir diese gute Situation jetzt nicht verspielen."
(Hier vergaloppiert sich der Virologe, ob absichtlich oder unbewusst bleibt dahingestellt, denn das angeblich jetzt Erreichte, war bereits vor Einführung der Maßnahmen erreicht, nämlich eine Reproduktionsrate von 1. Zudem gibt es kein trügerisches Bild der Sicherheit, was man schnell daran merkt, wenn man sich auf den Straßen umsieht und beobachtet, dass Menschen weiterhin Abstand halten)

Der Sprecher kommt jetzt auf Medikamente zu sprechen und was Schmidt-Chanasit darüber denkt.

Tagesschau: „Das Robert Koch-Institut warnt heute vor einem Erdrutsch an Lockerungen. Wie sehen sie das denn?"

(die Wiederholung macht es, Erdrutsch, hört sich an wie ein gefährliches Naturereignis in den Alpen, 100 Menschen verschüttet, wahrscheinlich alle tot)
Schmidt-Chanasit: „Ja, das muss man unbedingt unterstützen. Es ist jetzt ganz wichtig, schrittweise, vorsichtig voranzuschreiten und immer zu schauen nach 14 Tagen, wie ist die Zahl der Neuinfektionen, wie ist die Belastung in den Krankenhäusern . Und das ist genau die richtige Strategie in diesem Moment. Also nicht überdrehen und Schritt für Schritt nach vorne tasten."
(Kennt er die Zahlen nicht? Man hat fast den Eindruck. Niemand ist dabei, zu überdrehen. Wenn man die Bilder aus den Geschäften sieht und selbst in den Supermarkt geht, dann sieht man, dass sehr viel getan wird, um eine Verbreitung des Virus zu unterbinden. So werden Einkaufswagen desinfiziert und nur eine bestimmte Anzahl von Menschen eingelassen. Die Kassenkräfte sitzen hinter Plexiglas, direkter Austausch von Aerosolen ist fast nicht möglich)

Tagesschau: „Sagen sie als Virologe, also wahrscheinlich wär´s ja am effektivsten, die Leute einfach zu Hause einzusperren und gar nicht mehr rauszulassen. Wieviel Verständnis haben sie denn, also jetzt überspitzt gesagt, wieviel Verständnis, ernst gemeint jetzt, haben sie denn für Leute, die sagen, hier werden Freiheitsrechte eingeschränkt in einer Weise, wie es nicht mehr gerechtfertigt ist, wenn man sich die guten Zahlen anschaut."
(Am besten gar nicht mehr rauslassen, war dies das Ziel oder wie kommt der Sprecher der Tagesschau auf dieses Bild? Gerade am Anfang wurde doch immer gebetsmühlenartig darauf hingewiesen, dass selbst eine Schließung der Grenzen keinen Sinn machen würde, so auch Steinmeier, weil das Virus ja keine Grenzen kennt. Ja was denn nun? Je nachdem, wie es

passt? 2015 konnte man angeblich auch keine Grenzen schließen, heute ist das kein Problem, selbst für Übergänge zwischen Deutschland und Österreich, die nur Einheimische kennen. Und zu den Freiheitsrechten, die eingeschränkt werden, passen die Zahlen seit Wochen nicht, auch wenn man immer wieder versucht, seinen Zuschauern etwas anderes einzureden. Aber wahrscheinlich soll der „seriöse" Virologe mal allen Zuschauern mitteilen, dass diejenigen, die inzwischen in immer stärkerem Maße für die Wiedereinsetzung der Grundrechte demonstrieren, verantwortungslose Verschwörungstheoretiker und Corona-Leugner sind)

Schmidt-Chanasit: „Ich habe großes Verständnis dafür und bin auch der erste der sagt, wir können das nicht nur von virologischer Seite betrachten, diese Situation. Das ist ganz klar und meines Erachtens wird das auch gemacht. Man muss das Gesamtbild eben sich anschauen und ich hab auch immer gesagt, dass dieser lock down auch medizinische Nebenwirkungen hat, die ganz wichtig sind, zu betrachten. Insofern müssen wir das Gesamtbild sehen. Ich habe das Gefühl, das wird gemacht und darum sind ja jetzt die Lockerungen auch erfolgt und ich hoffe, dass auch weitere Lockerungen erfolgen können, wenn sich die Situation nicht weiter verschlechtert."
(Weiter verschlechtert? Seit Wochen verbessert sich die Situation, was redet der Mann für einen Quatsch. Gerade er als Virologe sollte einschätzen können, dass die Gefahr sich anzustecken eine weitaus geringere ist, als noch Anfang März diesen Jahres)

Tagesschau: „Weiten wir den Blick und gucken auf frühere Pandemien. Das ist ja doch so, dass die recht häufig mit einem Wechsel der Jahreszeiten von alleine zum Erliegen gekommen

sind. Kann man sagen, wie sich zum Beispiel wärmeres Wetter auf das Virus und die Pandemie auswirkt?"
(Rhetorische Frage, denn auf so viele Pandemien gibt es da nicht zurückzuschauen. Was er mit der Frage bezweckt, ist genau die Aussage zu bekommen, die jetzt auch als Antwort folgt)

Schmidt-Chanasit: „Ja, da haben wir gute Hinweise darauf, dass das keinen großen Effekt haben wird, weil eben das Virus auch in Breiten grassiert und eben schlimme Infektionen hervorgerufen hat, wo es eben wärmer ist. Hier scheint die Temperatur vielleicht nur einen kleinen Einfluss zu haben, nicht den entscheidenden. Dass es in Wellen verläuft, das ist anzunehmen. Gerade wenn man jetzt eben Lockerungen zulässt, dass wir dann wieder einen Anstieg sehen. Es kommt jetzt darauf an, Maß und Mitte zu finden, genau die Anzahl Infektionen jetzt eben letztendlich zu bekommen, mit denen wir umgehen können und eben nicht zu überdrehen."
(Welche Hinweise genau haben wir darauf , mir ist nichts bekannt. Ganz im Gegenteil, Australien hat fast 25 Millionen Einwohner und 6675 Infektionsfälle bei 79 Todesfällen. Australien hat 18.917 Tests pro einer Million Einwohner durchgeführt, Deutschland etwa 24.000. Genauso gut kann man in Mittelamerikanische Länder schauen, um die 100 Infizierte in Bermudas, Aruba, Trinidad und Tobago. Gestern habe ich die Zahl für den gesamten afrikanischen Kontinent genannt, bezogen auf die Einwohnerzahl dort ist die Zahl der Infizierten ein Witz. Oder Ägypten, aus dem auch relativ frühzeitig ein erster Fall berichtet wurde, meldet bis heute 4092 Infizierte und sieben Todesfälle. Und dies unter den dort eng zusammenlebenden Menschen in Kairo und Alexandria mit deutlich schlechteren hygienischen Bedingungen. Und um auf die Infektionen zu kommen, mit denen wir umgehen können: es gab zu keinem

Zeitpunkt irgendein Problem, dass es nicht ausreichend Bettenkapazitäten für die erwarteten Corona-Fälle in Deutschland gegeben hätte. Ganz im Gegenteil, noch nicht einmal, als die Reproduktionsrate des Virus noch bei drei lag. Zudem, hat er von „Maß und Mitte" gesprochen? Das ist doch, Moment mal, ja genau, eine von Merkels Lieblingsfloskeln)

Tagesschau: „Wovon hängt es denn ab, ob ein Virus jahreszeitenabhängig ist oder nicht?"
Schmidt-Chanasit: „Na das hängt zuerst einmal von der Eigenschaft des Virus ab und von der Immunitätslage in der Bevölkerung, grad wenn sie das eben mit der Influenza vergleichen, das sind gänzlich verschiedene Viren. Bei der Influenza haben wir die Impfung, wir haben auch eine Teilimmunität, da sind viele Faktoren, die eine Rolle spielen. Beim neuen Corona-Virus gibt es keine Immunität in der Bevölkerung, das gab es bisher nicht. Wir müssen davon ausgehen, dass es sich wie ein Flächenbrand ausbreitet, sobald die Möglichkeit da ist. Und diese Möglichkeit ist im Sommer wie im Winter gegeben. Im Winter nochmal mehr, weil sich wahrscheinlich mehr Leute dort in engen, geschlossenen Räumen normalerweise aufhalten. Insofern sind da die Bedingungen schon mal etwas günstiger, aber das hat jetzt prinzipiell keinen Einfluss darauf, ob eine Epidemie stattfindet oder nicht. Da spielen andere Faktoren eine größere Rolle."
(Genau, der Flächenbrand. Es dehnt sich aus, wie ein Flächenbrand, das haben wir in den letzten Monaten ja gesehen. Alles brannte, keine Chance, das gefräßige Feuer in den Griff zu bekommen. Wie in Australien Anfang des Jahres. Schlicht und ergreifend Angstmache, nichts weiter. Ja, es ist ein Virus, ja, man muss sich die Hände waschen und anderen Menschen nicht ins Gesicht niesen oder husten, aber Flächenbrand? Und welche Faktoren spielen denn für eine Epidemie eine Rolle, wenn

nicht genau diese, wie man im sechsten und siebten Semester Medizinstudium lernt?)

Tagesschau: „Aber gerade, wenn es um die Kontaktmöglichkeiten geht, es gibt ja Länder die, also wie Italien und Spanien zum Beispiel, die inzwischen seit Wochen, seit vielen Wochen die Kontaktmöglichkeiten des Großteils der Bevölkerung eigentlich auf ein absolutes Minimum reduziert haben. Gleichzeitig gibt es dort nach wie vor konstante Neuinfektionszahlen. Wie kann denn das angehen?"
Schmidt Chanasit: „Na ja, das sind verschiedene Ursachen. Und ich warne immer davor, sozusagen die Situation in anderen Ländern mit unserer Situation zu vergleichen. Wir haben unterschiedliche Voraussetzungen, gerad wenn wir uns die asiatischen Länder anschauen, auch von der Struktur her der Gesellschaft. Insofern müssen wir hier vorsichtig sein. Wir hatten viel, viel mehr Infektionen in Spanien und auch in Italien. Insofern mussten diese Länder die Ausgangssperren erlassen , damit sie mit diesen Zahlen überhaupt halbwegs umgehen können. In Deutschland war die Situation nie so ernst, darum war die Kontaktvermeidung hier das probate Mittel, keine Ausgangssperre notwendig. Und wir werden jetzt sehen, wenn die Lockerungen kommen, welchen Einfluss das hat. Ideal wäre ja, wenn wir jetzt keinen Anstieg bei den Fallzahlen sehen. Dann wissen wir, dass zum Beispiel eben es okay wäre, wenn man eben die Läden teilweise öffnet, weil das keinen großen Einfluss hat. Vielleicht kommen wir irgendwann zu dem Punkt, wo wir sagen können, nur Großveranstaltungen haben einen entscheidenden Einfluss auf die Weiterverbreitung des Virus. Das wäre natürlich sehr, sehr gut. Das weiß niemand, es gibt keine Blaupause, keiner kann eine Voraussage treffen. Insofern müssen wir uns hier langsam vorantasten und schauen, was die Auswirkungen sind."

(Hier redet er wohl einfach drauf los, ohne auch nur ein bisschen nachzudenken. Wirft asiatische Länder in den Topf der Südeuropäer und kommt zu dem Schluss, in Deutschland war die Situation nie ernst. Widerspricht damit seinen eigenen Aussagen. Welchen Einfluss soll den die Öffnung eines Möbelhauses mit einer begrenzten Anzahl von Menschen haben, die gleichzeitig eingelassen werden, wenn bisher auch bei Supermärkten und in Drogeriemärkten alles gut verlaufen ist?)
Dieses gesamte Interview hatte höchstwahrscheinlich weniger den Zweck zu informieren, als nochmals Angst zu machen und der Bevölkerung den Zeigefinger zu präsentieren, auch recht schön artig und diszipliniert zu sein.

Ganz entsprechend dem Strategiepapier des Bundesinnenministeriums „Wie wir COVID-19 unter Kontrolle bekommen" (https://fragdenstaat.de/dokumente/4123-wie-wir-covid-19-unter-kontrolle-bekommen/). Dieses Papier, eigentlich VS-Nur für den Dienstgebrauch zählt genau das auf, was derzeit von den Medien und der Bundesregierung gemacht wird: Angst verbreiten. Und scheinbar hat irgendwo, irgendjemand vergessen, bei irgendwem den Schalter umzulegen und darauf hinzuweisen, dass die Zahlen seit Tagen und Wochen zurückgehen, dass einer Lockerung der Maßnahmen wenig im Wege steht, wenn man sich an ein paar hygienische Regeln hält. Ohne Frage, wenn man ein neues, unbekanntes Virus hat, von dem man nicht allzu viel weiß, nicht weiß, was es macht und verursachen kann, wie es sich verbreitet und wie gefährlich oder ungefährlich es ist, dann muss man ein paar Regeln erlassen, um die Bevölkerung zu schützen. Nur hat man das eben am Anfang genau nicht getan. Man hat abgewiegelt und von einer milden Grippe gesprochen, Spahn erklärte die Republik für vorbereitet und hat es laufen lassen. Der Ablauf und die Arbeitsweise der Bundesregierung offenbaren eigentlich nur ein Vollversagen, bei dem man nicht nur versucht, sich jetzt als Retter der Republik zu präsentieren, sondern auch noch dreist mit der eigentlichen politischen Agenda weitermacht, wie Spahn derzeit.

Dazu gibt Spahn heute ein Interview im ZDF und macht weiter Werbung für seine geplante App, obwohl die Kritik daran nicht abreißt. Spahn will die Daten weiterhin zentral speichern. Wie gefährlich ein solches Projekt wäre, betont nicht nur der Chaos Computer Club, sondern es zeigte sich bereits bei der von der Regierung eingeführten Telematikinfrastruktur in Arzt- und Zahnarztpraxen. Die hoch gelobte „sichere" Vernetzung von Daten konnte vom CCC nachgewiesenermaßen geknackt werden (https://www.zm-online.de/news/praxis/kartenausgabe-arztausweis-landet-an-der-kaesetheke/
und
https://www.aerztezeitung.de/Wirtschaft/Sicherheits-luecken-bei-E-Arztausweis-und-SMC-B-aufgedeckt-405306.html) . Man versucht das Projekt in jedem Fall zu erzwingen, so meldet die Tagesschau am heutigen Tage, dass es Gespräche zwischen der Bundesregierung und Apple gibt, eine Schnittstelle für die Anwendung einer Tracing-App zu öffnen.

Spahn im Morgenmagazin des ZDF (https://www.zdf.de/nachrichten/zdf-morgenmagazin/spahn-corona-schnell-unterbrechen-per-app-100.html):

Das Morgenmagazin spricht Spahn auf die Tracking-App an und präsentiert Zahlen einer Umfrage, wonach 47 Prozent der Bevölkerung dafür und 42 Prozent dagegen sind. „Wie ernst nehmen sie denn solche Sorgen?", lautet die Frage
Spahn: „Ich nehm sie sehr, sehr ernst. Es geht natürlich um sensible und persönliche Daten, es geht um Datensicherheit,

dass nicht gehackt werden kann, eine solche App, und es geht um Datenschutz, wer hat Zugriff auf welche Daten. Aber ich will noch einmal das Ziel beschreiben. Es geht darum, dass wenn jemand infiziert ist, möglichst schnell, innerhalb von Stunden idealerweise alle seine Kontaktpersonen aus den letzten Tagen ermitteln können, informieren können, auffordern können zu Hause zu bleiben, um Infektionsketten schnell zu unterbrechen. Das ist einer der wichtigsten Schlüssel auf dem Weg in einen neuen Alltag und im Umgang mit diesem Virus. Und heute machen das ganz analog die Gesundheitsämter und die Gesundheitsämter kennen dann ja auch die Kontaktpersonen, die kontaktieren sie sogar oder suchen sie auf . Und das, was in der analogen Welt möglich ist und möglich sein muss, auch rechtlich heute schon grundgelegt ist, nämlich dass eben die Gesundheitsämter diese Daten erhalten und damit umgehen, denn sonst funktioniert das nicht, das wird eben auch nur dann digital entsprechend möglich sein, insofern werbe ich sehr dafür, diese Debatte tatsächlich mal einfach pragmatisch zu führen und sich anzuschauen, um welche Daten geht es, wer würde überhaupt Zugriff auf welche Daten haben und dieser Grundglaube daran, dass Daten, die bei Apple und Google aufgehoben sind und bei amerikanischen Großkonzernen besser geschützt sind, als Daten die in Deutschland auf Servern auch staatlich kontrolliert liegen, die Debatte finde ich, müssen wir halt auch mal führen. Diesen Glauben verstehe ich manchmal nicht."

Lange Rede, gar kein Sinn. Sätze, die man als Fernsehzuschauer eigentlich nicht verstehen kann. Und trotzdem kommt Spahn hier auf etwas zu sprechen, was in der Diskussion untergehen soll. Welchen Grund gibt es im Gespräch auf Apple und Google zu kommen. Auch wenn er darauf anspielt, dass viele Menschen dort ihre Daten speichern, will er sagen, dass sie in Deutschland besser und sicherer gespeichert wären. Darum geht es, die zentrale Datenspeicherung und der daraus mögliche zentrale Datenabgleich. Wer mit wem, wann, wie oft etc. Jemand schreibt ein Programm, welches dann sehr schnell derartige Profile erstellen kann. Wird dies in seinen Aussagen wirklich klar und deutlich? Nein, denn es ist versteckt hinter jeder Menge Füllwörter und unlogischer Satzkonstruktionen. Weil es darum geht, diese Aussage auch entsprechend zu verstecken und in den Zuschauer hineinlaufen zu lassen. Der Zuschauer sagt im ersten Moment, „ja, da hat er eigentlich recht", ohne zu bedenken, wie die Geschichte weitergeht. Steter Tropfen höhlt den Stein. Und noch nebenbei: „Das ist einer der wichtigsten Schlüssel auf dem Weg in einen neuen Alltag und im Umgang mit diesem Virus." Also ohne eine App kein Weg aus der Situation? Will er das damit sagen? Noch dazu „in einen neuen Alltag". Hier ist es wieder, das Wort von der neuen Normalität, dem neuen Alltag, der Terrorismus, an den wir uns gewöhnen müssen. Fällt Ihnen als Leserin oder Leser etwas auf? Ja? Dann ist es gut.

Die Strafen in Bayern für nichtgetragenen Mundschutz im öffentlichen Nahverkehr: 150 Euro, für Geschäfte, deren Angestellte keinen Mundschutz tragen: 5000 Euro.

Es war nur eine Frage der Zeit, wann die Bevölkerung auf das eingestellt wird, was nach der medizinischen Krise auf sie zu kommt. Dazu äußerte sich der Präsident des Instituts für Weltwirtschaft. Man solle über kurz oder lang über Steuererhöhungen nachdenken. Keinesfalls solle man darüber nachdenken, die Steuern für Reiche zu erhöhen, „weil damit für diese Personengruppen oder Unternehmen die Anreize, zu produzieren, Arbeit anzubieten kleiner würden."

Nachtigall, ick hör Dir trapsen. Gewinne privatisieren, Verluste vergemeinschaften. Über die Zulage für Pflegekräfte in der Krise war schon einige Tage nichts mehr zu hören.
Der Vorstandsvorsitzende der Lufthansa deutet in einem internen Schreiben an, dass durch die Krise bis zu 10.000 Stellen verloren gehen können und dass die Flotte um 100 Flugzeuge verkleinert werden soll. Wer besser als Verdi sollte jetzt nach vorn preschen, um Hilfen für die Lufthansa zu fordern. Tja, sie tun es auch und wenn es diese große Gewerkschaft macht, dann kann man sich diesem Wunsch gegenüber doch auch nicht verschließen.

Wie immer die Zahlen des Tages:

Italien: 192.994/ 3.021/ 420 (Gesamtz. infiziert/Neuerkrankungen/neue Todesfälle)
Spanien: 219.764/ 6.740/ 367
Frankreich: 159.828/ 1.645/ 389
UK: 143.464/ 5.386/768
USA: 917.347/ 30.905/ 1.631
Deutschland: 154.999/ 1.870/ 185
Russland: 68.622/ 5.849/ 60

China meldete für den Tag 6 Neuinfektionen.

(https://www.worldometers.info/coronavirus/)

Hier noch die Auflösung der Frage von gestern. Der Spruch stammt von Herbert Hoover, 31. Präsident der USA von 1929 bis 1933. Die Aussage traf er im Radio im Sommer 1929, kurz vor Beginn der Weltwirtschaftskrise.

Heute am **25.04.20** ist endlich Zeit, das bereits vor Tagen angekündigte Transkript des Videos der Bild-Zeitung an den chinesischen Staatspräsidenten unterzubringen. Vorausgegangen war die Frage der Bild-Zeitung, ob China für den vom Virus verursachten wirtschaftlichen Schaden weltweit aufkommen sollte. Daraufhin schrieb die chinesische Botschaft in Deutschland einen offenen Brief an die Bild-Zeitung (http://www.china-botschaft.de/det/sgyw/t1770161.htm), dem wiederum dieses Video mit dem Titel „Sie gefährden die ganze Welt" folgte.

Reichelt: „Sehr geehrter Herr Präsident Xi Jinping, ihre Botschaft in Berlin hat sich in einem offenen Brief an mich gewandt, weil wir, Bild, die Frage gestellt haben, ob China für den gigantischen wirtschaftlichen Schaden aufkommen sollte, den das Corona-Virus derzeit weltweit anrichtet. Ihre Botschaft nennt das infam und wirft mir vor, ich würde Nationalismus schüren. Lassen Sie mich dazu ein paar Dinge sagen. Sie regieren durch Überwachung. Ohne Überwachung wären sie nicht Präsident. Sie können alles überwachen, jeden ihrer Bürger, aber sie weigern sich, die hochseuchenriskanten Tiermärkte in ihrem Land zu überwachen. Jede kritische Zeitung oder Internetseite machen sie dicht, aber nicht die Buden, an denen Fledermaussuppe verkauft wird. Sie überwachen ihr Volk nicht nur, sie gefährden es auch und damit die ganze Welt. Zweitens. Überwachung führt zu Unfreiheit. Wer nicht frei ist, ist nicht kreativ. Wer nicht innovativ ist, erfindet nichts. Deswegen haben sie ihr Land zum Weltmeister im Diebstahl von geistigem Eigentum gemacht. China bereichert sich an den Erfindungen anderer, statt selber zu erfinden. Der Grund dafür ist, dass die jungen Menschen in ihrem Land nicht frei denken können. Der größte chinesische Exportschlager, den keiner haben wollte, aber trotzdem um die Welt gegangen ist, ist Corona. Drittens. Als sie, ihre Regierung und ihre Wissenschaftler längst wissen mussten, dass Corona von Mensch zu Mensch übertragen wird, haben sie die Welt im Dunkeln darüber gelassen. Ihre Top-Experten sind nicht ans Telefon gegangen, haben keine Mail beantwortet, als westliche Forscher wissen wollten, was da bei ihnen in Wuhan los ist. Sie waren ein zu stolzer Nationalist, um die Wahrheit zu sagen, die sie als nationale Schmach empfanden. Viertens. Die Washington Post berichtet, dass Labore in Wuhan an Corona-Viren in Fledermäusen geforscht haben, ohne höchste Sicherheitsstandards einzuhalten. Warum sind ihre toxischen Labore nicht so abgesichert, wie ihre Gefängnisse für politische Gefangene? Wollen sie das vielleicht den trauernden Witwen, Töchtern, Söhnen, Ehemännern, Eltern der Corona-Opfer in aller Welt einmal erklären? Fünftens. In ihrem Land tuschelt man bereits über sie. Ihre Macht bröckelt. Sie haben ein undurchschaubares, ein intransparentes China geschaffen, das erst für einen unmenschlichen Überwachungsstaat stand und nun für die Verbreitung einer tödlichen Seuche steht. Das ist ihr politisches Erbe. Ihre Botschaft schreibt mir, ich würde der traditionellen Freundschaft unserer Völker nicht gerecht werden. Ich nehme an, sie betrachten es als große Freundschaft, wenn sie jetzt großzügig Masken um die Welt schicken. Ich nenne das nicht Freundschaft, sondern lächelnden Imperialismus. Sie wollen China stärken durch eine Seuche, die von China ausging. Ich glaube nicht, dass sie persönlich ihre Macht noch dadurch retten können. Ich glaube, dass Corona über kurz oder lang ihr politisches Ende bedeutet. Mit freundlichen Grüßen, Ihr Julian Reichelt.

????
WTF!!

Dieses zwei Minuten Bild-Video könnte man jetzt in einem ganzen Buch zerpflücken wie ein Gänseblümchen auf der

Wiese. Macht aber nicht wirklich Sinn, denn es zeigt eigentlich nur, wessen Geistes Kind der Mann ist und wessen Interessen er dient.
Trotz solcher Propaganda gibt es in Deutschland ausreichend Bürger, die aktiv Widerstand leisten und auf die Straße gehen, wobei sie das Grundgesetz verteilen. München, Stuttgart und Berlin sind die Hotspots. In Berlin wird hart von der Polizei durchgegriffen, unverständlich die Maßnahmen gegen friedliche Bürger auf der Straße. Derweil werden auf tagesschau.de im Stundentakt Todes- und Infektionszahlen aus anderen Ländern gemeldet. Angst ist King, so meldet sich heute Röttgen, auch scharf auf den CDU-Vorsitz, mit den Worten: „Wenn sich das Gefühl ausbreitet, es gelte jetzt Entwarnung und alles werde bald wieder normal, werden wir das in zwei Wochen in den Infektionszahlen sehr schmerzhaft merken". Der Saarländische Ministerpräsident zieht in einem Interview der Rheinischen Post nach: „Ich mache mir große Sorgen, dass wir Ende April feststellen, dass wir wieder weiter in die Krise reingerutscht sind. Dann müsste es einen zweiten lock down geben, der mit Sicherheit schärfer wird als der erste."
„Das wir wieder weiter in die Krise in die Krise reingerutscht sind" will uns sagen, dass wir schon einmal in die Krise reingerutscht sind. Aber wir sind da nicht reingerutscht, abgesehen davon, dass ein Gesundheitsminister es versäumt hat, Vorsorge zu betreiben und seiner Aufgabe nachzukommen. Und die Drohung mit dem zweiten, schärferen lock down soll entsprechend Angst in der breiten Bevölkerung schaffen. Angesichts der Bilder aus Berlin fragt man sich, wie der Staat dann wohl seine Polizisten auf die Straße schickt und welche Repressionen zu erwarten sind.

Merkel meldet sich in einem Podcast zu Wort und betont, dass es darauf ankäme „in den nächsten Wochen und Monaten zu

zeigen, dass wir zusammengehören, dass wir die Schäden, die wirtschaftlichen Folgen dieser Krise aufarbeiten werden und dass wir alles erreichen wollen, damit Europa in dieser Situation zusammenwächst".
Die wirtschaftlichen Schäden wolle sie in den nächsten Wochen und Monaten aufarbeiten? Ich würde gern wissen, ob das, was die Frau einwirft, auf Rezept zu erhalten ist. Wie soll denn eine solche Aufarbeitung in Monaten geschehen? Und die Ankündigung hinsichtlich Europa ist noch recht leise, verrät aber schon, in welche Richtung es gehen soll. Mehr Europa und noch weniger Nationalstaat, abgeben der parlamentarischen Kontrolle. Zudem werde sich Deutschland wohl finanziell stärker in Europa engagieren müssen. So langsam, Stück für Stück, wird die Katze weiter aus dem Sack gelassen.

Der Knaller des Tages, bei anderen Parteien würde man von Populismus sprechen, kommt von den Grünen. Ein 250 Euro Gutschein für alle in Deutschland, um die Wirtschaft wieder in Schwung zu bringen. Dieser Gutschein darf allerdings nur in Geschäften und Restaurants, nicht aber im Internet eingelöst werden. Die Linke legt nach mit dem Vorschlag einer Vermögensabgabe. Da ist sie wieder, die Idee.

Wie passt es eigentlich zusammen, dass die sog. Corona-Krise Indien deutlich später erreichte, als Deutschland, in Indien aber bereits wieder Lockerungen eingeleitet werden. Zu den Zahlen in Indien, man wundert sich: Infizierte 26.283, Tote 825 bei über einer Milliarde Menschen. Sollte man darüber vielleicht einmal nachdenken? Wer die Bilder im Fernsehen gesehen hat, wie sich indische Tagelöhner dicht drängelten, um einen Zug oder Bus zurück in ihr Heimatdorf zu bekommen, als der lock down eingeleitet wurde, wer die hygienischen Bedingungen im Land kennt, der wundert sich über diese Zahlen im Vergleich zu China und Europa.

Interessant ist die Meldung vom heutigen Tage, dass die US-Banken ihre Kreditvergabe in Europa einschränken. Besser hätte es wohl geheißen, dass bereits erstes Kapital abgezogen wird. Auf tagesschau.de ist ein völlig unwissender Schreiberling damit beschäftigt, seinen Lesern zu erklären, dass dies Marktchancen für europäische Banken bedeutet. Es erscheint beinahe so, als hätte jemand entweder seine Hausaufgaben nicht gemacht oder ist völlig ahnungslos. Die Parallelen zu 1929 werden immer größer.

Langsam und immer wieder wird verbreitet, dass der Impfstoff, sofern er verfügbar sei, natürlich nicht allen sofort zur Verfügung stehen wird. Tolle Masche, jetzt schon einmal einen Sog auf den Impfstoff zu erzeugen, damit jeder der Erste sein möchte. Ich will, jetzt, als erster, sofort. Wie viele Menschen werden nicht nur die App installieren, sondern sich dann auch noch impfen lassen? Ich bin gespannt.

Wie immer die Zahlen des Tages:

Italien: 195.351/ 2.357/ 415 (Gesamtz. infiziert/Neuerkrankungen/neue Todesfälle)
Spanien: 223.759/ 3.995/ 378
Frankreich: 161.488/ 1.660/ 369
UK: 148.377/ 4.913/813
USA: 960.651/ 35.419/ 2.065
Deutschland: 156.513/ 1.514/ 117
Russland: 74.588/ 5.966/ 66

China meldete für den Tag 12 Neuinfektionen.

(https://www.worldometers.info/coronavirus/)

Der **26.04.20** gibt mehreren Politikern die Möglichkeit, sich zu den eingeschränkten Grundrechten zu äußern. Der Druck im Kessel steigt, auch angesichts der gestrigen Demonstrationen. Es wird überdeutlich, dass man Ruhe in das Geschehen bringen will, ohne wirklich etwas zu verändern. Und was eignet sich dazu besser, als solche Äußerungen an einem Sonntag zu tätigen, wo sie von (fast) jedem Bürger in den Nachrichten gehört werden. Dass man nicht wirklich bereit ist, die Beschränkungen weiter aufzuheben zeigt die Äußerung von Dreyer gegenüber dpa: „Wir haben wahnsinnig viel erreicht, das haben wir auch der großen Disziplin unserer Bevölkerung zu verdanken, das dürfen wir nicht verspielen."

Den Satz muss man zweimal lesen. Denn das Gesagte bedeutet nichts anderes, als dass man keine weiteren Lockerungen will, obwohl sich die Situation deutlich verbessert hat. Man könnte auch sagen, das Virus existiert nicht mehr, aber wir belassen es bei den Beschränkungen, weil ja die Gefahr besteht, dass das Virus zurückkommt oder sich eine neue Epidemie mit einem neuen Virus entwickeln könnte. „Lass niemals eine Krise ungenutzt verstreichen", sagte Churchill einmal.

Gestern meldete eine britische Zeitung, dass sich Trump nicht an der Finanzierung für die Entwicklung eines Corona-Impfstoffs beteiligen werde. In Deutschland war davon nichts zu hören. Stattdessen berichtete der Spiegel lang und breit über eine Kritik von Gates an Trump (https://www.spiegel.de/wirtschaft/unternehmen/corona-bill-gates-kritisiert-donald-trump-und-lobt-angela-merkel-a-c52de64a-a239-4dde-86c7-

3d72bcb1b1c2). Er würde zu wenig testen, sagte Epidemiologe und Virenexperte Prof. Dr. Gates. Stattdessen zeichne sich Merkel durch eine klare Führung in der Krise aus. Ja, wenn man die Zusammenhänge kennt und gut aufgepasst hat, dann wird klar, welches Spiel hier gespielt wird. Zehn Minuten Werbezeit für sein 7-Milliarden-Menschen-Impfprojekt in den Tagesthemen und ein Lob für Merkel.

Die Preise bei Lebensmittel weisen darauf hin, dass es Zeit wird, sich unabhängig von Supermärkten und Lebensmittelgeschäften zu machen. Gemüse ist 27 Prozent teurer als noch im April letzten Jahres. Man kennt die Begründungen zur Genüge, es ist wie beim Benzin, wenn der Rohölpreis sinkt und die Preise an den Tankstellen steigen. So im letzten Jahr, als das Niedrigwasser des Rheins für steigende Preise bei Benzin verantwortlich gemacht wurde. Der Preisanstieg bei Äpfeln wird in diesem Jahr mit der Dürre im letzten Jahr begründet.

Tagesschau.de meldet, dass die Lage auf dem Maskenmarkt weiterhin schwierig sei. Wie viele Monate sind seit Ende Februar vergangen? Ach so, jetzt sei die Lage schwierig, weil sich die Bevölkerung Masken besorgen müsse. Ein Hochtechnologieland wie Deutschland, eines der reichsten Industrieländer der Welt schafft es nicht, in zwei Monaten ein paar Fertigungsstraßen für Gesichtsmasken aufzubauen. Das muss man erst einmal schaffen.
Aber dafür kommt eine prima Nachricht aus Australien: die App ist fertig. Bei Datenschützern zwar umstritten, aber die Regierung hofft, dass 40 Prozent der Australier sie auf das Smartphone laden. Auch Spahn durfte heute Abend in einer ZDF-Sendung seine feuchten Träume für eine Überwachungs-App wieder in ein Mikrofon tropfen lassen.

Wuhan meldet, dass sich keine Corona-Patienten mehr in den Krankenhäusern der Stadt befinden. Die Stadt hatte offiziellen Angaben zufolge 56 Prozent aller chinesischen Infektionsfälle und 84 Prozent der Corona-Todesfälle Chinas.

Nachdem bereits vor einigen Tagen die Sparkassen berichteten, dass viele Kunden ihre Kredite stunden lassen wollen, meldet heute die Deutsche Bank, dass bei ihr bereits 50.000 Kunden entsprechendes beantragt hätten.

Wie immer die Zahlen des Tages:

Italien: 197.675/ 2.324/ 260 (Gesamtz. infiziert/Neuerkrankungen/neue Todesfälle)
Spanien: 226.629/ 2.870/ 288
Frankreich: 162.100/ 612/ 242
UK: 152.840/ 4.463/413
USA: 987.160/ 26.509/ 1.157
Deutschland: 157.770/ 1.257/ 99
Russland: 80.949/ 6.361/ 66

China meldete für den Tag 11 Neuinfektionen.

(https://www.worldometers.info/coronavirus/)

Am **27.04.20** meldet die Internetseite lungenaerzte-im-netz.de, dass der Züricher Arzt Frank Ruschitzka entdeckt hat, dass es sich bei der Erkrankung durch covid-19 hervorgerufen, nicht primär um eine Lungenerkrankung handelt. Vielmehr wird das Gefäßendothel angegriffen und entzündet sich, was zur Bildung von Thromben führt (https://www.lungenaerzte-im-netz.de/news-archiv/meldung/article/covid-19-verursacht-auch-eine-systemische-gefaessentzuendung/).

Bereits Püschel vom UKE hatte darauf hingewiesen, reichlich Thromben bei Verstorbenen gefunden zu haben und eine Studie aus den USA deutete gestern darauf hin, dass viele jüngere covid-19 Patienten einen Schlaganfall erlitten hätten. Dies ist doch besonders pikant, da Patienten auf Atemwegserkrankungen behandelt wurden, jetzt aber ein Umdenken in der Therapie stattfinden muss. Aber noch pikanter ist die Tatsache, dass das RKI von Obduktionen bei covid-19 Patienten abgeraten hat. Püschel am UKE war der einzige Arzt in Deutschland, der diese an covid-19 Verstorbenen durchgeführt hat. Schließlich ist die Obduktion das einzig wirksame Verfahren, um gerade auch bei einer solchen neuartigen Erkrankung zu lernen, was im Körper des Menschen für veränderliche Prozesse stattgefunden haben. Die jetzt gefundenen Veränderungen im menschlichen Körper erklären auch, dass italienische Mediziner völlig verzweifelt waren, weil ihnen neun von zehn Patienten am Beatmungsgerät verstorben waren. Aber wenn es zu kleineren Lungenembolien kommt, stirbt Lungengewebe ab und kann seiner Aufgabe des Sauerstoff-C02-Austauschees nicht mehr nachkommen. Im Prinzip sollte es nach den jetzt gewonnenen Erkenntnissen relativ „einfach" sein, die covid-19 Patienten zielgerichtet zu behandeln. Eine Impfung wäre nicht mehr erforderlich und feuchte Träume von Pharmafirmen, Impfenthusiasten und Politikern wären obsolet, man könnte die getroffenen Beschränkungen schnellstmöglich aufheben.
Jedoch lässt die Tatsache, dass regelrecht darauf gedrungen wurde, keine Obduktion der Verstorbenen durchzuführen und die vordergründig als Lungenkrankheit erscheinende Infektion mit daraus resultierender Fehlbehandlung jede Menge Raum für Spekulationen und Verschwörungstheorien. Wenn neue

Behandlungsansätze deutliche Erfolge zeigen, hätten viele Erkrankte nicht sterben müssen.

Neben dieser wohl wichtigsten Meldung des Tages, ereignete sich noch einiges mehr. So ist Johnson zurück in der Downing Street und in der CDU diskutiert man weiter über die Kanzlerkandidatur. Man attackiert jetzt Laschet, weil sich dieser für mehr Aufhebungen bei Einschränkungen einsetzt. Söder und Dobrind argumentieren, dass man sich nicht von wissenschaftlichen Erkenntnissen entfernen solle. Dass diese bisher von der Bundesregierung und dem RKI verbreiteten Erkenntnisse nicht so ganz belastbar sind, wird jedoch immer mehr klar. Aber passend zu dieser Diskussion meldete das RKI heute eine Reproduktionszahl des Virus von 1,0. Man will scheinbar den Druck und die Angst aufrechterhalten. Nebenbei, diese Zahl ist geschätzt und nicht sicher berechnet.

In Israel wurde dem Inlandsgeheimdienst durch ein Gericht verboten, weiterhin die GPS-Daten von Smartphones mit Kreditkarten abzugleichen. Der Dienst hatte seine Anti-Terror-Methoden genutzt, um angeblich die Krankheit einzuschränken. So viel dazu, eine App auf dem Smartphone zu installieren, mit der wem auch immer persönliche Daten übermittelt werden. „Ist doch kein Problem, wir leben doch in einer Demokratie und wir beachten alle Datenschutz- und Persönlichkeitsrechte."

Die Consulting-Firma Barkow teilte heute mit, dass es im März scheinbar zu einer Welle von Bargeldabhebungen kam. Der Umlauf von Bargeld hat sich etwa um acht Prozent erhöht. Mal sehen, wie sich die Situation in den nächsten Monaten entwickelt, wenn klar wird, wie schwer die wirtschaftlichen Einbrüche sind.

Dem schlechten Geld noch gutes hinterherwerfen, das machte die Bundesregierung heute, als sie Condor knapp 300 Millionen Euro als Darlehen zur Verfügung stellte. Bereits vor der Krise angeschlagen, sollte Condor an die LOT verkauft werden. Diese machte aber vor einigen Tagen einen Rückzieher. Wann bitte wird Condor denn wieder so fliegen können, dass man Gewinne erzielt? Gerade auch mit dem Gedanken im Hinterkopf, dass jeden Tag darüber diskutiert wird, dass ein Urlaub für die meisten wohl in diesem Jahr auf Balkonien stattfinden muss.

Auf dem Flughafen in Leipzig kamen heute 10 Millionen Masken an. Grund, sich in Szene zu setzen und die Lieferung als Verteidigungsministerin selbst in Empfang zu nehmen. Normalerweise werden Lieferungen von Azubis angenommen. Es gab Gedränge und keiner der Anwesendem hatte eine Maske auf dem Gesicht. Kramp-Karrenbauer meinte, man müsse sich noch an die neue Situation gewöhnen. Nur nebenbei, in Bayern zahlt man bei einem Verstoß gegen die seit heute überall geltende Maskenpflicht 150 Euro. Ist das Virus so gefährlich, wie von der Regierung behauptet oder gelten für bestimmte Personen in Deutschland Extra-Regeln?

Wie immer die Zahlen des Tages:

Italien: 199.414/ 1.739/ 333 (Gesamtz. infiziert/Neuerkrankungen/neue Todesfälle)
Spanien: 229.422/ 2.793/ 331
Frankreich: 165.842/ 3.742/ 437
UK: 157.149/ 4.309/360
USA: 1.008.043/ 20.883/ 1.236
Deutschland: 158.434/ 664/ 85

Russland: 87.147/ 6.198/ 47

China meldete für den Tag 3 Neuinfektionen.

(https://www.worldometers.info/coronavirus/)
Auch am **28.04.20** rumort es weiter in Deutschland. Nicht nur wegen der Einschränkung von Bürger- und Freiheitsrechten, sondern auch wegen der Öffnung von Schulen und Kindergärten sowie der zu erwartenden 50.000 Insolvenzen im Einzelhandel.

FDP und Grüne fragen sich, wo denn Seehofer sei, schließlich hätte man ihn seit Wochen nicht mehr gesehen. Hat man ihn vielleicht, wie schon bei dem ein oder anderen sowjetischen Politiker erfolgreich in der Vergangenheit praktiziert, auf Eis gelegt? Apropos auf Eis gelegt. Die deutschen Medien haben bisher diesbezüglich noch nichts gemeldet, aber in den englischsprachigen Medien wird darüber spekuliert, dass Nordkoreas Präsident nach einer Herzoperation verstorben sei. Auf Satellitenbildern würde man nicht nur eine chinesische Truppenkonzentration an der Grenze zu Nordkorea sehen, auch in der Hauptstadt würde derzeit ein großes Areal mit Zelten und anderen Bauten bestückt werden. Dieses Areal wird sonst nur zu Truppenaufmärschen und Großdemonstrationen verwendet. Wird die Beerdigungszeremonie für den Präsidenten vorbereitet? Aus Pjöngjang kamen bisher immer Meldungen, dass man keine Corona-Infektionen im Land hätte.

Altmaier spricht von einem Rettungskonzept für die Gastronomie und Hotellerie, keine Ahnung, wie viel Geld noch gedruckt werden wird. Die Frage, wann Restaurants und Hotels wieder öffnen können ist nach wie vor nicht klar. „Jetzt, wo die Ansteckungsrate wieder gestiegen ist, müssen wir sehr vorsichtig

vorgehen, damit wir die Lockerungen nicht wieder zurücknehmen müssen." Altmaier bezieht sich auf die gestern vom RKI angegebene Reproduktionszahl, die bei 1,0 lag. Aber bereits heute wurde sie erneut mit 0,9 angegeben. Angst aufrechterhalten! Zudem werden Medien, wie die Tagesschau nicht müde, ihren Lesern zu erklären, warum die Reproduktionszahl natürlich nicht ausreiche, um eine „Pandemie zu vermessen" (https://www.tagesschau.de/faktenfinder/corona-reproduktionszahl-101.html). Man scheint damit auf die Unruhe in der Bevölkerung Einfluss nehmen zu wollen, denn vor noch ein paar Wochen wurde die Politik und ganz besonders Merkel nicht müde zu betonen, dass zur Lockerung der Maßnahmen eine Reproduktionszahl unter eins wichtig sei. Diese Zahl lag, ich habe es bereits beschrieben, schon vor dem lock down bei eins. Wieler vom RKI meint inzwischen, sie sei nur eine Zahl unter vielen. Wundervoll, wie man damit spielen kann.
Im Gegensatz dazu Österreich, wo die Restaurants und Hotels von Mitte Mai an wieder öffnen sollen.

Bei Schutzausrüstungen für Arzt- und Zahnarztpraxen soll es immer noch Probleme geben. Nicht nur, dass mir dies heute in einem Telefongespräch bestätigt wurde, Hausärzte haben ebenfalls in sozialen Netzwerken Bilder eingestellt, auf denen sie sich nackt fotografiert hatten, um zu zeigen, wie sie sich im Stich gelassen fühlen.

Einem Bericht des Instituts der deutschen Wirtschaft zufolge hätten bereits 55 Prozent der deutschen Unternehmen Kurzarbeit angemeldet. Die Gespräche zwischen Lufthansa und Bundesregierung scheinen gescheitert zu sein. Die Bundesregierung fordert wohl ein oder zwei Aufsichtsratssitze, was Spohr von der Lufthansa ablehnt. Im Falle eines kompletten Scheiterns will er unter einen Schutzschirm, was meist nach

drei weiteren Monaten eine Insolvenz für das Unternehmen bedeuten würde. Damit würde die Lufthansa sich auch aller Pensionsansprüche entledigen können.
Aus Großbritannien kommt die Nachricht, dass British Airways etwa 12.000 Mitarbeiter entlassen wolle, da es Jahre dauern werde, bis sich der Flugverkehr wieder normalisiere.

Interessant sind die inzwischen immer stärker aufkommenden Meldungen, man müsse nach der Krise eine grüne Wirtschaft aufbauen. V d Leyen will u.a. an ihrem „Green Deal" festhalten und die Volkswirtschaften anders gestalten, sie widerstandsfähiger machen. Merkel sagt sogar, man dürfe nach der Pandemie nicht am Klimaschutz sparen. Was ist da im Hintergrund geplant und woher soll das Geld kommen? Zudem sprechen immer mehr Politiker von einem Kompass, den sie nutzen wollen, um in einen neuen Alltag zu kommen. Worte strukturieren Handeln und bei Politikern sind sie das Instrument, um Menschen in eine bestimmte Richtung zu bewegen.

Die bayerische Landesregierung hat die Ausgangsbeschränkungen noch bis zum 10. Mai verlängert, lediglich Gottesdienste sind ab 4. Mai gestattet. Hinsichtlich der Gottesdienste schließen sich das Saarland und Mecklenburg-Vorpommern an.

Die Opposition scheint aufgewacht zu sein, jedenfalls Kubicki, der angesichts der sinkenden Fallzahlen und einem weiter vom RKI angegeben R-Wert von 1 sagt: „Woher dieser Wert bei sinkenden Infektionsraten kommen soll, erschließt sich nicht einmal mehr den Wohlmeinendsten." Er hält die Aussagen vom RKI für politisch motiviert.

Eine ausgezeichnete Initiative kommt aus Luxemburg. Dort hat man vor, die gesamte Bevölkerung und alle Grenzgänger zu testen, um einen fundierten Überblick zur Lage zu bekommen. Die gesamte Aktion wird wahrscheinlich einen Monat dauern, wobei man plant, pro Tag 20.000 Menschen zu testen.

Wie immer die Zahlen des Tages:

Italien: 201.505/ 2.091/ 382 (Gesamtz. infiziert/Neuerkrankungen/neue Todesfälle)
Spanien: 232.128/ 2.706/ 301
Frankreich: 165.911/ 2.638/ 367
UK: 161.145/ 3.996/586
USA: 1.035.240/ 24.884/ 2.429
Deutschland: 159.912/ 1.154/ 188
Russland: 93.558/ 6.411/ 73

China meldete für den Tag 6 Neuinfektionen.

(https://www.worldometers.info/coronavirus/)

Interessant auch, dass angesichts immer noch hoher Todeszahlen in den USA keine Fernsehbilder mehr zur Situation in amerikanischen Krankenhäusern ausgestrahlt werden. Gleiches gilt für Berichte aus Frankreich, Spanien und Italien. Im Prinzip kam über diese Länder in vergangenen Tagen kein Horrorbericht mehr. Woran das wohl liegen mag? Haben doch diese Bilder vor Wochen noch bei vielen Zuschauern für Angst und Schrecken gesorgt.

In diesem Zusammenhang steht ebenfalls immer mehr die Frage, ob man in der Bundesregierung nicht weiß, wie man das

Land wieder hochfahren soll. Will man es vielleicht nicht wieder vollständig in den Normalzustand bringen? Lange hat man sich in Zahlen verbissen, anfangs gar von zehntausenden Toten gesprochen, mit denen zu rechnen sei. Wenn man jetzt sagen würde, alles vorbei, könnte es zu Problemen kommen und die Bevölkerung würde berechtigte Fragen stellen, wer uns da eigentlich regiert. Denn bisher sind die Leute mit der Arbeit der Bundesregierung angeblich zufrieden. Die CDU käme in der Sonntagsfrage auf fast 40 Prozent. Um diesem Dilemma zu entkommen, könnte es sein, dass man die Bild-Zeitung nutzt, deren Chefredakteur sich jetzt mit einem Video an die Bundesregierung wendet. Ähnlich, wie er dies bereits in einem anderen Video mit dem chinesischen Präsidenten getan hat. Sobald ich in den nächsten Tagen Zeit habe, werde ich die wichtigsten Aussagen hier transkribieren.

29.04.20, Die Frage nach der medizinischen Seite der Krise wird immer weniger gestellt, die Nachrichten verändern sich hin zu den Problemen der Wirtschaft und einem möglichen Urlaub im Sommer. Der wird im Ausland immer unwahrscheinlich, denn das Auswärtige Amt hat seine Reisewarnung bis zum 14. Juni verlängert. Und während der Wilhelmsburger in Hamburg nicht mit einem Döner im Freien an der Elbe sitzen dürfte, könne alle, die ein Ferienhaus oder eine Ferienwohnung in Schleswig-Holstein besitzen, diese auch wieder nutzen. Tourismus für Freizeitaktivitäten bleibt aber nach wie vor verboten. Ebenfalls von der Bundesregierung kommt die Nachricht, dass man mit einer schweren Rezession rechne. Man rechne mit einem Rückgang des BIP um 6,3 Prozent. Gut, dazu muss man schon seit Wochen kein Prophet sein, um eine solche Aussage zu treffen.

Eine Meldung, die ich bereits gestern gelesen habe und die einiges erahnen lässt: die Deutsche Bank plant jetzt ebenfalls Negativzinsen für Privatkunden. Gleichzeitig sagt der Chef der Deutschen Bank heute in einem Interviewmit mit der ARD, dass er keine Gefahr sehe, dass deutsche Geldhäuser wegen der Corona-Krise gerettet werden müssen. Wir werden sehen, wie die Lage am Ende des Jahres aussieht.
Vor wieviel Wochen wurde bereits angekündigt, die Anzahl der Tests hochzufahren?! Dazu wurde heute endlich ein Gesetz verabschiedet. Lange genug hat es gedauert.

Wegen der Corona-Krise sind die Fluggastzahlen zurückgegangen, dem Berliner Flughafen Tegel fehlen 99 Prozent der Passagiere, Schließung. Sehr zu meinem Bedauern, denn nach wie vor bin ich der Meinung, dass es wohl keinen besseren Airport weltweit gibt. Da der neue Berliner Flughafen BER jetzt mit annähernd zehn Jahren Verspätung im Oktober 2020 eröffnet werden soll, wird Tegel wohl auch nicht wieder geöffnet werden.

Eine Aussage Spahns am heutigen Tag lädt erneut zum Nachdenken ein. Hinsichtlich einer Impflicht gegen das Corona-Virus sagte er: „Überall da, wo wir durch Bereitschaft und gutes Argumentiren zum Ziel kommen, braucht es aus meiner Sicht keine Pflicht". Die meisten Bürger würden sich ja eine Impfung wünschen. Heißt dass, wenn sich nicht genügend Menschen für eine Impfung aussprechen, dann kommt die Impfpflicht? Könnte man fast denken. Aber Spahn und Konsorten, die Medien, werden ihr Bestes tun, um den Sog zur Impfung ausreichend stark zu machen. Das Ziel scheint klar eine Impfung zu sein. Bereits am 20.04.20 veröffentlichte die Sueddeutsche Zeitung dazu einen Artikel: „Wer Impfungen verweigert, han-

delt unsolidarisch“ (https://www.sueddeutsche.de/wissen/coronavirus-impfstoff-masern-1.4885919?reduced=true).
Im Übrigen wurde auch heute nirgends über die Erkenntnisse hinsichtlich einer möglichen veränderten Behandlung von covid-19 Erkrankten berichtet. Immerhin wäre dies wohl ein Thema, was eine breitere Aufmerksamkeit erfahren sollte.

Wie immer die Zahlen des Tages:

Italien:	203.591/ 2.086/ 323 (Gesamtz. infiziert/Neuerkrankungen/neue Todesfälle)
Spanien:	236.899/ 4.771/ 453
Frankreich:	166.420/ 509/ 427
UK:	165.221/ 4.076/765
USA:	1.055.455/ 19.690/ 1.846
Deutschland:	161.173/ 1.261/ 85
Russland:	99.399/ 5.841/ 105

China meldete für den Tag 22 Neuinfektionen.

(https://www.worldometers.info/coronavirus/)

Am **30.04.20** stand erneut eine Konferenz zwischen Merkel und den Ministerpräsidenten der Länder an. Um es kurz zu machen: die Einschränkungen bleiben mindestens bis zum 10.Mai bestehen, lediglich Zoos, Museen und Spielplätze sollen geöffnet werden, Gottesdienste werden wieder zugelassen. Gleichzeitig wurde beschlossen, dass Krankenhäuser weniger Intensivbetten für Corona-Patienten vorhalten müssen. Wie hieß es noch am Anfang, als die Maßnahmen eingeführt wurden? Es ist notwendig, um eine Überlastung des Gesundheitssystems zu verhindern.

Interessant in diesem Zusammenhang sind die Ergebnisse einer Umfrage von YouGov. Dort sagten 49 Prozent der Befragten, die Lockerung der Maßnahmen gehe ihnen zu schnell. Die Propaganda wirkt, denn die Fallzahlen gehen täglich zurück, die Reproduktionszahl lag bei 0,7. Insbesondere Söder wird nicht müde, vor einer vermeintlichen zweiten Infektionswelle zu warnen.

Nach australischen, fordern jetzt auch deutsche Politiker eine Untersuchung in China über den Ursprung des Virus. Amerikanische Geheimdienste hatten heute mitgeteilt, dass es sich bei dem Virus nach ihren Erkenntnissen nicht um eine künstlich hergestellte Form handele. Interessant, dass solche Aussagen bereits jetzt kommen. Allerdings fast zwei Wochen nach der Aussage des AIDS-Virus Entdeckers, er sei fest davon überzeugt, dass es sich nicht um ein natürliches Virus handele, da er Teile des HI-Virus nachweisen konnte.

Heute wurden die Arbeitsmarktzahlen veröffentlicht: 10,1 Millionen Menschen in Kurzarbeit und die Zahl der Arbeitslosen stieg gegenüber dem April letzten Jahres um 415.000, die Arbeitslosenquote liegt jetzt bei 5,8 Prozent. Die Piloten der Lufthansa bieten einen Lohnverzicht von bis zu 45 Prozent an, um Entlassungen zu vermeiden. Gleichzeitig holte sich der Chef der Fluglinie eine Abfuhr aus Österreich, wo es um staatliche Zuschüsse für Austrian Airlines ging. Ohne Zugeständnisse von Seiten der Airline sei eine Unterstützung nicht möglich, schließlich gehöre Austrian zur Lufthansa und die sei ein deutsches Unternehmen.

Bevor ich jetzt auf meinem Besen zur Walpurgisnacht durchstarte, wie immer die Zahlen des Tages:

Italien: 205.463/ 1.872/ 285 (Gesamtz. infiziert/Neuerkrankungen/neue Todesfälle)
Spanien: 239.639 / 2.740/ 268
Frankreich: 167.178/ 758/ 289
UK: 171.253/ 6.032/674
USA: 1.095.023/ 30.829/ 2.201
Deutschland: 163.009/ 1.470/ 156
Russland: 106.498/ 7.099/ 101

China meldete für den Tag 4 Neuinfektionen, wenn sich diese Zahlen so weiterentwickeln, werde ich in den nächsten Tagen darauf verzichten, China hier noch aufzuführen.

(https://www.worldometers.info/coronavirus/)

Der **1. Mai** findet ähnlich wie Ostern in diesem Jahr etwas anders als gewohnt statt. Keine großen Demonstrationen, keine Fahrradausflüge oder Partys. In Berlin findet erneut eine „nichtgenehmigte Demonstration“ auf dem Rosa-Luxemburg-Platz statt. Allerdings ist der Platz an diesem Tag abgesperrt, die Demonstranten versammeln sich in den Nebenstraßen. Erneut erfolgen Verhaftungen und interviewte Teilnehmer sagen, die Polizei würde härter vorgehen, als dies 1989 der Fall war. In Videos, die auf YouTube veröffentlicht werden, kann man sich davon ein Bild machen. Genehmigt dagegen eine Demonstration von Verdi am Brandenburger Tor mit ein paar Figuren.

Den Österreichern bringt der Tag ein Ende der Ausgangsbeschränkungen, Versammlungen sind jedoch noch immer auf 10 Personen begrenzt.

Die Präsidenten der Max-Planck-Gesellschaft, der Fraunhofer-Gesellschaft, der Helmholtz-Gemeinschaft und der Leibniz-Gemeinschaft geben eine gemeinsame Stellungnahme ab, worin es heißt, dass die Eindämmung des Virus die einzig sinnvolle Strategie sei und eine Herdenimmunität nur über Jahre zu erreichen sei. Ich weiß nicht, wie oft ich mich diesbezüglich bereits wiederholt habe, aber dies hätte man bereits vor Monaten sinnvoller und ohne derartig große Schäden machen können.

Laschet scheint die Lage erkannt zu haben und spricht von steigender Wut in der Bevölkerung, angesichts der verhängte Maßnahmen. Ihm geht es schon seit Tagen um eine Lockerung der Maßnahmen, wofür ihn die Presse zu demontieren versucht. In einem Interview mit dem Focus sagt er: „Perspektivisch droht uns eine tiefe Rezession, in der hunderttausende von Menschen ihren Job verlieren. Verantwortungsvolle Normalität heißt immer weniger Reglementierung - immer mehr Eigenverantwortung.“

Interessant ist auch, dass scheinbar einige Journalisten aufgewacht sind und sich in einem Brief an Merkel gewandt haben: „Pressekonferenzen ohne Journalisten, Fragen, die durch Regierungssprecher geschönt vorgetragen werden, Nachfragen, die gar nicht möglich sind.” Noch interessanter, dass dies Journalisten der Bundespressekonferenz sind, die den Brief verfasst haben.

Während sich Boeing 25 Milliarden Dollar auf dem Kapitalmarkt besorgt hat, kündigt Ryanair die Entlassung von 3000 Mitarbeitern an. Die Deutsche Bahn ruft nach einer Hilfe von acht bis zehn Milliarden Euro und die Lufthansa soll 5,5 Milliarden Euro in Form einer stillen Beteiligung des Staates erhalten.

Wie immer die Zahlen des Tages:

Italien: 207.428 / 1.965 / 269 (Gesamtz. infiziert/Neuerkrankungen/neue Todesfälle)
Spanien: 242.988 / 3.648 / 281
Frankreich: 167.346 / 168/ 218
UK: 177.454 / 6.201/ 739
USA: 1.131.030 / 36.007/ 1.897
Deutschland: 164.077 / 1.068/ 113
Russland: 114.431 / 7.933/ 96

Der R-Faktor liegt in Deutschland heute bei 0,79.

China meldete für den Tag 12 Neuinfektionen.

(https://www.worldometers.info/coronavirus/)

Auch am **02.05.20**, einem Samstag gibt es wieder Proteste gegen die persönlichen Einschränkungen, u.a. in Stuttgart und in Berlin. Aus Berlin findet man ausreichend Videomaterial auf YouTube und darauf ist zu sehen, dass wie bereits zuvor, auch heute die Polizei die Demonstranten hart angeht. Während an den vorvergangenen Wochenenden Berliner Polizisten im Einsatz waren, so scheinen inzwischen Kräfte aus anderen Bundesländern in der Stadt im Einsatz zu sein. Erkennbar wird dies an den Rückenaufschriften. Von der Berliner Presse als Querfront, Verschwörungstheoretiker, Antisemiten bezeichnet, wird bei den Interviews mit den Demonstranten deutlich, dass es sich um ganz normale Bürger handelt, die eine Gefahr in den Maßnahmen der Bundesregierung sehen.

Welche Wirkung hat ein Mundschutz, wenn die Ansteckungsrate derart gering ist und was ist ein Baumwolllappen, wie von vielen getragen, überhaupt in der Lage zu leisten?! Drosten, der mehr und mehr seiner Reputation verlustig geht, hat dazu mehrfach widersprüchliche Aussagen gemacht. Wer es dagegen geschafft hat, seine Reputation in der Bevölkerung während der Krise aufrechtzuerhalten, ist ohne Zweifel Spahn als Gesundheitsminister. Dabei ist wohl den wenigsten Menschen klar, um welches Früchtchen es sich hier handelt. Im Jahre 2012 deckte der Focus auf, dass Spahn eine Beteiligung an einem Beratungsunternehmen für Pharmakonzerne hält. Der Focus schrieb dazu: „Das Geschäftsmodell des Abgeordneten Spahn ist so klug wie anrüchig: Als Politiker entwickelte er die neuesten Gesetze und Reformen im Gesundheitsbereich, während sein Kompagnon Müller die Kunden aus der Gesundheitsbranche in Echtzeit hätte informieren und beraten können." (https://www.focus.de/politik/deutschland/tid-28335/politik-im-nebenjob-abgeordneter_aid_867815.html).

Heute also will Spahn nicht nur seine App durchdrücken, auch eine Normalität wird es erst wieder geben, wenn es den Impfstoff gegen das Corona-Virus gibt. Wer in der Lage ist, zwei und zwei zusammenzuzählen, kann sich den Rest allein ausrechnen. Bereits vor der Corona-Krise befand sich Spahn in einer Art Datensammelwahn. Nämlich als es um die Einführung der Telematikinfrastruktur für Ärzte und Zahnärzte ging. Dabei sollten alle Befunde, Röntgenbilder, Rezepte etc. zentral gesammelt und gespeichert und durch die neu auszugebende Versichertenkarte freigegeben werden. Auch als der Chaos-

Computer-Club nachweisen konnte, dass die Lösung für sensible Patientendaten nicht sicher ist, ließ Spahn als Gesundheitsminister nicht von seinen Plänen ab, sondern macht frisch-fröhlich weiter.
Aber das nur am Rande.

Auch spannend ist die Meldung, dass einer Studie zufolge in der New Yorker Bronx bei 27,6 Prozent der Getesteten Antikörper auf covid-19 festgestellt wurden, während dies in Manhattan bei 17,3 Prozent der Fall war (https://www.tagesschau.de/newsticker/liveblog-coronavirus-samstag-107.html#Neue-Antikoerper-Zahlen-Fast-20-Prozent-der-New-Yorker-positiv). Wie groß die Gruppe war, wird für die Stadt New York nicht mitgeteilt, dafür aber die Größe der Getesteten für den Bundesstaat New York mit 15.000 zufällig getesteten Personen angegeben.
Zur Zeit gibt es laut Google-Suche 172.000 nachgewiesene Infektionen in der Stadt und 13.365 an oder mit covid-19 Verstorbene. New York hat 8,4 Millionen Einwohner. Das bedeutet, dass die Todesrate auf die Einwohnerzahl berechnet 0,16 Prozent beträgt. Die Mortalitätsrate der nachweislich positiv getesteten Personen beträgt demnach 7,7 Prozent. Gleichzeitig würden 1,68 Millionen New Yorker Antikörper gegen covid-19 aufweisen. Addiert man die potentiell mit dem Virus in Kontakt gekommenen 1,68 Millionen Personen zu den 172.000 nachweislich Getesteten, ergibt dies 1,852 Millionen. Die Todesrate berechnet auf diese Zahl würde 0,7 Prozent betragen. Über die Gefährlichkeit des Virus kann sich jetzt jeder selbst ein Bild machen.

Merkel meldete sich wieder zu Wort, heute in einer Videoansprache. Dabei ging es ihr in erster Linie um Geld für die Entwicklung eines Impfstoffs. Ja, das Thema wird hoch gehalten.

Es würden etwa acht Milliarden Euro fehlen und eine Geberkonferenz übermorgen soll das Geld zusammenbringen. Natürlich, so Merkel, wird sich auch Deutschland mit einem deutlichen finanziellen Beitrag beteiligen, weil es zu den vornehmsten Aufgaben gehört, Millionen Menschenleben auf dieser Welt zu retten.
WTF????!!!!!
Millionen Tote? Bisher gibt es weltweit an oder mit dem Virus 243.787 Verstorbene.

Ein Mittel, viele Menschenleben zu retten wäre schon einmal, kein Kriegsgerät ins Ausland zu verkaufen und die Beteiligung Deutschlands an internationalen Einsätzen einzustellen.
Während der Corona-Krise ins Abseits geschickt, versuchen die Grünen heute mit einem Online-Parteitag in die Medien zurückzukommen. Die Beschlüsse und Konzepte kann man mit einem Wort zusammenfassen: Blupp.

Steinmeier hat ebenfalls Redebedarf und bezeichnet die Diskussionen um das Ausmaß der Einschränkungen als wichtig. Er sehe nicht, dass die Krise missbraucht werde, um autoritäre Strukturen zu verstärken. Moment mal, hat er gesagt, autoritäre Strukturen zu verstärken? Es gibt also bereits autoritäre Strukturen? Und die sollen nicht verstärkt werden? Corona-Kontakt-App, eine eventuelle Impfflicht, erneute Einschränkungen des öffentlichen Lebens für den Fall einer zweiten „Welle“, Mundschutzpflicht...

Apropos Mundschutzpflicht. Niemand hat gesagt, wie lange diese eigentlich gelten soll. Sie wurde einfach eingeführt. Etwa bis ein Impfstoff gefunden ist? Oder bis die Politiker mit ihren Angstszenarien nicht mehr durchkommen? Oder gar ein run auf den Reichstag die Aufhebung dieser Pflicht erzwingt?

Und weil ich gerade dabei bin. Sollten die Einschränkungen nicht nur solange gelten, wie das Gesundheitssystem nicht überfordert und an seine Grenzen gebracht werden kann? Ich erinnere mich dunkel und vielleicht habe ich das Thema bereits an einem der letzten Tage angesprochen. Aber sieht es derzeit danach aus, als könne das Gesundheitssystem an seine Grenzen geführt werden? Wohl eher kaum. Fragen über Fragen, von denen es noch eine ganze Reihe mehr gibt und die alle darin münden, zu fragen, ob es tatsächlich nur um eine virale Erkrankung geht.

Spanien lockert heute sein Ausgangsverbot, die Einwohner dürfen wieder spazieren gehen und im Freien Sport treiben.
In Deutschland hebt Sachsen-Anhalt Beschränkungen auf. Menschen dürfen wieder in Fünfergruppen unterwegs sein, Frisörläden, Nagelstudios, Massagepraxen etc. dürfen ab übermorgen wieder öffnen.

Wie immer die Zahlen des Tages:

Italien: 209.328/ 1.900/ 474 (Gesamtz. infiziert/Neuerkrankungen/neue Todesfälle)
Spanien: 245.567/ 2.588/ 276
Frankreich: 168.396/ 1.050/ 166
UK: 182.260/ 4.806/621
USA: 1.157.421/ 26.391/ 1.495
Deutschland: 164.967/ 890/ 76
Russland: 124.054/ 9.623/ 53

Der R-Faktor für Deutschland wurde heute nicht bekanntgegeben.

(https://www.worldometers.info/coronavirus/)

Am **03.05.20** wird bekannt, dass sich Spahn an den deutschen Ethikrat gewandt hat, mit der Bitte um eine Stellungnahme zum geplanten Corona-Immunitätsausweis. In einem ebenfalls heute ausgestrahlten Interview mit der ARD meinte Spahn, dass dies für ihn etwas völlig normales sei. Schließlich würde man ja auch einen Titer bei Hep-B messen oder einen Nachweis über eine Masernimpfung haben. Und dies sei ja auch wichtig, wenn man im medizinischen Bereich arbeite. Sehr interessant, soll das etwa heißen, dass man zukünftig nur bei nachgewiesenen Antikörpern oder Impfung im medizinischen Bereich arbeiten darf? Und wird dieser Immunitätsausweis mit dem Thema Reisen und uneingeschränkte Bewegungsfreineit verknüpft? Vielleich in einem zweiten Schritt? Im übrigen erwähnen die Medien auch mit keinem Wort mehr die Entwicklungen in Schweden. Wäre dies zu verheerend, angesichts des shut downs in Deutschland?

Dafür lügt sich Seehofer durch ein Interview auf „Berlin direkt" im ZDF.

ZDF: „Die Zahlen erfüllen eigentlich seit Wochen die Bedingungen, die die Bundesregierung selbst einmal festgelegt hat, als Marke dafür, wann man die massiven Einschränkungen wieder zurücknehmen kann. Warum halten Sie sich nicht an diese Marke?"
(fast sensationell, welche Frage hier vom ZDF gestellt wird)
Seehofer: „Weil es nicht richtig ist, was sie gerade gesagt haben. Wir hatten über Wochen Zahlen weit über tausend, tausende Neuinfektionen jeden Tag. Und jetzt, zum ersten Mal unter tausend. Hunderte und nicht tausende. ... Und wir haben immer gesagt, je mehr die Neuinfektionen zurückgehen, desto stärker kann man darüber nachdenken, wo man weiter lockert."

(da muss ich dann wohl etwas verpasst haben, denn Verdoppelungszahl war die Messlatte, anschließend der R-Faktor, ein wenig wie in einer Zaubershow, wo immer wieder ein neues Kaninchen aus dem Hut gezaubert wird; die Frage, die sich mir stellt ist: glauben die eigentlich wirklich, was sie sagen oder lügen sie den Zuschauern absichtlich direkt ins Gesicht und denken, dass das nicht auffällt?)
ZDF: „Warum machen sie nur Lockerungen scheibchenweise?“ (nachdem vorher die ausreichende Anzahl an Intensivbetten, ein geringer R-Wert etc. angesprochen wurde)
Seehofer: „Wir hatten ja zwei Ziele. Wir wollten unser Gesundheitssystem nicht überfordern und überlasten. Das ist gelungen. ... und das zweite war, zu lockern, solche Einschränkungen der Bewegungsfreiheit kann man ja nur vertreten, wenn sie wirklich vom Infektionsschutz her begründet sind. Wir haben das immer sehr stark begründet. Und jetzt haben wir Erfolg.“

Jeder, der das Buch bis hierher geschafft hat, wird mit mir übereinstimmen, dass das Gesundheitssystem zu keiner Zeit überfordert war. Zusätzlich gab es nie ein zweites Ziel, um die Einschränkungen aufzuheben, sondern, ich wiederhole das hier zum x-ten Male, anfangs die Verdoppelungsrate, dann der R-Faktor. Aber es scheint so zu sein, dass Politiker davon ausgehen, dass Menschen vergessen. Angesichts der medialen Beschallung durch Zeitungen, Radio und Fernsehen ist dies auch kein Wunder. Heute gab es in der Mittagszeit eine emotionale Reportage über Brasilien auf SWR 4. Es wurde darüber berichtet, wie Massengräber ausgehoben werden und wie LKWs Tote heranfahren, um diese dann im 5-Minuten-Rhythmus in die Gräber zu legen. Angst auf allen Kanälen. Da freuen sich die meisten, dass sie seit ein paar Tagen wenigsten wieder in die Kirche können. Dem Volk wird eine Möhre vorgehalten und gesagt, wenn ihr schön artig und diszipliniert seid, dann gibt es vielleicht wieder ein Stück Bewegungsfreiheit zurück. Urlaub? Na, das weiß ich nicht, sagt der Onkel Maas. Ich will ja im Sommer nicht schon wieder hunderttausende Deutsche aus dem Ausland zurückholen. Woher weiß er eigentlich, dass dies im Sommer eventuell der Fall wäre? Und was ist mit der Selbstverantwortung eines jeden einzelnen? Wird die den Menschen abgesprochen?

In der letzten Woche hatte Spahn scheinbar einen Beitrag in der FAZ geschrieben und dort mit falschen Erkrankungszahlen gearbeitet. Diese Zahlen wurden von Merkel dann auf ihrer Pressekonferenz genutzt. Statt von 29.000 Infektiösen schrieb Spahn von 40.000. Nun, ein Unterschied von 11.000. Kann jeder selbst nachrechen, wer keine sparsame Schulausbildung hatte. Spahn meinte daraufhin, er hätte wohl vergessen, die Toten von der Gesamtzahl abzuziehen. Mmh??? Deutschland hat mit Stand heute 6866 Tote an oder mit dem Virus. Letzte Woche dürfte die Zahl auch noch geringer gewesen sein. Aber 6866 sind doch nicht 11.000 oder? Oder mache ich da gerade einen Fehler bei der Berechnung?
Ganz sicher nicht. Es zeigt aber, wie hier von Seiten der Regierung manipuliert, gefakt und getäuscht wird, wie man mit falschen Zahlen und Argumenten arbeitet. Das ist nur ein Beispiele von vielen. Und ich weiß, dass, wenn dieses Buch jemals von einer Zeitung besprochen werden sollte, gesagt wird, er hätte sich an einem Zahlendreher hochgezogen und spinnt da herum eine Verschwörungstheorie.

In Großbritannien hat man scheinbar bereits eine Corona-Tracing-App. Diese soll jetzt auf der Isle of Wight getestet werden. Ich bin gespannt, ob diese App verpflichtend wird.

Eine Nachricht noch aus den USA. Pompeo beschuldigt die Chinesen, dass das Virus aus einem Labor in Wuhan stammt. Und er meint, die besten Experten würden glauben, dass dieses Virus menschengemacht sei. Wörtlich ergänzt er auf ABC: „China hat eine Geschichte, die Welt zu infizieren.“
Nun, allein diese kleine Geschichte würde ein ganzes Buch füllen können. Die besten Experten glauben. Wie war das mit den Massenvernichtungswaffen im Irak? Ach so, ein Irrtum, ist dummerweise passiert. Und wenn es darum geht, über die Geschichte zu sprechen, wer wann biologische oder chemische Kampfstoffe eingesetzt hat, dann fallen mir die Briten ein, die Indianer mit Pesterreger versuchten Decken ausrotten wollten oder auch die USA, die tonnenweise Agent Orange über Vietnam abgekippt haben.

Wie immer die Zahlen des Tages:

Italien: 210.717/ 1.389/ 174 (Gesamtz. infiziert/Neuerkrankungen/neue Todesfälle)
Spanien: 247.122/ 1.533/ 164
Frankreich: 168.693/ 297/ 135
UK: 186.599/ 4.339/315
USA: 1.187,035/ 26.261/ 1.115
Deutschland: 165.664/ 697/ 54
Russland: 134.687/ 10.633/ 58

Der R-Faktor für Deutschland lag heute bei 0,74.

(https://www.worldometers.info/coronavirus/)

Heute am **05.05.20** das vor ein paar Tagen angekündigte Transkript des Bild-Zeitungs-Videos. Der Chefredakteur sagt

„Schluss mit Starrsinn in der Corona-Politik" (https://youtu.be/4AHUTRqUaTk):
„In der Corona Krise sind nur zwei Dinge sicher. Erstens, ob die Maßnahmen richtig oder falsch, maßvoll oder überzogen sind, werden wir erst aus den Geschichtsbüchern erfahren. Ob wir auf Corona als Gesundheitskatastrophe oder Zusammenbruch unserer Wirtschaft blicken werden, ist vollkommen offen. Es ist möglich, aber keinesfalls gewiss, dass richtig ist, was gewaltige Mehrheiten für richtig halten. Es gibt keine Herdenimmunität dagegen, historisch katastrophal falsch zu liegen. Zweitens. Nahezu alle Experten, denen wir uns in dieser Krise anvertrauen müssen, lagen mit nahezu jeder Einschätzung falsch, dass unser Glaube an sie sich nur noch mit Verzweiflung erklären lässt. Sie haben das Tragen von Masken nahezu verhöhnt, nun ist es Pflicht. Sie haben davor gewarnt, Schulen und Kitas zu schließen, nun sind Millionen Kinder seit Wochen zu Hause. Sie haben als nutzlos abgetan, die Grenzen abzuriegeln, nun kommt niemand mehr ins Land. Sie haben trotz aller Maßnahmen immer wieder vor einem unmittelbaren Kollaps unseres Gesundheitssystems gewarnt, nun herrschen auf Krankenhausfluren gespenstische Ruhe und Angst vor Arbeitslosigkeit. ... Was mir am meisten Sorgen bereitet, unsere Wirtschaft ist schon jetzt so massiv und teilweise irreparable geschädigt, dass sich unsere Regierung kaum noch erlauben kann, zuzugeben, in ihrer Schärfe überzogen zu haben. Die Experten müssen recht behalten, weil sie nicht falsch liegen dürfen. Die deutsche Wirtschaft vorschnell ruiniert zu haben, wäre für keine Partei, vielleicht noch nicht einmal für die Demokratie überlebbar. Deswegen erleben wir zunehmend Sturheit, Starrsinn und Rechthaberei. Erinnert mich an Flüchtlingskrise, sagt mir ein Mitglied aus Merkels Regierung. Die Kanzlerin bezichtigt jeden Zweifler der Öffnungsdiskussionsorgie, raunt davon,

manche würden zu forsch handeln, ohne zu sagen, was sie genau meint...Brinckhaus macht sich...über den Abweichler Armin Laschet lustig und alle lachen. Ist es in unserem Land eine gute Idee, sich in schwierigen Zeiten über Andersdenkende lustig zu machen und zu erheben? Ich fürchte, dass sich die Interessen vieler Menschen und derer, die sie vertreten, rasant voneinander entfernen. ... Für Millionen Menschen hingegen ist es verheerend, wenn ihre wirtschaftliche Existenzgrundlage vernichtet wird, obwohl es weiterhin kaum Corona-Tote gibt. Die Politik verweigert sich dieser bitteren, aber leider notwendigen Debatte, die das unkontrollierbare Ereignis uns aufzwingt. Das der Stadt niemals Menschenleben abwägen darf gegen ein anderes Gut ist eine noble Idee, die der Realität leider nicht immer standhält.... Wenn ich höre, alles andere habe vor dem Schutz des Lebens zurückzutreten, dann muss ich sagen, das ist in dieser Absolutheit so nicht richtig, sagt Bundestagspräsident Schäuble dem Tagesspiegel... Nur Ideologien kennen Absolutismen, die Stärke der Demokratie ist, dass sie auch die unbequemsten Debatten aushält. Wenn sie sie aber verhindert, macht die Demokratie sich überflüssig. Das Einzige, was in der Demokratie alternativlos ist, ist die Debatte.... (jetzt kommt Reichel auf die Bundesliga zu sprechen und dass diese vor der Zerstörung steht) ... Ich möchte mir nicht ausmalen, wie wir in drei, vier Jahren auf diese Wochen und Monate zurückblicken werden, wenn das Durchschnittsalter der Toten über der durchschnittlichen Lebenserwartung liegen sollte, Millionen Arbeitslose auf der Straße sitzen, der Mittelstand, der Hartz IV finanziert, vernichtet ist und viele Restaurants für immer geschlossen haben, aber die Suppenküchen geöffnet sind. Auch daran sollte die Bundeskanzlerin denken, wenn sie ihre nächste Regierungserklärung hält."

Ähnlich wie bereits seine Rede an den chinesischen Staatspräsidenten, könnte man auch diesen Beitrag dazu nutzen, um ein ganzes Buch in der Analyse zu schreiben. Jedoch fehlt dazu im Augenblick die Zeit. Geht es ihm um die gesamte Wirtschaft oder um den Fußball? Ich habe den längeren Teil zum Fußball hier einmal ausgelassen. Aber wer die Bild-Zeitung kennt, der weiß, dass dieses Video nicht zufällig entstand. Dahinter stehen starke Interessen. Wer möchte, kann sich einmal mit der „bunten" Medienlandschaft in Deutschland auseinandersetzen und wird feststellen, in wie wenigen Händen sich fast alle Medien befinden. Zudem ist es kein Geheimnis, dass sich Merkel, Mohn und Springer gelegentlich auf einen Kaffee treffen. Was wird dort wohl besprochen? Jeder kann sich sein eigenes Bild machen.

Merkel jedenfalls beteiligte sich an der heutigen Geberkonferenz, bei der es um das Sammeln von Geld für einen Impfstoff gegen Corona gehen sollte, mit 525 Millionen Euro. Insgesamt kamen 7,4 Milliarden Euro zusammen. Und das soll erst der Anfang sein. Nochmals die Frage, die ich hier im Buch ebenfalls schon häufiger gestellt habe: Wo kommt eigentlich das ganze Geld her. Und hätte man mit 525 Millionen Euro nicht weitaus sinnvollere Dinge anstellen können, als ihn für die Entwicklung eines Impfstoffs zu spenden. Zumal dieser dann auch nur zeitlich begrenzt wirken könnte? Aber in diesen Zeiten scheint alles möglich zu sein, die Bevölkerung trägt ja auch schon den Mundschutz auf der Straße beim Spazierengehen. Was für ein dummer Unfug!

Der Plan von Spahn, einen Immunitätsnachweis einzuführen, ist erst einmal vom Tisch. Erst einmal. Man weiß, wie es läuft. Darauf wird er später noch einmal zurückkommen. Dieses war erst ein Test und später wird es heißen, wenn Du Dich frei bewegen willst, dann brauchst Du den!

Am heutigen Tage erscheint ebenfalls die Heinsberg-Studie von Streeck (https://youtu.be/OmhAt6Zsn74). Ergebnis: 0,37 Prozent der Infizierten sind gestorben und man rechnet mit einer Gesamtzahl der Infizierten von 1,8 Millionen. In den Medien wird natürlich sofort getönt, man könne die Ergebnisse nicht auf ganz Deutschland übertragen. Was Streeck herausgefunden hat, passt eben auch nicht jedem. Es zeigt aber ähnliche Zahlen, wie die von mir angeführte Studie aus New York. Die Zahlen von Streeck dürften, übertragen auf Deutschland nur ein Ergebnis haben: sofortige Aufhebung der Maßnahmen, allenfalls noch Vorsicht in Bussen, Bahnen und bei größeren Menschenansammlungen.

Spahn und Söder posierten beim Pharmakonzern Roche, beide auch noch im Kittel mit Logo des Unternehmens. Vielleicht das erste Mal, dass man denken könnte, endlich bekennen sich Politiker zu Sponsoren, ähnlich wie bei der Formel-1. Der Grund für tolle Fotos und Reden: Roche produziert und liefert noch im Mai drei Millionen Antikörper-Tests.

Von der Reisebranche wird berichtet, dass zwei von drei Unternehmen vor der Insolvenz stehen. Die Bäcker haben einen Umsatzeinbruch von 40 Prozent, an Bahnhöfen und Flughäfen bis zu 90 Prozent.

Niedersachsen will ab Montag kommender Woche wieder die Gastronomie mit Einschränkungen öffnen und ab 1. August soll wieder ein Regelbetrieb in den Kitas stattfinden.
In Baden-Württemberg bekommt die Polizei Zugriff auf die Daten von Corona-Infizierten. Der Innenminister des Landes

dazu: „Damit kann die Polizei Personen identifizieren, die sich nicht an die Auflagen halten und andere gefährden." Datenschutzgesetz? Nun, ein Schritt nach dem nächsten, immer ganz langsam. Wir öffnen an der einen Stelle und greifen an anderer Stelle richtig zu.

In Österreich ist die Arbeitslosenquote auf 12,8 Prozent gestiegen, die absolute Zahl gegenüber dem Vorjahr hat sich um 210.000 erhöht und es gibt 1,2 Millionen Menschen in Kurzarbeit.

Interessant ist eine Meldung aus Frankreich. Dort hatte man alte Proben untersucht. Der Abstrich eines Mannes aus dem Dezember 2019 wurde positiv getestet. Der Mann war aber nicht im Ausland und hatte nur Kontakt zu seiner Frau, die ebenfalls nicht außerhalb Frankreichs auf Reisen war. Zudem wurde gemeldet, dass das Pasteur Institut in Frankreich bei den jetzigen Erkrankten einen anderen Corona-Stamm, als den chinesischen diagnostizierte.

Seehofer will die Kontrollen an deutschen Grenzen noch bis 15. Mai aufrechterhalten und man darf weiterhin nur mit einem triftigen Grund ins Land einreisen, wenn man nicht Deutscher ist oder keine dauerhafte Aufenthaltsgenehmigung hat. Der Transit ins Heimatland ist gestattet.

Wie immer die Zahlen des Tages:

Italien: 211.938/ 1.221/ 195 (Gesamtz. infiziert/Neuerkrankungen/neue Todesfälle)
Spanien: 248.301/ 1.179/ 164
Frankreich: 169.462/ 769/ 306
UK: 190.584/ 3.985/288

USA: 1.211.839/ 23.717/ 1.112
Deutschland: 166.152/ 488/ 127
Russland: 145.268/ 10.581/ 76

(https://www.worldometers.info/coronavirus/)

Am **06.05.20** wird erste Kritik an den von der Bundesregierung verabschiedeten Hilfsprogrammen laut. Der wissenschaftliche Rat des Bundeswirtschaftsministeriums schreibt an Altmaier: „Die Pandemie macht uns alle ärmer, so dass es in Zukunft weniger zu verteilen gibt.“ Ein erster weiterer Ausblick darauf, was in den nächsten Monaten und Jahren bevorsteht.

Eine weitere Abfuhr für Spahn und seine Pläne für einen Immunitätsnachweis. Der Vorstand der Stiftung Patientenschutz sagt: „Der Immunitätsausweis wäre ein tiefer Eingriff in die Persönlichkeitsrechte“.

Eskin ist der Meinung, dass ein regulärer Schulbetrieb erst dann wieder möglich sei, wenn es einen Impfstoff gegen das Corona-Virus gibt.

In den USA heizt man die Panik weiter an. So hat die Gesundheitsbehörde CDC ein Papier entworfen, wonach es bis Anfang Juni zu einem Anstieg der Neuinfektionen auf bis zu 200.000 und bei den Todeszahlen auf bis zu 3000 täglich kommen könnte. Mal sehen, ob es stimmt, was sich bis jetzt angesichts der Zahlen eher nicht vermuten lässt.

In Deutschland wird jetzt, in den Bundesländern zwar zeitlich unterschiedlich, eine schrittweise Rückkehr zur Normalität eingeleitet. Egal ob es um die Wiederöffnung von Restaurants, Cafés oder Hotels geht oder um die Wiedereröffnung von

Sportanlagen, man will lockern. Dies passt jedoch einigen Ministerpräsidenten nicht und Spahn fordert eine einheitliche Linie. Morgen ist die erneute Konferenz zwischen Merkel und den Ministerpräsidenten, mal sehen, was danach verkündet wird. Es wird berichtet, dass Merkel eine Obergrenze von 50 Neuinfektionen pro 100.000 Einwohnern und Woche fordert, ab der ein betroffener Landkreis wieder in den shut down gehen soll.

Gestern wurde noch bekannt, dass ein erster Schutzschirm, nämlich der für Zahnärzte wieder eingeklappt wurde. Es wird nur einen zinslosen Kredit geben, der innerhalb von zwei Jahren zurückzuzahlen ist. Das wird das Aus für einige Zahnarztpraxen bedeuten. Stattdessen beginnen jetzt Gespräche mit der Autoindustrie über Kaufanreize in Form von Zuschüssen beim Kauf eines Neuwagens, ähnlich, wie dies bereits nach der Finanz- und Wirtschaftskrise 2008/2009 der Fall war.
Durch Zufall habe ich heute einen Beitrag auf tagesschau.de vom 31.12.2019 gefunden: „Ein fantastisches Jahr für Aktien". Lesen lohnt (https://www.tagesschau.de/wirtschaft/boerse/boerse-aktienjahr-101.html).

Wie immer die Zahlen des Tages:

Italien: 213.013/ 1.075/ 236 (Gesamtz. infiziert/Neuerkrankungen/neue Todesfälle)
Spanien: 250.561/ 2.260/ 185
Frankreich: 170.551/ 1.089/ 330
UK: 194.990/ 4.406/693
USA: 1.237.466/ 24.631/ 2.335
Deutschland: 167.007/ 855/ 0
Russland: 155.370/ 10.102/ 95

Großbritannien hat jetzt 29.427 Todesfälle, Italien 29.315.

(https://www.worldometers.info/coronavirus/)

06.05.20. Lasse niemals eine gute Krise ungenutzt, sagte Churchill einmal. Und daran halten sich auch deutsche Politiker. Der Bundestag denkt angeblich darüber nach, das Wahlrecht zu verändern. Danach soll es möglich sein, eine Bundestagswahl auch ohne Präsenzveranstaltungen und per Briefwahl durchzuführen.

Merkel trat nach der Konferenz mit den Ministerpräsidenten vor die Presse. Ich mache es kurz: Alle Läden dürfen wieder öffnen, Breitensport im Freien ist wieder erlaubt, die Kontaktbeschränkungen werden bis 5. Juni mit Ausnahmen aufrechterhalten. Man darf wieder Angehörige in Krankenhäusern und Pflegeheimen besuchen und sich mit Leuten aus einem anderen Haushalt treffen können. Zudem darf die Bundesliga in der zweiten Maihälfte wieder mit Geisterspielen starten.
Wenn es mehr als 50 Neuinfektionen pro 100.000 Einwohner in einer Woche geben sollte, gelten in dem betroffenen Gebiet wieder schärfere Einschränkungen.
Es bleibt beim Mindestabstand von 1,5 Metern und bei Mund- und Nasenschutz im ÖPNV und in Geschäften.

Ein cleverer Schritt von Merkel, auch wenn es von den Staatsmedien als Schwäche dargestellt wird. Treten jetzt in einem Bundesland erhöhte Fallzahlen auf, ist der jeweilige Ministerpräsident verantwortlich dafür, die Dinge auf die Reihe zu bringen. Politik a la Merkel, Verantwortung abschieben. Weitet sich das Virus erneut bundesweit aus, kann sie wieder als „Krisenmanagerin“ einspringen. Zudem werden in den Staatsmedien jetzt mehr und mehr Ärzte, Virologen und Epidemiologen

eingeladen, die man vorher nicht gesehen hatte. Die bisherigen sind entweder verbrannt, weil sie teilweise angefeindet werden oder ihre Meinungen passen nicht in das von der Regierung gewünschte Meinungsbild. Die neuen Darsteller sprechen von „zweiter Welle“ vielleicht schon in den nächsten Tagen und einem erneuten Ansteigen der Erkrankungsfälle im Herbst.
Merkel: „Ich denke, wir können auch heute sagen, dass wir die allererste Phase der Pandemie hinter uns haben. Aber uns muss immer bewusst sein, dass wir damit trotzdem immer noch am Anfang der Pandemie sind und noch eine lange Auseinandersetzung mit dem Virus vor uns haben... die Hygienevorschriften, Fragen die wir zu beachten haben, in Zeiten des Virus einfach akzeptiert werden und dass der Alltag auf diese Bedingungen auch in vielen Bereichen umgestellt wird...“

Merkel macht in ganz wenigen Sätzen klar, dass die Regierung die Absicht hat, das gesamte Prozedere noch weit in die Ferne zu strecken. Wenn man sich die Kurve ansieht, dann ist jedem mehr als erkennbar, wie die Infektionen zurückgehen. Nicht nur dort, wo Länder Einschränkungen erlassen haben, sondern genauso in Schweden. Allerdings wird dieser Fall nicht in den Medien diskutiert, ja noch nicht einmal mehr erwähnt.
Spanien dagegen verlängert seinen nationalen Notstand um weitere zwei Wochen.

Vom Bundeswirtschaftsministerium kommt die Nachricht, dass es bei der deutschen Industrie im März zu einem Auftragseinbruch von 15,6 Prozent im Vergleich zum Vorjahresmonat kam. BMW will seine diesjährigen Investitionen um 3,7 Milliarden Euro kürzen. Die Zahl der Autozulassungen im März ging um 61 Prozent zurück gegenüber dem Vorjahresmo-

nat. Von der EU-Kommission wird gemeldet, dass sie mit einem Wirtschaftseinbruch in der EU in Höhe von 7,7 Prozent rechne. Sixt erhält von der KfW einen Kredit in Höhe von 1,5 Milliarden Euro.
Die Bundesregierung rechnet in den nächsten sechs Monaten mit 1,2 Millionen zusätzlichen Hartz IV-Empfängern.

Die vom RKI herausgegebene „Daten-Spende"-App hat inzwischen 500.000 Nutzer. Für mich bleibt nach wie vor fraglich, wie man damit eine Corona-Epidemie eindämmen will, die eigentlich als solche nicht mehr vorhanden ist.

Wie immer die Zahlen des Tages:

Italien: 214.457/ 1.444/ 369 (Gesamtz. infiziert/Neuerkrankungen/neue Todesfälle)
Spanien: 253.682/ 3.121/ 244
Frankreich: 174.191/ 3.640/ 278
UK: 201.101/ 6.111/649
USA: 1.256.669/ 19.036/ 1.850
Deutschland: 168.162/ 1.155/ 282
Russland: 165.929/ 10.559/ 86

(https://www.worldometers.info/coronavirus/)

Wenig überrascht am **07.05.20** das Ergebnis einer Umfrage von Mc Kinsey. Demnach wollen Deutsche nach der Corona-Krise weniger ins Kino gehen, seltener Reisen und die öffentlichen Verkehrsmittel benutzen. Angeblich haben 40 Prozent vor, öffentliche Verkehrsmittel, auch Flugzeuge zu meiden, bis ein Impfstoff zur Verfügung steht. Impfstoff, Impfstoff, Impfstoff tönt es ja bereits seit Anbeginn der Krise aus allen Lautsprechern. Vermeintlich soll es ja keine Zwangsimpfung geben,

wenn es denn einen Impfstoff gibt. Aber das neue Pandemiegesetz, was heute im Bundestag debattiert und in der nächsten Woche beschlossen werden soll, enthält da so einen klitzekleinen Paragraphen, wonach Menschen ohne Immunität im Falle einer Gefahrenlage anderen Beschränkungen unterliegen sollen, als Menschen, die gegen eine entsprechende Infektionserkrankung immun sind.
Mmh, freiwillig impfen, schon klar. Wenn denn nur der soziale Druck groß genug ist, werden sich viele Freiwillige finden lassen. Wie will man beispielsweise bei möglicher erfolgreicher Impfstoffsuche ausreichend viele Langzeittests machen, um sicher zu gehen, dass durch eine solche Impfung nicht zu Langzeitschäden kommt? Oder werden Spätschäden einfach billigend in Kauf genommen?

Ganz im Gegensatz dazu die Heinsberg-Studie, die jetzt zum Abschuss freigegeben wurde. Angeblich hätte Streeck fehlerhaft gearbeitet. Es hat seit der Veröffentlichung keine zwei Tage gedauert, um Streeck unter Beschuss zu nehmen (https://www.tagesschau.de/investigativ/swr/heinsberg-studie-103.html). „Die korrekte Nachberechnung anhand der veröffentlichten Studien-Daten ergibt eine deutlich ungenauere Dunkelziffer-Schätzung". Den Satz muss man sich einmal auf der Zunge zergehen lassen. Die korrekte Nachberechnung ergibt eine ungenauere Schätzung. Man wirft Streeck vor, er könne nicht rechnen, wogegen man selbst neu berechnet und besser schätzt. Zack, den nächsten, der eine andere Meinung hat, aus dem Spiel genommen. Noch dazu, wo Streeck ja scheinbar auch noch Laschet berät, der ohnehin im Kreuzfeuer steht, weil er zu schnell öffnen wolle. Dagegen Söder, der auch heute wieder für weniger und langsamere Lockerungen plädiert, weil wir ja keinen Impfstoff und keine Therapie hätten. Dazu hebt Lauterbach den Zeigefinger in einem Interview im

Morgenmagazin: „Dadurch kommt es wieder viel mehr auf die Disziplin der Bürger an". Auch er spricht von einer drohenden zweiten Welle der Erkrankungen im Herbst.

Etwa 15 Prozent der Angestellten der Chemie- und Pharmazieindustrie sind in Kurzarbeit.
Puma erhält ebenfalls einen Kredit, im Gegensatz zu Adidas allerdings nur einen in Höhe von 900 Millionen Euro.
Die Industrieproduktion in Deutschland sank im März um 9,2 Prozent gegenüber dem Vormonat Februar und Volkswirte hatten mit nur 7,4 Prozent gerechnet. So viel zu Prognosen von Experten. Verglichen mit März 2019 sank sie um 11,6 Prozent, in Frankreich um 17,3 Prozent.
Deutsche Buchhandlungen verzeichneten im April einen Umsatzrückgang von 46,9 Prozent gegenüber 2019. Reiseliteratur brach um 80 Prozent ein.

Eine Prognose der Bank of England: voraussichtlicher Einbruch der Wirtschaftsleistung in Großbritannien bis Jahresende etwa 30 Prozent. Im zweiten Quartal wird mit einem Einbruch von 25 Prozent gerechnet.
Die Welttourismusorganisation rechnet mit einem Rückgang der Touristen um 80 Prozent gegenüber dem Vorjahr.
Aus den USA werden für die letzte Woche weitere drei Millionen Arbeitslose gemeldet.

Interessant die Meldung der UN-Ernährungs- und Landwirtschaftsorganisation, die mitteilt, dass Lebensmittelpreise im April im dritten Monat in Folge gesunken seien. Gerade vor kurzem noch kam in Deutschland die Meldung, Fleisch sowie Obst und Gemüse hätten sich deutlich verteuert. Wer ist da gerade auf Mitnahmekurs?

Man nutzt die Krise auch gezielt, um Posts in den sozialen Medien mit dem Label „Falschinformation“ zu versehen und zu löschen. Angeblich unabhängige Faktenchecker würden die Inhalte auf ihren Wahrheitsgehalt prüfen. Dazu gab es jetzt einen offenen Brief von Ärzten und Virologen aus aller Welt, die zum Kampf gegen Falschinformationen aufriefen. Eine deutsche Virologin, Frau Brinkmann, die diesen Brief ebenfalls unterschrieben hat dazu: „Wir müssen sicherstellen, dass Informationen, die noch nicht gar sind, keine massenhafte Verbreitung finden“.
Informationen, die noch nicht gar sind. Was soll man dieser Aussage noch hinzufügen! Der Propagandakrieg ist seit Ausbruch der Erkrankung in China in vollem Gange.

In diesem Zusammenhang eine Meldung aus Spanien. Dort nutzt man in Krankenhäusern jetzt UV-Licht, um Flächen zu desinfizieren und eventuelle Corona-Viren abzutöten. Als Trump vor einigen Tagen auf einer Pressekonferenz sagte, man könne ja UV-Licht nehmen, um die Krankheit zu bekämpfen, wurde in den Qualitätsmedien ein Shit-Hurricane entfacht und man machte sich über Trump lustig.

Püschel vom UKE in Hamburg war der einzige Rechtsmediziner, der Corona-Patienten obduziert hatte. Dies trotz Empfehlung des RKI, dies nicht zu tun. Anfangs kritisiert wegen seiner Aussagen im Fernsehen, erscheint heute ein Bericht auf tagesschau.de. Darin wird auch darüber berichtet, dass es häufig Thrombosen sind, die zu Problemen bei Corona-Patienten führen und dass diese Erkenntnisse jetzt in die Behandlung einfließen sollen. Ich hatte bereits vor Tagen auch über eine andere Studie aus Zürich berichtet, die zu ähnlichen Erkenntnissen gekommen war. Aber auch daran, dass diese Erkenntnisse über Wochen verschwiegen wurden, kann man erkennen, dass scheinbar nicht sein kann, was nicht sein darf. Wie viele Patienten mehr hätten vermutlich überleben können, wäre hier eine bessere und breitere Informationspolitik verfolgt worden.

Zu diesem Bericht ein Leserkommentar auf der Seite von tagesschau.de, der den Nagel auf den Kopf trifft: „Von einem Verschwörungstheoretiker kann man lernen.
Prof. Püschel gestern noch mit Verschwörungstheoretikern in einem Topf geworfen, gegen die Empfehlungen des RKI opponiert Leichen zu öffnen, jetzt endlich erste brauchbare Ergebnisse. Nur durch Obduktion kann man lernen und nicht durch sofortiges kremieren. Mal sehen welche diffamierten Verschwörungstheoretiker noch recht haben. Langsam müssen Köpfe rollen, weil wissenschaftliches Arbeiten wie Prof. Püschel es tat, massiv behindert wurde und somit Menschen bewusst in den Tod geschickt wurden oder werden sollten. Ihre Brynhildur Eiriksdottir".

Eine zielgerichtete Behandlung würde natürlich auch einen Impfstoff in Frage stellen. Es werfen sich immer mehr Fragen auf, was eigentlich im Hintergrund abläuft.
Das RKI stellt seine regelmäßigen Pressekonferenzen ein, man wolle nur noch gelegentlich die Öffentlichkeit über diese Konferenzen informieren. Schließlich gebe es ja auch eine positive Entwicklung der Fallzahlen in Deutschland und die Kompetenz sei auf die Bundesländer verlagert worden. Mir erscheint es eher, als wolle man sich aus dem Schussfeld ziehen, jetzt, wo es Erkenntnisse gibt, die an der Arbeit des Instituts zweifeln lassen.

Brot und Spiele, nach langem Hick-Hack heißt es jetzt, die Bundesliga startet am 16. Mai. Kaum einem anderen Bereich ist es gelungen, einen derartigen Druck aufzubauen, um wieder loszulegen. Für die Vereine eine finanzielle Frage, für die Politiker eine Pille fürs Volk. Damit auch alles gut klingt, kamen im Vorfeld Bemerkungen einiger Präsidenten und Manager, dass man ja nicht nur wundervolle Hygienekonzepte hätte, sondern sich jetzt auch mal Gedanken über die Zukunft des Fußballs machen müsse, ob alles noch auf solch überdrehtem finanziellen Niveau weitergehen solle. Schon klar, man müsse sich einmal Gedanken machen. Gut, dass wir darüber geredet haben, jetzt lasst uns mal in Ruhe weitermachen!

Apropos Geld, die Bundestagsabgeordneten, lang hat´s gedauert, haben heute beschlossen, sich ihre Diäten in diesem Jahr nicht zu erhöhen. Abgeordnete in anderen Ländern spendeten Teile ihrer Diäten. Aber das wäre bei dem schmalen Salär in Deutschland wahrscheinlich ein Problem.
Was an den Diäten im nächsten Jahr nichts ändern wird, sind die geschätzten 100 Milliarden weniger Steuereinahmen für 2020, wie das Handelsblatt berichtet.

Seehofer, der kritisiert wird, weil er die Grenzkontrollen bis 15.Mai verlängert hatte, meint, diese seien Teil des Erfolges bei der Eindämmung des Virus. Interessant, so etwas zu hören, denn gerade im Februar wollte kein deutscher Politiker davon etwas wissen.

Übrigens ist Nordkoreas Staatspräsident vorgestern wieder im Fernsehen aufgetaucht, nachdem man ihn in einigen Blättern schon für Tod erklärt hatte. Soviel auch noch einmal zum Thema Fake-News, denen man von staatlicher Seite entgegentreten muss, da sonst die Demokratie in Gefahr ist.

Bevor die Zahlen des Tages kommen, hier noch eine kurze Bemerkung. Gestern gab es in den Tagesthemen den Kommentar eines „Journalisten“ vom SWR zu den Lockerungen in Deutschland, den ich eigentlich heute transkribieren wollte. Dieser Kommentar ist derart aufschlussreich, dass ich dies morgen nachholen werde.

Wie immer die Zahlen des Tages:

Italien: 215.858/ 1.401/ 274 (Gesamtz. infiziert/Neuerkrankungen/neue Todesfälle)
Spanien: 256.855/ 3.173/ 213
Frankreich: 174.791/ 600/ 178
UK: 206.715/ 5.614/539
USA: 1.289.211/ 26.119/ 1.996
Deutschland: 169.430/ 1.268/ 117
Russland: 177.160/ 11.231/ 88

R-Faktor in Deutschland liegt bei 0,65 (RKI)

(https://www.worldometers.info/coronavirus/)

Heute, am **08.05.20** ist der 75. Jahrestag der bedingungslosen Kapitulation Deutschlands im 2. Weltkrieg. Dementsprechend sind die Meldungen des Tages. Das Thema Corona verschwindet langsam ohnehin immer weiter aus den Medien, langsam kommen mehr und mehr Nachrichten zu der zweiten bevorstehenden Welle: dem Wirtschaftseinbruch.
Zudem gibt es immer reichlich Klagen von Bürgern gegen die Einschränkungen. Der Geschäftsführer des Deutschen Richterbundes spricht von etwa 1000 Eilanträgen, die Gottesdienste, Maskenpflicht, Versammlungsverbote und Reisebeschränkungen betreffen.

Überhaupt scheint man sich in Regierungskreisen so seine Gedanken zu machen, wie lange es hier noch gut geht im Land, denn immer wieder werden Videos gelöscht, kontroverse und nicht der offiziellen Linie entsprechende Meinungen in die Ecke der Verschwörungstheoretiker oder rechter Antisemiten etc. gestellt. Heute gab es einen Aufruf des Vorsitzenden der Innenministerkonferenz, wonach Menschen aufpassen sollen, mit wem sie demonstrieren. Bitte? Schließlich würden sich immer wieder Rechte unter Demonstranten mischen und die Demonstrationen für ihre Zwecke missbrauchen. Nun ja, es stellt sich auch hier die Frage, wie viele der angeblich Rechten ein Agent provocateur sind, eigens in die Veranstaltung eingeschleust, um diese Demonstration und ihre Teilnehmer unglaubwürdig erscheinen zu lassen. Überhaupt inzwischen ein probates Mittel, um andere Meinungen zu denunzieren und sich selbst als Wahren und Aufrichtigen darzustellen.

Ein italienischer Fechter, der im Oktober 2019 an den Militärweltspielen in Wuhan teilgenommen hatte berichtete, bereits damals an covid-19 erkrankt zu sein. Zudem sagte er, alle Personen, die mit ihm zusammen gewohnt hatten, seien erkrankt, außerdem Sportler anderer Teams (https://www.tagesschau.de/newsticker/liveblog-coronavirus-freitag-111.html#Militaerweltspiele-in-Wuhan-als-erster-Corona-Hotspot). Schon zu Anfang der Epidemie wurde darüber spekuliert, ob das Virus nicht mit nach Wuhan zu diesem Sportereignis gebracht worden sei. Überdies haben französische Ärzte 2450 CT-Aufnahmen der Lunge aus dem letzten Jahr durchgesehen und sprechen von ersten Fällen bereits am 16. November 2019 in Frankreich.

In den ersten Landkreisen wurden heute bereits die Infektionsgrenzwerte überschritten. So beispielsweise in Coesfeld, wo viele Arbeiter einer Fleischfabrik infiziert sind. Plötzlich ruft es Leute wie Heil auf den Plan, der meint, man müsse sich darum kümmern, dass die Arbeiter in vernünftigen Unterkünften lebten. Als ob es jemals irgendwen gekümmert hat, unter welchen Bedingungen Saisonarbeiter aus Südosteuropa in Deutschland behandelt werden. Billige Arbeitskräfte, das einzige, was in Deutschland interessiert, ebenso wie in Großbritannien.

Andere Länder, andere Sitten, man könnte auch sagen, mehr Gemeinschaftsgefühl. In der Türkei können bedürftige Familien ihre Wasser- und Stromrechnungen online stellen, die dann von anonymen Spendern bezahlt werden. Von 200.000 Rechnungen wurden bereits 80.000 im Wert von 1,3 Millionen Euro bezahlt.

Die deutschen Exporte brachen im März um 11,8 Prozent gegenüber dem Vormonat und 7,9 Prozent gegenüber dem Vergleichsmonat in 2019 ein. Eine Umfrage der GfK zeigt bereits erste Trends, wie sich Menschen in den nächsten Monaten verhalten werden. So äußerten 25 Prozent der Befragten, auf einen eigentlich geplanten Urlaub verzichten zu wollen.
In Kanada stieg die Arbeitslosenquote im März von 7,8 auf 13 Prozent. In den USA erreichte die Arbeitslosenquote mit 14,7 Prozent den höchsten Stand seit dem 2. Weltkrieg. Noch im Februar lag sie bei 3,5 Prozent.

Dass ZDF bringt ein Politbarometer mit folgenden Zahlen:
Die beschlossenen Maßnahmen zur Lockerung kommen für 38 Prozent zu früh, für 47 Prozent gerade richtig, für 11 Prozent hätten sie besser schon früher kommen sollen. 54 Prozent wären für einen frühzeitigen Abbruch der Spielsaison der Bundes-

liga gewesen. 81 Prozent sind der Meinung, die Bundesregierung mache ihre Sache in der Corona-Krise „gut", 13 Prozent sagen „schlecht". Es braucht heutzutage scheinbar nicht viel, um gut dazustehen, auch wenn gerade im Vorfeld und am Anfang schwerwiegende Fehler und Mängel gemacht wurden. Aber wenn der Herr Spahn einen Impfstoff besorgt, dann wollen ihn wahrscheinlich auch 80 Prozent der Deutschen adeln und zum Kaiser machen.

Hier wie angekündigt das Transkript des Kommentars von Becker, SWR, in den Tagesthemen vom 06.05.20 zu den beschlossenen Lockerungen in der Corona-Krise (http://www.tagesschau.de/multimedia/video/video-698361.html):

„Spieglein, Spieglein an der Wand, wer lockert am schnellsten im ganzen Land? So könnte man frei nach den Brüdern Grimm rufen, angesichts des Lockerungswettlaufs, der viele Politiker in diesem Land erfasst hat. Leider scheint manchem dabei die Schnelligkeit über den Verstand gesiegt zu haben. Der Status Quo ante, also zurück zur alten Normalität, ist vielen Wirrköpfen, die sich im Netz unter Widerstand 2020 und anderen Namen tummeln, gerade ein Herzensanliegen. All diesen Spinnern und Corona-Kritikern sei gesagt, es wird keine Normalität mehr geben, wie vorher. Madonna, Robert de Niro und rund 200 andere Künstler und Wissenschaftler fordern zurecht, Lebensstil, Konsumverhalten und Wirtschaft grundlegend zu verändern. Diese weltweite Pandemie muss zu etwas Neuem führen. Zu mehr Wertschätzung für unser Gesundheitswesen, zu mehr Nachhaltigkeit und ja, auch zu einem sorgsameren Umgang mit der Natur und mit uns Menschen. Insofern sind die heute beschlossenen Lockerungen wohltuend abgewogen und vorsichtig. Auch dass nunmehr regional auf das Infektionsgeschehen reagiert werden kann, sei es mit Lockerungen oder

Einschränkungen, ist vernünftig und belegt, der Föderalismus funktioniert, die Länderchefs nehmen ihre Rolle wahr. Wer daraus allerdings auf eine Schwäche der Kanzlerin schließt, liegt falsch. Sie ist nicht demontiert oder gar entmachtet, wie zu lesen war, nur weil sich Ministerpräsidenten in Krisenzeiten verstärkt zu Wort melden. Im Gegenteil. Dieses Land ist bisher gut, deutlich besser als andere durch die Corona-Krise gekommen, gerade weil Angela Merkel Kanzlerin ist. Wir können froh sein, dass Hasardeure wie Trump, Johnson oder Bolsonaro hier nichts zu melden haben und Typen solchen Charakters in diesem Land auch hoffentlich auch nie gewählt werden."

Der Mann ist fast besser, als Karl-Eduard von Schnitzler mit seinem Schwarzen Kanal. Auch dieser Kommentar, ähnlich wie bereits andere Beiträge vorher bieten Stoff für ein ganzes Buch. Man könnte es als Beispiel für Lobhudelei, braune Nasen oder besonders große Schleimspuren nehmen. Man könnte es auch als Beispiel dafür nehmen, wie kritische Stimmen diffamiert werden sollen. Im Übrigen stellt sich die Frage, was Madonna wohl mit einem grundlegend veränderten Lebensstil meint. Will sie sich zu einer arbeitslosen Familie in den USA ins Auto legen und sich an Essensausgaben anstellen? Vielleicht eins oder alle ihre Häuser verkaufen und den Erlös einer Suppenküche spenden? Hört man Leuten wie Becker zu, dann kommen Ähnlichkeiten zur sogenannten Klimakrise auf: die Mehrzahl der Wissenschaftler ist der Meinung...
Aber ich will an dieser Stelle nicht weiter darauf eingehen und werde mich an anderer Stelle noch einmal mit den propagandistischen Auswüchsen während der Corona-Krise beschäftigen. Jeder kann sich selbst seine Gedanken zu diesem Ausfluss des Kommentators machen.

Wie immer die Zahlen des Tages:

Italien:	217.185/1.327/ 243 (Gesamtz. infiziert/Neu-erkrankungen/neue Todesfälle)
Spanien:	260.117/ 3.262/ 229
Frankreich:	176.079/ 1.288/ 243
UK:	211.364/ 4.649/626
USA:	1.318,686/ 26.063/ 1.570
Deutschland:	170.678/ 1.248/ 118
Russland:	187.859/ 10.699 / 98

Inzwischen wird auch nicht mehr der R-Faktor in den Medien angegeben, es wird in den Nachrichtensendungen nur noch erzählt, wie viele Neuinfizierte im Durchschnitt der letzten sieben Tage pro Tag hinzugekommen sind. Wie oft wurden die Referenzwerte bisher verschoben? Ich kann es gar nicht mehr nachzählen. Jedes Mal, wenn sich einer dieser Werte einem Punkt nähert, dass man annehmen könne, die Infektionsausbreitung nimmt ab, kommen neue Werte, die wiederum als reine Zahlen eine höhere Bedrohung vorgaukeln.

(https://www.worldometers.info/coronavirus/)

Am **09.05.20** nimmt die Spannung weiter zu. In vielen Städten gibt es Demonstrationen gegen die Einschränkungen. Wenn man die Bilder vorhergegangener Demonstrationen anschaut, dann denkt man beim Einsatz der Polizei gegen friedliche Teilnehmer, die das Grundgesetz in der Hand halten, an Veranstaltungen in Diktaturen. Da legen sich drei, vier Polizisten auf Demonstranten, zierliche Frauen werden mit massiver Gewalt abgeführt. In Berlin waren heute das erste Mal Polizisten mit Hunden zu sehen.

Die größte Demo fand in Stuttgart statt. Interessanterweise wurde sowohl in der Tagesschau, als auch im heute-journal darüber berichtet und sofort eine Verknüpfung zu Verschwörungstheoretikern hergestellt. Im Einspieler durften sog. Rechtsextremismusforscher ihre Meinung abgeben und man versuchte alles, um die Demonstranten zu diskreditieren. Kleber erfand sogar das Wort „Verschwörungsphantasten". Für die meisten Menschen läuft dieses Wort einfach so durch, wenn man es sich aber einmal genauer anschaut, dann sind Phantasten normalerweise irgendwelche Spinner, vielleicht noch Leute, die eigentlich in die Psychiatrie müssten. Es scheint so, als würde den Regierenden in Berlin der Hintern auf Grundeis gehen, weil immer mehr Menschen auf die Straßen gehen und ihre grundgesetzlich verankerten Rechte wieder in Kraft gesetzt haben wollen. Da scheinen selbst Lockerungen wie offene Geschäfte nichts dran zu ändern. Die Einschränkungen der Grundrechte kann man eben nicht mit ein bisschen Shopping vergessen machen. In den Nachrichten wird denn auch Ken FM besonders ins Visier genommen, als Verschwörungstheoretiker, Antisemit bezeichnet. „Als Ehrengast tritt Ken Jebsen auf, dessen Verschwörungsvideos in der Corona-Krise plötzlich millionenfach geklickt werden", so das ZDF (https://www.zdf.de/nachrichten/politik/coronavirus-protest-verschwoerungstheorie-100.html). Jebsen hatte ein Video mit dem Titel „Gates kapert Deutschland" ins Netz gestellt (https://youtu.be/DxzMpNoZOL0), was innerhalb kürzester Zeit drei Millionen Aufrufe erzielte. Da wird die Elite nervös. Noch nervöser wird man, wenn Gates, der zehn Minuten Werbezeit in den Tagesthemen bekam, als das dargestellt wird, was er ist.

Das ZDF meldet „Forscher sprechen von Verschwörungstheoretikern, Rechtspopulisten und Impfgegnern", die angeblich

hinter der Bewegung „Widerstand 2020“ stecken würden. Diese Bewegung wiederum geht auf Initiative des Arztes Schiffmann zurück, der während der Corona-Krise anfing, Videos auf YouTube zu veröffentlichen, da ihm Unstimmigkeiten in der Berichterstattung aufgefallen waren. Seine Videos erreichten schnell ein breites Publikum und einige davon wurden von YouTube gelöscht. Irgendwann entschloss er sich zur Gründung der Partei „Widerstand 2020“, die innerhalb kürzester Zeit mehrere zehntausend Mitglieder hatte.
Und wenn dann noch eine Meldung auf alternativen Medien geteilt wird, die weitere Dinge hinterfragt, verlieren die Qualitätsmedien mehr und mehr ihren Anspruch, die Wahrheit zu verkünden. Der Präsident Tansanias hatte scheinbar Zweifel an den offiziellen WHO-Corona-Tests und beauftragte seine Experten, diese Test u.a. an Ziegen, an Motoröl und Papaya durchführen zu lassen. Die Proben wurden mit einem Phantasienamen versehen und an ein Labor zur Analyse verschickt, ohne dass das Labor wusste, was wirklich getestet wurde. Ergebnis: Ziege und Papaya wurden positiv auf das Corona-Virus getestet.

Die Digitalministerin Bär antwortete auf die Datenschutzkonformität der geplanten Corona-App angesprochen: „Wer Verschwörungstheorien anhängt, wird sich die App eh nicht herunterladen.” Also wer die App nicht herunterlädt ist ein Verschwörungsanhänger? Nicht etwa jemand, der Fragen hat, die die Sicherheit seiner persönlichen Daten betreffen? Bisher ist nicht geplant, den Quellcode für die App offenzulegen, wie es sich bei solch einer App eigentlich anbieten würde. Woher soll man als Bürger wissen, welche Daten übermittelt werden? Wer soll es überprüfen?

Und sogleich noch etwas zur aufgeladenen Stimmung. In der vergangenen Woche war ein ZDF-Team nach Aufnahmen während der „Hygiene-Demo" in Berlin auf dem Weg zurück zum Auto von etwa 20 bis 25 Schlägern angegriffen und zum Teil schwer verletzt worden. Verdächtige wurden festgenommen, jedoch relativ schnell wieder auf freien Fuß gesetzt. Man kann annehmen, dass es sich um Verbrecher aus dem linken Spektrum handelte, denn wären es Rechte gewesen, wäre die gesamte letzte Woche über nichts anderes im Fernsehen fabuliert worden. Der Moderator der Show, Welke, sagte heute zum Schluss der Sendung folgendes: „Da fragt man sich schon: Ist es wirklich konsequent, am Rande von Veranstaltungen, die sich angeblich für Grundrechte einsetzen, ausgerechnet die Pressefreiheit im wahrsten Sinne des Wortes mit Füßen zu treten. Das als kleine Denksport-Aufgabe für kommende Demos und als leicht pastorales Schlusswort." Da wird die Attacke in direkte Verbindung mit friedlich Demonstrierenden gebracht und diese werden diskreditiert.

Schaut man sich all diese und andere Vorgänge aus den letzten Tagen und Wochen an, könnte man dann nicht etwa auf eine ähnliche Idee kommen, wie mehrere Bischöfe, Wissenschaftler und Ärzte? In einem offenen Brief warnen sie vor dem Auftakt zur Schaffung einer Weltregierung, die sich jeder Kontrolle entzieht (https://www.tagesschau.de/inland/verschwoerung-corona-101.html). Bei tagesschau.de sind dies natürlich auch sofort wieder Verschwörungstheoretiker. Anzumerken hierbei, dass es mehrere katholische Geistliche waren, die den Brief unterzeichneten, der auf die Initiative des früheren Päpstlichen Botschafters in den USA, Erzbischof Carlo Maria Vigano zurückgeht. Jeder kann sich seine eigenen Gedanken machen, ob es sich möglicherweise um berechtigte Bedenken handelt, wenn man verschiedene Situationen der Vergangenheit betrachtet und diese zu einem Gesamtbild fügt. Immerhin gab es einmal eine Zeit in Deutschland, in der auch nur wenige katholische Priester eine klare Meinung gegenüber der Politik hatten. Damals ging´s in Lager, heute gibt es die soziale Ächtung. Warum eigentlich stellt die Tagesschau den Brief nicht online, so dass sich jeder selbst eine eigene Meinung vom Inhalt machen kann?

Was fehlte noch? Nun, vielleicht, dass sich das RKI zu Wort meldet. Und zwar damit, dass der R-Faktor bei 1,1 liegt. Wie bitte? Tja, was für ein Zufall. Seit Wochen unter eins und heute, zack, bei 1,1. Na Kinder, das kann doch nur daran liegen, weil die Menschen auf den Demonstrationen keinen ausreichenden Sicherheitsabstand halten. Komisch nur, dass die, über sieben Tage berechnete Zahl der Infizierten pro Tag immer weiter sinkt. Fällt irgendwem etwas auf? Wer denken und rechnen kann, ist klar im Vorteil. Da wird wohl bald wieder eine Einschränkung kommen müssen.

Wie immer die Zahlen des Tages:

Italien: 218.268/1.083/ 194 (Gesamtz. Infiziert/Neuerkrankungen/neue Todesfälle)
Spanien: 262.783/ 2.666/ 179
Frankreich: 176.658/ 579/ 80
UK: 215.260/ 3.896/346
USA: 1.347.125/ 25.340/ 1.421
Deutschland: 171.324/ 736/ 39
Russland: 198.676/ 10.817/ 104

(https://www.worldometers.info/coronavirus/)

Erst heute, am **14.05.20** komme ich dazu, die Aufzeichnungen fortzusetzen. Das heißt jedoch nicht, dass mir die Meldungen seit dem 10.05.20 entgangen sind. Ich werde versuchen, die Vorgänge rund um Corona heute und morgen aufzuarbeiten.

Erst einmal die Zahlen für den 10.05.20

Italien: 219.070/802/ 165 (Gesamtz. infiziert/Neuerkrankungen/neue Todesfälle)
Spanien: 264.663/ 1880/ 143
Frankreich: 176.970/ 312/ 70
UK: 219.183/ 3923/268
USA: 1.365.247/ 17.938/ 678
Deutschland: 171.780/ 456/ 11
Russland: 209.688/ 11.012/ 88

Die Zahlen für den 11.05.20 sind mir abhanden gekommen und hier die Zahlen für den 12.05.20:

Italien: 221.216/1402 (Gesamtz. infiziert/Neuerkrankungen)
Spanien: 269.520/ 1377
Frankreich: 178.225/ 802
UK: 226.463/ 3403
USA: 1.408.636/ 22.802
Deutschland: 173.171/ 595
Russland: 232.243/ 10.899

Zugegeben, diese letzten zwei Tage könnten ein wenig ungenau sein, aber der 13.05.20 bringt wieder genaue Zahlen:

Italien: 222.104/888/ 195 (Gesamtz. infiziert/Neuerkrankungen/neue Todesfälle)

Spanien:	271.095/ 1575/ 184
Frankreich:	178.060/ - / 83
UK:	229.705/ 3242/494
USA:	1.430.348/ 21.712/ 1772
Deutschland:	174.098/ 927/ 123
Russland:	242.271/ 10.028/ 96

(https://www.worldometers.info/coronavirus/)

Nachdem der R-Faktor am 09.05.20 noch geschätzt bei 1,1 lag, ist er am 10.05.20 doch tatsächlich auf geschätzt 1,13 gesprungen. Wahrscheinlich steht dies in unmittelbarem Zusammenhang mit den Demonstrationen am Wochenende. So scheint man es klein Hänschen weißmachen zu wollen.

Die Stimmen derer, die vermuten, dass es eigentlich schon längst nicht mehr um den Schutz der Bevölkerung vor einem Virus geht, werden lauter und lauter. Da muss dann auch am 10.05.20 die Bundesjustizministerin zu einem Interview in der ARD erscheinen und davon berichten, wie täglich in Diskussionen in der Bundesregierung darum gerungen wird, wie lange die Maßnahmen noch aufrechterhalten werden sollen. Tom und Jerry zu interviewen hätte mehr Substanz zu Tage gefördert.

Aber der Druck steigt, denn obwohl sich die Deutsche Bischofskonferenz vom offenen Brief hoher Kirchenvertreter distanziert hat, der vor einer Weltregierung warnt, steht der deutsche Kardinal Müller zu seiner Unterschrift unter dem Papier. Angesichts der Proteste hört man von verschiedenen Politikern, dass es ja auch ein gutes Recht sei zu demonstrieren. Gleichwohl wird alles versucht, die Demonstranten immer wieder mit Aluhutträgern, Verschwörungstheoretikern, Rechten und Antisemiten in Verbindung zu bringen und zu diskreditieren. So auch die Justizministerin, die im Interview mit der ARD davon sprach, dass die Demonstranten schließlich nicht den Mindestabstand einhalten würden und keinen Mundschutz tragen. Wer Aufnahmen von einzelnen Demonstrationen auf YouTube gesehen hat, der weiß, dass dies nur in ganz wenigen Fällen den Tatsachen entspricht.

Ein Abgeordneter von den Grünen, von Notz: „Es ist in einer Demokratie legitim und selbstverständlich, Maßnahmen infrage zu stellen und Unmut zu äußern, aber es laufen all jene mit, die das System grundsätzlich infrage stellen und Politiker insgesamt für Marionetten von George Soros und Bill Gates halten."
Vogt von der SPD spricht sogar von einem „gefundenen Fressen für die Rechten". „Die Rechten", gibt es die überhaupt und ist es in einer Demokratie nicht so, dass es das gesamte Spektrum der politischen Meinung geben sollte? Aber dieses Phänomen, dass alles das als rechts bezeichnet wird, was nicht der offiziell gepredigten Meinung entspricht, ist jetzt seit einigen Jahren in Deutschland zu beobachten.

Besonders peinlich ist es in dieser Situation für die Regierung, dass ein Analysepapier eines Mitarbeiters aus dem Bundesinnenministerium an die Öffentlichkeit gelangt ist. Der Mann arbeitete in einer Abteilung, die mit dem Schutz kritischer Infrastruktur befasst ist und hatte sich vergeblich innerhalb des Ministeriums darum bemüht, mit seinen Analysen Gehör zu finden. Die Analyse spricht davon, dass der Kollateralschaden inzwischen größer ist, als der erkennbare Nutzen der von der Regierung eingeleiteten Maßnahmen (https://www.tichysein-

blick.de/daili-es-sentials/exklusiv-auf-te-ein-vorwurf-koennte-lauten-der-staat-hat-sich-in-der-coronakrise-als-einer-der-groessten-fake-news-produzenten-erwiesen/).
In dem mit der Justizministerin geführten Interview wird kurz auf die Veröffentlichung eingegangen und die Sache mit der Bemerkung abgetan, jeder könne ja eine Meinung haben, aber diese nicht auf Briefpapier mit dem Briefkopf des Ministeriums veröffentlichen. Wäre es nicht angezeigt gewesen, Fragen über den Inhalt zu stellen? Weder Medien, noch Politiker wollen sich einer wirklichen Diskussion zu den Einschränkungen und ihren Folgen stellen.

Am 11.05.20 wird gemeldet, dass dem Mitarbeiter ein Verbot zur Führung seiner Dienstgeschäfte ausgesprochen worden sei. Die Geschichte erinnert an das, was uns die Medien sonst über China erzählen.

Seibert nimmt Stellung zu den Demonstrationen und spricht natürlich auch von Verschwörungstheorien, die dort verbreitet würden: „Wer so etwas verbreitet, der will unser Land spalten und die Menschen gegeneinander aufbringen."
Merkel spricht von einer neuen Phase der Pandemie und davon, dass sich auch alle an die Grundgebote halten müssten. Grundgebote? Neue Phase?

In Deutschland, ich habe berichtet, wird zum Teil wenig zimperlich durch die Polizei mit Demonstranten auf Veranstaltungen gegen die verhängten Maßnahmen umgegangen, die Teilnehmer werden diskreditiert. Ganz anders berichtet tagesschau.de über eine Demonstration in Hongkong (https://www.tagesschau.de/newsticker/liveblog-coronavirus-montag-103.html#200-Festnahmen-bei-erneuten-Protesten-in-Hongkong): „200 Festnahmen bei Protesten in Hongkong. Bei Protesten gegen die Regierung sind in Hongkong mehr als 200 Personen festgenommen worden. Etwa 230 Menschen zwischen 12 und 65 Jahren seien wegen rechtswidriger Versammlung festgesetzt worden, teilte die Polizei mit. Sie hätten außerdem beabsichtigt, Eigentum anderer zu beschädigen oder zu zerstören und keine Ausweise dabei gehabt. 19 weitere seien mit Bußgeldern für Verstöße gegen Corona-Regeln zur sozialen Distanz bestraft worden. ´Die Polizei verurteilt die Demonstranten dafür, die Regierungsmaßnahmen zur Prävention und Seuchenkontrolle zu missachten, und an verbotenen Gruppenversammlungen teilgenommen oder sie organisiert zu haben´, hieß es in der Stellungnahme. Im Hongkonger Bezirk Mongkok hätten Protestierende Straßenbarrikaden aufgebaut und in manchen Straßen Feuer gelegt. Vor den Auseinandersetzungen am Abend hatten sich Hunderte Demonstranten bereits in Einkaufszentren versammelt und dort für mehr demokratische Rechte protestiert. Ein Marsch zum Muttertag war ihnen verboten worden."

In Deutschland spielt man sich gegenseitig die Bälle zu, Regierung, Medien, Gewerkschafter und jetzt der Zentralrat der Juden. Dieser meint, auf den deutschen Demonstrationen würden Rechte ihre antisemitischen Verschwörungstheorien und ihr radikales Weltbild verbreiten. Und wer an Grundrechte-Demonstrationen teilnimmt müsse sich bewusst machen, an wessen Seite er demonstriert.

Gleichzeitig wird weiter versucht, die Studie von Streeck zu diskreditieren. Dieses Mal, indem ihm vorgeworfen wird, eine PR-Agentur sei bei der Präsentation erster Ergebnisse involviert gewesen. Man stellt es als investigativen Journalismus dar, herausgefunden zu haben, dass die Landesregierung NRW bereits seit Anfang April von einer Beteiligung der PR-Agentur wusste. Über die Ergebnisse der Studie wird nicht diskutiert, denn eine Sterberate von 0,37 Prozent widerspricht der von der Regierung betriebenen Strategie der Angst. Da passt es gut, dass Twitter ankündigt, gegen falsche Informationen zur Corona-Krise vorgehen zu wollen. Inhalte sollen gelöscht werden oder mit Hinweis auf vertrauenswürdige Quellen gekennzeichnet werden. Wer darüber entscheidet, was Falschinformationen oder wer vertrauenswürdige Quellen sind, wird nicht mitgeteilt.

Aus Italien wird gemeldet, dass die Industrieproduktion im März um 29,3 Prozent gegenüber dem Vorjahresmonat eingebrochen sei. Der Tagesspiegel meldet, dass die Krankenkassen in Deutschland mit einem Defizit in Höhe von 14 Milliarden Euro rechnen. Man ruft nach Geld und wenn dieses ausbliebe, müssten die Versicherteen mit einer Anhebung ihres Zusatzbeitrages von derzeit 1,1 Prozent auf 2,2 Prozent rechnen.

Es überrascht nicht, dass sich Drosten am 12.05.20 zu Wort meldet und sog. Falschinformationen zur Corona-Krise kritisiert. Dabei geht er Ärzte und Professoren direkt an und bezeichnet im Netz veröffentlichte Videos als „vollen Unsinn". Seiner Meinung nach würden diese Kollegen irgendeinen Quatsch in die Welt setzen, ohne an bestimmten Themen gearbeitet zu haben. Tagesschau.de schreibt er „rügt das als unverantwortlich". Zudem gehört Drosten zu den Erstunterzeichnern eines offenen Briefes, in welchem ein härteres Vorgehen von Twitter, Facebook und Google gefordert wird. Ein Wissenschaftler und Arzt, das erscheint mir höchst bemerkenswert, der sich in den Dienst der Politik stellen lässt, und eine Beschränkung der Meinungsfreiheit fordert, der scheinbar nur seine Meinung als die einzig richtige betrachtet. Über Jahrzehnte fragte man sich, wie es möglich war, dass sich Ärzte vor mehr als 80 Jahren korrumpieren ließen und ihre ethischen Prinzipien aufgaben.

Der Chef von Boeing rechnet damit, dass die Fluggastzahlen im September diesen Jahres nicht einmal 25 Prozent des Vor-Corona-Wertes erreichen werden. Ryanair will seinen Flugverkehr wieder hochfahren und im Sommer 90 Prozent der bisherigen Strecken anbieten. Brussel Airlines, eine Tochtergesellschaft der Lufthansa, plant einen Stellenabbau und eine Reduktion der Flotte um 30 Prozent. Von den Entlassungen werden etwa 1000 Mitarbeiter betroffen sein.

In der EU sind inzwischen 50 Millionen Menschen in Kurzarbeit, u.a. in Frankreich 11,3 und in Deutschland 10,1 Millionen. Der Frankfurter Flughafen hat 18.000 Mitarbeiter in Kurzarbeit geschickt. Der Fraport-Chef: „ Aus heutiger Sicht wäre ich schon sehr glücklich, wenn wir es schaffen würden, im Dezember oder im November wieder 30 bis 35 Prozent des Verkehrs zu sehen." Gleichzeitig deutete auch er an, Stellen abbauen zu wollen. VW hatte vor einigen Tagen wieder damit begonnen, die Produktion zu starten, fährt diese wieder herunter, da die Nachfrage fehlt. Nun, ein Wunder, dass zur Zeit niemand ein Auto kaufen will.

Spanien ordnet ab dem 15. Mai Quarantäne für alle Einreisenden an. Schon recht seltsam, warum dies zu einer Zeit geschieht, in der sich die Lage im Land anfängt zu entspannen.
Einer Studie des Instituts für Arbeitsmarkt- und Berufsforschung zufolge, hatte die Schließung von Schulen und Kitas den größten Effekt bei der Eindämmung der Virusverbreitung. Angeblich sei die Ausbreitung der Infektionen dadurch um 7,9

Prozent verringert worden, während fünf Prozent auf die Ausgangsbeschränkungen zurückzuführen seien. Was an solchen Studien dran ist, bleibt abzuwarten, da wenig erkenntlich ist, wie man zu den Ergebnissen kam.

Bereits vor einigen Tagen legte das in New York vor Anker gegangene Lazarettschiff ab, jetzt wird ein im New Yorker Central Park errichtetes Behelfskrankenhaus geschlossen und abgebaut. China plant, alle Einwohner von Wuhan einem Corona-Test zu unterziehen, es werden 70.000 Tests pro Tag geplant. In Hamburg dürfen Restaurants unter bestimmten Sicherheitsvorkehrungen wieder öffnen und in Thüringen dürfen ab dem 13. Mai wieder Versammlungen ohne Teilnehmerbegrenzung stattfinden. In Sachsen sollen ab dem 15. Mai wieder Theater, Kinos und Freibäder öffnen, ebenso Fitnessstudios und Sportstätten sowie die Gastronomie.

Am 13.05.20 meldet TUI, bis zu 8000 Stellen abbauen zu wollen. Das wären mehr als 10 Prozent der Mitarbeiter. Immerhin hatte TUI einen Milliarden-Überbrückungskredit erhalten und behauptet, über 2,1 Milliarden Euro an liquiden Mitteln zu verfügen. Dazu kann sich jetzt jeder selbst einmal Gedanken machen.

Es geht ebenfalls um Diskussionen zu Grenzöffnungen, Spekulationen darüber, ob man erst Mitte Juni die Grenzen in Europa öffnen wird oder bereits vorher, wie es von verschiedenen Politikern gefordert wird. Jeder hat da so seine eigene Meinung und es ist müßig, im Einzelnen darauf eingehen zu wollen. Die EU-Kommission plädiert dafür, die Reisebeschränkungen im Euro-Raum noch weiter bis zum 15. Juni aufrechtzuerhalten. Es sollten dann auch wieder Besuche von Verwandten in anderen EU-Staaten möglich sein.

Gegenüber der Zeit sagte der Präsident des Bundesverfassungsgerichts, dass er keine Gefahr für das Grundgesetz sehe und am Ende der Krise würden die Menschen ihre Freiheiten zurückbekommen. Die Frage, die man in diesem Zusammenhang jedoch stellen sollte, ist die nach der Dauer der Krise. Von wem wird festgelegt, wann die Krise beendet ist und nach welchen Kriterien wird die Einschätzung vorgenommen. Mir erscheint es eher so, als müsse Vosskuhle derartige Aussagen machen, um die Volksseele zu beruhigen und den Demonstranten den Wind aus den Segeln zu nehmen. Denn Merkel sagt am gleichen Tag im Bundestag, dass Deutschland noch länger mit der Pandemie leben müsse. Ebenfalls äußerte Merkel im Bundestag, und den Satz sollte man sich merken: „Stand heute sind keinerlei Erhöhungen von Abgaben und Steuern geplant." Stand heute. Niemand hat die Absicht..., die Renten sind sicher, wir schaffen das...

Ramelow gibt zu, bei der Beerdigung einer Nachbarin zugegen gewesen zu sein und damit gegen die von ihm selbst verhängten Verordnungen verstoßen zu haben. Aber er hatte das Gefühl, es wäre unmenschlich gewesen, wenn er nicht dabei gewesen wäre. In deutschen Städten werden Menschen brutal von der Polizei attackiert und abgeführt, wenn sie in ausreichendem Abstand mit Maske demonstrieren, Angehörige in Pflegeheimen kann man meist nur hinter Plexiglasscheiben wie im Zoo besuchen und Ramelow macht auf Jammeronkel. Einfach widerlich. Andere Politiker, die ebenfalls gegen eigene Verordnungen verstoßen hatten, in Schottland und in Neuseeland haben wenigsten saubere Konsequenzen gezogen und ihren Rücktritt erklärt.

Wie lange kreist Corona inzwischen durch Deutschland? Genau, etwa zwei bis drei Monate. Nächste Woche soll dann auch schon eine Corona-Quarantäne-Station für Obdachlose in Berlin eröffnet werden. Schlicht ein Armutszeugnis für einen rot-rot-grünen Senat, der viel von Solidarität und Gleichheit faselt. Aber es steht bereits in der Bibel: An ihren Taten sollt ihr sie erkennen.
In den letzten Tagen gab es viele Infektionen von Leiharbeitern aus Südosteuropa in Fleischfabriken. Helle Aufregung, oh, diese schlechten Bedingungen, unter denen diese Menschen dort leben müssen, bla, bla,bla. Heute verkündet Heil: „Wir werden aufräumen mit diesen Verhältnissen". Schon klar, genauso, wie ihr den Krankenschwestern und Pflegeheimbeschäftigten einen vernünftigen Lohn zahlen wollt. In sechs Monaten spricht niemand mehr darüber.

Nur fürs Protokoll: der R-Faktor liegt am 13.05.20 bei 0,81 und das RKI sagt dazu, dass diese Zahl allein nicht entscheidend sei. Ich denke, dass dies der überwiegende Teil der Bevölkerung bereits verstanden hat, denn obwohl der R-Faktor seit März unter 1 liegt, existieren noch immer Kontaktbeschränkungen. Und nur zur Erinnerung, der ein oder andere hat es vielleicht bereits vergessen: die Einschränkungen wurden einstmals eingeführt, um eine Überlastung des Gesundheitssystems zu vermeiden.

Womit ich die fehlenden Tage aufgearbeitet und aktuell wieder am 14.05.20 angekommen bin. An diesem Tag debattiert der Bundestag ein neues Pandemieschutzgesetz. Was sich so gut anhört, bringt einige Veränderungen und Machtkonzentrationen beim Gesundheitsministerium. AfD und FDP lehnen das Gesetz ab. Aller Wahrscheinlichkeit nach wird es wohl aber durchkommen. Hier wäre jetzt nicht der Platz, ausreichend tief auf dieses Gesetz und seine Folgen einzugehen.

Heute ist der Tag, an dem Scholz den Offenbarungseid ablegen kann. Die Steuerschätzung steht an und man rechnet mit 118,8 Milliarden Euro Steuerausfall. Die große Bazooka, die Scholz noch vor zwei Monaten auf den Tisch legte, wird nicht mehr viel Munition haben. Gegenüber März 2020, wo die Inflationsrate noch bei 1,4 Prozent lag, sank sie im April auf 0,9 Prozent. Jedoch erinnere ich noch einmal daran, dass die Preise für Obst und Gemüse im gleichen Zeitraum um 30 Prozent gestiegen sind.

Für die USA werden insgesamt 33 Millionen arbeitslose Amerikaner seit März gemeldet, von denen wahrscheinlich bis zu 27 Millionen ohne Krankenversicherung sind. Italien will mit 55 Milliarden Euro die Wirtschaft wieder anschieben.

Spahn lässt hinsichtlich des Immunitätsausweises nicht locker (https://www.tagesschau.de/inland/spahn-corona-immunitaetsausweis-101.html). Schließlich würden ja bereits andere Länder planen, nur Menschen mit einem Immunitätspass einreisen lassen zu wollen und Deutschland könne doch nicht zusehen, dass seine Bürger nicht mehr in diese Länder reisen dürfen. Zudem müsse man sich damit beschäftigen, welche Einschränkungen wann für wen zulässig sind. Wundervoll! So wie der immunitätsnachweis wahrscheinlich durch die Hintertür eingeführt wird, so erfolgt dies auch mit den Corona-Schutzimpfungen. Zudem sagt Spahn: „Es gab nachvollziehbare Kritik, die mir zeigt: Wir brauchen als Gesellschaft mehr Zeit, dieses Thema zu debattieren". Was nichts anderes sagen will, als dass der mediale Druck nochmals verstärkt werden muss.

Es ist Donnerstag und am Wochenende stehen in Berlin erneut Demonstration gegen die verhängten Beschränkungen an. Rechtzeitig hat sich in Berlin ein Bündnis gegen rechts formiert und zum Protest gegen die Demonstrationen aufgerufen. Mit dabei auch die Amadeu Antonio Stiftung, deren Vorsitzende früher für die Stasi tätig war. Gemeinsam mit dem Anne-Frank-Zentrum wolle man über Verschwörungserzählungen und ihren antisemitischen Kern aufklären. Bei der Gelegenheit sollte man sich einmal anschauen, von wem diese beiden Organisationen finanziert werden und welche Ziele sie vertreten. Wer sich dagegen ausspricht, dass freie Bürger die ihnen im Grundgesetz garantierten Rechte einfordern, kann kaum demokratische Ziele vertreten.

Wie immer die Zahlen des Tages:

Italien: 223.096/ 992/ 262 (Gesamtz. infiziert/Neuerkrankungen/neue Todesfälle)
Spanien: 272.646/ 1.551/ 217
Frankreich: 178.870/ 810 / 351
UK: 233.151/ 3.446/428
USA: 1.451.500/ 21.152/ 1.402
Deutschland: 174.909/ 811/ 63
Russland: 252.245/ 9.974/ 93

(https://www.worldometers.info/coronavirus/)

Am **15.05.20** fordert die Bundestagsfraktion der Grünen Aufklärung darüber, wer hinter sog. Desinformationskampagnen steckt: „Die aktuellen Entwicklungen zeigen, dass unterschiedliche Akteure die Maßnahmen zur Bekämpfung der Corona-Pandemie gezielt nutzen, um Verschwörungsideologien online und bei zahlreichen Demonstrationen zu verbreiten". Die Grünen kennen sich aus, alles promovierte Leute, die meisten von ihnen Ärzte, auch ein ehemaliger Insektenzähler. Um welche Verschwörungsideologien es genau geht, bleibt offen. Genauso, wie man sich in den Medien auch nicht inhaltlich mit den Kritikern der Einschränkungen auseinandersetzt, sondern sie persönlich als Mensch angreift und sie als Wirrköpfe bezeichnet, wie kürzlich in einem Kommentar der Tagesthemen geschehen. Als ein sog. Satireformat der ARD auf YouTube sich zu der Aussage verstieg, Corona „rafft die Alten dahin, aber die Jungen überstehen diese Infektion nahezu mühelos. Das ist nur gerecht, hat doch die Generation 65+ diesen Planeten in den letzten fünfzig Jahren voll gegen die Wand gefahren", hat man von den Grünen genauso wenig gehört, wie von anderen Parteien. Eine Spaltung der Gesellschaft nimmt man liebevoll in Kauf und die Alten sind ja sowieso Scheiße, wie man seit der ARD-Satire „Meine Oma ist ne Umweltsau" aus dem Dezember 2019 weiß. Kein Aufschrei der Presse, keine Stellungnahme in anderen Medien. Stattdessen warnt tagesschau.de: „Warnung vor Anti-Corona-Protesten" (https://www.tagesschau.de/inland/demos-corona-101.html).

Rechte würden versuchen, die Demonstrationen zu kapern und Söder ruft die Bürger auf, sich auf den Demonstrationen klar und deutliche von Verschwörungstheoretikern und Extremisten zu distanzieren. Wer Plakate mit der Aufschrift „Merkel muss weg" trage, mache sich der AfD verdächtig oder der Nähe zu anderen Rechtsgruppen. Die Innenministerin von Schleswig-Holstein spricht gar von einem „Gemisch aus völkischem, nationalistischem und rassistischem Gedankengut". Es wird aus allen Rohren geschossen, nur um dafür zu sorgen, dass so wenig wie möglich Menschen zu diesen Demos er-

scheinen. Natürlich ist Kritik erlaubt, aber wir sagen Euch immer noch, welche Kritik genau und wieviel davon. Das ist letztlich die Essenz aus solchen Kampagnen. Ich bin schon jetzt gespannt, um wieviel härter als in den Wochen zuvor, die Polizei mit fadenscheinigen Begründungen einschreiten wird.
Da kommt die Ablenkung Fußball vor leeren Rängen als Amüsement genau richtig. Man spielt, weil man unbedingt noch die TV-Gelder braucht, um Insolvenzen der Vereine zu verhindern. Um dies durchzusetzen, wurde in den vergangenen Wochen fleißig getrommelt, überzeugt und medial manipuliert.

Die Tagesschau berichtet für April von überdurchschnittlichen Sterbezahlen. Allerdings wird nicht präzise aufgeschlüsselt, worauf diese zurückzuführen sind: „Der Trend deutet demnach auf eine Übersterblichkeit im Zusammenhang mit der Covid-19-Pandemie hin, weil die Sterbefallzahlen in dieser Jahreszeit aufgrund der ausklingenden Grippewelle normalerweise von Woche zu Woche abnehmen“ (https://www.tagesschau.de/newsticker/liveblog-coroanvirus-freitag-101.html#Sterbefallzahlen-auch-Mitte-April-ueberdurchschnittlich). Nun, hindeuten ist etwas vage formuliert. Es könnte durchaus sein, dass die Übersterblichkeit auch durch nicht behandelte Herzinfarkte oder Schlaganfälle, vielleicht sogar durch Suizide zustande kommt. Denn bekanntermaßen wurden in deutschen Krankenhäusern weniger Patienten registriert, die sich wegen einiger dieser Erkrankungen ins Krankenhaus eingeliefert haben. Letztlich sind solche Meldungen eine Verzerrung der Tatsachen und reine Propagandameldungen, um die Angst in der Bevölkerung aufrechtzuerhalten und einen Beweis dafür zu liefern, wie gefährlich Corona ist.

Slowenien ist das erste Land in Europa, das die Corona-Krise für beendet erklärt. Das Land verzeichnete in den letzten 14 Tagen 35 Neuinfektionen.

In Moskau plant man Massentests auf Antikörper. Bis Ende Mai will man 200.000 Menschen pro Tag testen.
Die Industrieproduktion in den USA brach im April um 11,2 Prozent ein, während das verarbeitende Gewerbe um 13,7 und die Kraftfahrzeugproduktion um 70 Prozent zurückging. Hier noch eine Bemerkung zum R-Faktor. Dieser wird inzwischen ebenfalls nicht mehr vom RKI verwendet. Dafür hat man nun den „7-Tage-R" eingeführt. Wie oft wurde bisher ein Indikator für eine Beendigung des shut down geändert? Dreimal, viermal, fünfmal? Man muss sich auch hier wieder fragen, welche Absichten damit verfolgt werden.
Zudem warnt eine EU-Behörde vor einer neuen und lebensbedrohlichen Kinderkrankheit. 230 Kinder seien bereits daran erkrankt, zwei von ihnen gestorben. Dabei kommt es zu Fieber und Entzündungen, die Symptome ähneln der Kawasaki-Erkrankung (https://de.wikipedia.org/wiki/Kawasaki-Syndrom). Über ähnliche Fälle wurde bereits aus den USA berichtet. Die Kinder sollen zuvor mit covid-19 in Kontakt gekommen sein. So bedauerlich diese Erkrankung ist, so scheint es doch, als ob hier, angesichts der geringen Erkrankungszahlen durch covid-19 ein neuer Popanz aufgebaut werden soll, der die Menschen weiter in Angst hält.

Am späten heutigen Freitagabend bringt tagesschau.de eine Meldung mit dem Titel „Fed warnt vor Gefahren für Finanzsektor"(https://www.tagesschau.de/newsticker/liveblog-coronavirus-freitag-101.html#Fed-warnt-vor-Gefahren-fuer-Finanzsektor): „Die US-Notenbank hat vor deutlichen Risiken für den Finanzsektor in der Virus-Krise gewarnt, da Unternehmen

und Privathaushalte auf absehbare Zeit mit größeren Geldproblemen konfrontiert sein könnten.
In dem jüngstem Bericht zur Finanzstabilität heißt es: ´Der Covid-19 Ausbruch birgt schwere Risiken für Unternehmer jedweder Größe und Millionen Haushalte´. Niemand - von Hedgefonds über Großbanken bis hin zu Privathaushalten - sei vor einem Zahlungsverzug gefeit. Von der Krise betroffene Akteure könnten damit zum Verkauf von Vermögenswerten gezwungen sein. Am Ende könne der Bankrott stehen.
So seien auch Geschäftshäuser und landwirtschaftliche Flächen aktuell hoch bewertet. Wenn hier die Preise absacken würden, könnten jene Probleme bekommen, die Kredite darauf laufen hätten."

Alle, die sich tiefer mit dem Finanzsystem beschäftigt hatten war bereits seit 2019 klar, dass dieser vor extrem großen Problemen steht und covid-19 wie ein Brandbesch euniger wirkt. Was die Fed hier meldet, ist ein vorsichtig verschlüsselter Hinweis darauf, was in den nächsten Monaten vor der Tür steht und womit im schlimmsten Fall zu rechnen ist. Ein Zusammenbruch der Finanzmärkte, ein krachender Ausverkauf in allen Bereichen der Wirtschaft und der Finanzindustrie bis hin zu einem möglichen kompletten Crash und einer möglichen Währungsreform.

Jetzt wie immer die Zahlen des Tages:

Italien: 223.885/ 789/ 242 (Gesamtz. infiziert/Neuerkrankungen/neue Todesfälle)
Spanien: 274.367/ 1.721/ 138
Frankreich: 179.433/ 563/ 104
UK: 236.711/ 3.560/384
USA: 1.480.419/ 22.826/ 1.386

Deutschland: 175.490/ 515/ 43
Russland: 262.843/ 10.598/ 113

(https://www.worldometers.info/coronavirus/)

Am **16.05.20** gab es in fast jeder größeren deutschen Stadt Demonstrationen gegen die Freiheitsbeschränkungen. Angesichts dessen wurde in den Systemmedien bereits seit Tagen getrommelt, dass es sich hier um Verschwörungstheoretiker, rechte Populisten, Verwirrte, Corona-Leugner und Aluhutträger handele und man unbedingt aufpassen solle, mit wem man demonstriert. Überhaupt sei es unverständlich, warum Menschen überhaupt zu derartigen Demonstrationen gehen, denn die Beschränkungen würden ja jetzt nach und nach wieder aufgehoben. Die wohl größte Demonstration fand erneut in Stuttgart mit mehr als 5000 Teilnehmern statt. In der Nacht zuvor gab es einen Brandanschlag auf die LKWs der Organisatoren. Konnte man dies aus den Qualitätsregierungsmedien erfahren? Gut, das war jetzt eine rein rhetorische Frage. Natürlich nicht. Wären die LKWs einer Fridays for Future Demonstration angezündet worden, hätten Verschwörungstheoretiker aus den Qualitätsmedien behauptet, es wären rechte oder Klimaleugner gewesen. In Berlin gab es 200 Festnahmen, 1000 Polizisten waren dort im Einsatz. Nahezu im Tagestakt wird auch verkündet, dass niemand eine Impfpflicht einführen wolle.

Es scheint beinahe so, als bekomme die Politik die Demonstrationen trotz eifrigster Diffamierungen in den Medien nicht unter Kontrolle. In diesem Zusammenhang ist interessant, dass die Medien von Diktatur in Ungarn sprachen, als sich Orban vom Parlament weitreichende Rechte in der Corona-Krise erteilen ließ. Diese Sonderrechte gab er gestern zurück und Ungarn kehrt inzwischen wieder zur Normalität zurück. Die in Deutschland dagegen versprochene Rückkehr zur Normalität wurde anfangs mit der Nichtüberlastung des Gesundheitswesens, dann mit der Verdoppelungszahl des Virus und danach mit dem R-Faktor verbunden. Inzwischen geht es schon um die Vermeidung einer zweiten Welle und eine vollständige Rückgabe der Freiheitsrechte an die Bevölkerung steht in weiter Ferne. Denn die Aussage lautet immer wieder: „Die Krise wird uns noch eine Zeit beschäftigen und eine Rückkehr zur Normalität wird es erst geben, wenn ein Impfstoff oder Wundermedikament zur Verfügung steht".

Einen Vorgeschmack auf die Dinge, die auch in Deutschland noch kommen werden, sieht man bereits, wenn man nach Indien schaut. Dort müssen sich alle Inder eine Tracing-App herunterladen, wenn sie reisen wollen. Und reisen müssen sie, wenn sie arbeiten wollen. Alles freiwillig natürlich. Niemand weiß, wer Zugriff auf die Daten der App hat, es erfolgt ein GPS-Tracking und die Inder müssen persönliche Daten sowie Vorerkrankungen angeben. Die App soll sicher und nicht von Hackern zu knacken sein. Ne, schon klar, ganz sicher.

Demonstrationen gegen die Beschränkungen gab es ebenfalls in Polen, der Schweiz, in London, Paris und Barcelona sowie in Bulgarien.

Völlig überrascht zeigen sich die Medien, dass sich die Innenstädte nicht mit Käufern füllen. Warum wohl? Galeria Kaufhof, bereits zu Beginn der Krise unter einen Schutzschirm gestellt, weil insolvent, will jetzt 80 Häuser schließen. Außerdem sehen sich 10 Prozent der Einzelhändler von der Insolvenz bedroht sowie 8 Prozent der Großhändler.

Beherrschendes Thema in den Nachrichten war heute die Wiederaufnahme der Fußballbundesligaspiele. Ablenkung der Massen, auch wenn diese nicht ins Stadion können.

Jetzt wie immer die Zahlen des Tages:

Italien: 224.760/ 875/ 153 (Gesamtz. infiziert/Neuerkrankungen/neue Todesfälle)
Spanien: 276.505/ 2.138/ 104
Frankreich: 179.365/ -/ 96
UK: 240.161/ 3.450/468
USA: 1.504.881/ 20.596/ 1.004
Deutschland: 176.247/ 548/ 26
Russland: 272.043/ 9.200/ 119

(https://www.worldometers.info/coronavirus/)

Am **17.05.20** versucht sich tagesschau.de als investigatives Nachrichtenportal zu präsentieren: „Corona-Ausbruch in Deutschland - Die verlorenen Wochen.
In Deutschland ist die Gefahr einer Corona-Pandemie zu Beginn deutlich unterschätzt worden. Das geht aus vertraulichen Dokumenten hervor, die BR und ´Welt am Sonntag´ vorliegen. Eine Rekonstruktion."
(https://www.tagesschau.de/inland/corona-ausbruch-deutschland-rekonstruktion-101.html).
Geradezu lächerlich, noch dazu, wenn man behauptet, es lägen vertrauliche Dokumente vor. Denn die braucht es nicht, um zu wissen, welche Fehler, Fehleinschätzungen, Schlampereien und welches Versagen von der Bundesregierung in dieser Corona-Krise an den Tag gelegt wurde. Ein Gesundheitsminister, der das Geld von Steuerzahlern und Versicherten für IT-

Projekte in hohem Bogen aus dem Fenster wirft, anstatt Mundschutz und Beatmungsgeräte einzukaufen, als diese noch erhältlich waren und das vor sieben Jahren erarbeitete Krisenpapier in der Schublade liegen lässt. Eine Kanzlerin, die schläft und sich zu Wort meldet, als sich die Lage in einigen Orten zuspitzte. Ein Innenminister, der es nicht schafft, sich rechtzeitig mit seinen Kollegen in Europa abzusprechen und die Grenzen zu schließen oder Quarantäne für Einreisende aus Risikogebieten zu verhängen. Es gab Zeiten, da wussten Politiker noch, was sie zu tun hatten, nachdem sie solche Nullleistungen hingelegt und ein ganzes Land an die Wand gefahren hatten. Und die Tagesschau schließt ihren Artikel mit dem Satz: „Deutschland kommt im internationalen Vergleich gut durch die Corona-Krise". Also alles halb so schlimm? Alles richtig gemacht? Nun, auch hier zeigt sich wieder, dass die Tagesschau nichts anderes als ein Regierungssprachrohr ist. Denn die Krise ist noch lange nicht vorbei, die eigentliche Krise nimmt gerade Fahrt auf. Und vermutlich werden dann ähnliche Politiker ein genauso unerwartetes Maß an Unfähigkeit zeigen, wie das schon seit Beginn des Jahres der Fall war.

„Die Dummheit von Regierungen sollte niemals unterschätzt werden", sagte Helmut Schmidt und bezogen auf diese derzeitige deutsche Regierung könnte dieser Spruch unverändert passen.

Die Propaganda-Schleuder Tagesschau ist sich auch nicht zu schade, gleich im nächsten Artikel ausgiebig darauf hinzuweisen, wie Rechtsextreme angeblich die Wochenenddemonstrationen unterwandern würden (https://www.tagesschau.de/inland/haldenwang-corona-demos-101.html). Politiker seien besorgt und ein CDU-Innenminister spricht von

„Wölfen im Schafspelz“. Angeblich würden auch der Verfassungsschutz und das BKA die Entwicklung mit Sorge betrachten. Wie sehr die deutsche Gesellschaft inzwischen geteilt ist, zeigen die Leserbriefe unter dem Artikel. Man arbeitet Hand in Hand, um zu diskriminieren und zu diffamieren. So meldet sich die Präsidentin der Israelitischen Kultusgemeinde München zu Wort, dass auf den Demonstrationen unter dem Deckmantel des politischen Protests „teils offener Judenhass verbreitet“ würde und: „Das Geraune von geheimen Mächten und finsteren Plänen, das viele dieser Proteste bestimmt, trägt ganz klar antisemitische Züge“. Keine Ahnung, was für Medikamente die Frau nimmt, aber Divide et impera hat schon immer funktioniert. Bereits gestern hatte ich angedeutet, dass ähnliche Behauptungen über Demonstrierende weder in Frankreich, noch in Großbritannien, Spanien oder Polen aufgestellt werden.

Die Frankfurter Sonntagszeitung berichtet, dass im März von deutschen Konten 10 Milliarden Euro abgehoben wurden. Es scheint so, als ob einige Deutsche bereits ahnen, was da in den nächsten Monaten auf das Land und die Finanzindustrie zukommt. Man trifft rechtzeitig Vorsorge, denn Noah baute seine Arche ebenfalls vor der Flut. Bereits am 20.03.20 berichtete die FAZ darüber, dass von einzelnen Banken die Bargeldauszahlung begrenzt worden sei (https://www.faz.net/aktuell/finanzen/banken-begrenzen-ausgabe-von-bargeld-wegen-hoher-nachfrage-16688789.html).

Der Europäische Gewerkschaftsbund geht davon aus, dass bereits 10 Millionen Menschen in der EU während der Corona-Krise ihren Job verloren haben.
Neuseeland erklärt die Corona-Krise für beendet.

Jetzt wie immer die Zahlen des Tages:

Italien:	225.435/ 675/ 145 (Gesamtz. infiziert/Neuerkrankungen/neue Todesfälle)
Spanien:	277.719/ 1.214/ 87
Frankreich:	179.569/ 204/ 483
UK:	243.695/ 3.534/170
USA:	1.526.134/ 18.361/ 818
Deutschland:	176.625/ 381/ 21
Russland:	281.752/ 9.709/ 94

(https://www.worldometers.info/coronavirus/)

Am **18.05.20** berichtet die Tagesschau in einem kurzen Beitrag über einen Teil der Corona-Demonstrationen vom Wochenende. Wenn man sich das Filmchen anschaut, fragt man sich, ob die Mitarbeiter der ARD auf einem anderen Planeten leben. Fragen, die Demonstranten gestellt werden klingen so, als hätte man auch nicht den leisesten Hauch davon und kann es überhaupt nicht nachvollziehen, dass Menschen gegen die Einschränkungen ihrer Grundrechte demonstrieren. Als die ARD Teilnehmer findet, die gegen Zwangsimpfungen sind, meint der Sprecher, man würde überhaupt nicht verstehen, wie Menschen auf solche Gedanken kämen, denn schließlich gäbe es ja noch gar keinen Impfstoff. Als Zuschauer fragt man sich, ob dieser Sprecher nur so tut oder ob er tatsächlich nicht zwei und zwei zusammenzählen kann, angesichts der Äußerungen von Gates sowie verschiedener Politiker, allen voran Spahn, in den letzten Tagen und Wochen. Auf einer der Veranstaltungen steht irgendwo weitab vom Geschehen ein Mann und agitiert in Richtung einiger Menschen, die an ihm vorbeilaufen. Der Sprecher im Beitrag: „Dieser Mann dort soll einer rechten Partei angehören". Man fragt sich, was diese Bemerkung soll, es scheint beinahe so, als wäre das Team der ARD froh, endlich jemanden gefunden zu haben, von dem man auf die gesamte Veranstaltung schließen kann. Denn zum Abschluss des Beitrages sagt der Sprecher sinngemäß, dass man auf der Veranstaltung in München keine Rechten gefunden hätte.

Dafür darf der Antisemitismus-Beauftragte der Bundesregierung Verschwörungstheorien verbreiten, indem er behauptet, diese Demonstrationen seien ein Sammelbecken für Antisemiten. Zudem sagt er: „Diese angstgetriebene Aggression ist brandgefährlich. Wie schnell aus abstrusen Gedanken tödliche Terroranschläge werden können, haben die Anschläge von Halle und Hanau gezeigt."
Sollte uns bei fortlaufenden Demonstrationen wieder ein rechter, hasserfüllter antisemitischer Einzeltäter ins Haus stehen, der irgendwo einen Anschlag verübt?

Die Linken positionieren sich ebenfalls, nämlich gegen die Demonstrationen. Kipping, die ohnehin den lock down noch nicht aufheben wollte, meinte, eine Verharmlosung oder Leugnung von Corona sei rücksichtslos gegenüber Minderheiten und sozial Schwachen. Wenn man derartige Statements von Politikern hört, dann fragt man sich, ob an dem alten Spruch nicht doch etwas dran ist: Reden ist Silber, Schweigen ist Gold.

Im Laufe des Tages geht es weiter mit Politikern, die alle etwas in die Mikrofone blasen, Kramp-Karrenbauer will keine Steuern erhöhen, mal abgesehen davon, dass sie dies als CDU-Chefin ohnehin nicht machen kann, Giffey will Geld an Frauen verteilen, Söder will Urlaub in Deutschland mit Anreizen ankurbeln und schließlich beschließen Merkel und Macron ein 500 Milliarden Euro Programm zur Ankurbelung der Wirtschaft und Unterstützung der besonders hart von der Krise betroffenen Länder. Man hat die Spendierhosen seit Wochen an und es scheint beinahe so zu sein, dass man diese auch nicht vorhat, auszuziehen. Zahlt ja sowieso alles der Steuerzahler.

Man hält die Angst der Menschen im Land am Köcheln. So warnt der WHO Direktor für Europa bereits vor einer zweiten tödlichen Welle. Und wenn es ganz besonders schlimm kommt, würde dies vielleicht sogar eine Doppelwelle sein, mit Grippe und Masern. Halleluja!

Dann die Meldung, dass ein Impfstoff gegen Corona im September in Deutschland getestet werden soll. Wer sich für solch eine Blitzentwicklung als Versuchskaninchen zur Verfügung stellt, muss schon eine ganze Menge Geld erhalten oder völlig schmerzfrei sein. Zumal keine potentiellen Langzeitschäden, die durch einen derartigen Impfstoff entstehen könnten, in dieser kurzen Testzeit ausgeschlossen werden können.

Um wieder zu einem freien Reiseverkehr in der EU zurückzukehren, kommt von Merkel der Vorschlag, das deutsche Modell von 50 Neuinfektionen pro 100.000 Einwohnern in sieben Tagen zu übernehmen. Merkel: „So muss es auch in anderen Ländern sein, dann kann man sich gut aufeinander verlassen." Angesichts solcher Aussagen fragt man sich, ob Abstimmungen in der EU gleichbedeutend mit Entscheidungen von Merkel sind und ob da nicht schon ein wenig Größenwahn im Spiel sein könnte. Es erinnert ein wenig an 2015, als Merkel die deutschen Grenzen schutzlos stellte, alle ins Land kamen und Merkel danach von anderen europäischen Ländern verlangte, ihr ein paar Flüchtlinge abzunehmen.

In diesem Zusammenhang und auch angesichts dessen, was ich weiter oben zu den Demonstrationen geschrieben habe, stellt sich die Frage, wo denn eigentlich die vierte Macht im

Staate ist. Braucht es inzwischen vielleicht eine fünfte Macht, da die Presse, die Medien, das Fernsehen und der Hörfunk ihre eigentliche Aufgabe nicht mehr wahrnehmen, indem sie Politikern Fragen stellen, nachbohren und kritisch, ausgewogen berichten?

Jetzt wie immer die Zahlen des Tages:

Italien: 225.886/ 451/ 99 (Gesamtz. infiziert/Neuerkrankungen/neue Todesfälle)
Spanien: 278.188/ 469/ 59
Frankreich: 179.927/ 358/ 131
UK: 246.406/ 2.711/160
USA: 1.548.830/ 21.166/ 895
Deutschland: 177.289/ 638/ 74
Russland: 290.678/ 8.926/ 91

(https://www.worldometers.info/coronavirus/)

Am **19.05.20** berichtet die Sueddeutsche Zeitung, dass sich etwa 20.000 Mitarbeiter im Gesundheitswesen mit dem covid-19 Virus infiziert hätten, 60 seien gestorben. Insgesamt verwundert dies nicht, denn Ärzte und Schwestern sind einer deutlich höheren Konzentration des Virus ausgesetzt, als Menschen, die sich in Geschäften oder auf der Straße bewegen. Hinzu kommt, dass es in vielen Krankenhäusern oftmals nicht mehr möglich ist, die Fenster zu öffnen und die Luftzirkulation im Haus über Klimaanlagen geregelt wird.

Eine klare Ansage kommt von der ehemaligen thüringischen Ministerpräsidentin Lieberknecht, die den Kirchen Versagen in der Corona-Krise vorwirft und die kritisiert, dass diese viele Menschen allein gelassen hätten: „Es sind 8000 Menschen an

Covid-19 gestorben, aber seit März auch 150.000 Menschen aus anderen Gründen. Wo war da das Wort der Kirchen?"

Neben dem Widerstand auf der Straße gegen die von der Bundesregierung und den Landesregierungen verhängten Beschränkungen der persönlichen Freiheiten, scheinen jetzt auch die Landesparlamente wieder aufgewacht zu sein. So wollen die Fraktionen der Grünen und der FDP im niedersächsischen Landtag die schwarz-rote Landesregierung vor dem Staatsgerichtshof verklagen, die sie das Parlament nur ungenügend über die getroffenen Maßnahmen in der Corona-Krise informiert habe.

Verschiedene Landesregierungen wollen den Grenzwert für Corona-Neuinfektionen von 50 pro 100.000 Einwohner und 7 Tage auf 30 bzw. 35 senken. Das wird für verschiedene Landkreise deutlich eher Einschränkungen bedeuten und man kann auf diesem Wege die Angst in der Bevölkerung gut aufrechterhalten. Wäre es da nicht ein deutlich sinnvollerer Weg, die Gesundheitsämter personell aufzustocken und die Nachverfolgung von Infektionsketten besser und effizienter zu gestalten?

Der medizinische Vorstand des Universitätsklinikums Dresden beschreibt die covid-19-Infektion als höchstkomplexe Erkrankung, bei der es sich nicht um eine klassische Lungenentzündung handele, sondern Erkrankungen des Zentralnervensystems, des Rückenmarks und von Organen wie Leber oder Niere zeige. Interessant in diesem Zusammenhang, dass der Franzose Montagnier in einem Interview davon sprach, er hätte Sequenzen des HI-Virus in covid-19 nachweisen können. Für einen medizinische Laien nicht weiter interessant, aber wenn man bedenkt, dass viele der „alten" Infektionserkrankungen keine derartigen Multiorganschädigungen bewirken, dann wirft das hinsichtlich der Herkunft des Virus schon Fragen auf.

In Chile kam es in den letzten Tagen zu Protesten und Plünderungen, da viele Menschen nicht mehr wissen, wie sie an Nahrung kommen sollen. Von Plünderungen wurde ebenfalls schon vor Wochen aus Italien berichtet und man wird sehen, wie sich die Lage in den nächsten Monaten in anderen Ländern Europas entwickeln wird.

Wochen nach der Untersuchung im Kreis Heinsberg durch Streeck von der Uni Bonn, will jetzt endlich auch das RKI mit Studien beginnen, um in ausgewählten Gemeinden die Durchseuchungsraten zu ermitteln. Während man versucht hatte, die Studie von Streeck in den Medien zu diskreditieren und Fehler nachzuweisen, gibt es über die späte Ankündigung des RKI geradezu einen Berichtsüberbietungswettbewerb in den Medien.

Jetzt wie immer die Zahlen des Tages:

Italien: 226.699/ 813/ 162 (Gesamtz. infiziert/Neuerkrankungen/neue Todesfälle)
Spanien: 278.803/ 615/ 69
Frankreich: 180.809/ 882/ -
UK: 248.818/ 2.412/545
USA: 1.568,552/ 18.258/ 1.426
Deutschland: 177.827/ 538/ 70
Russland: 299.941/ 9.263/ 115

(https://www.worldometers.info/coronavirus/)

Am **20.05.20** geht das Trommeln für eine Impflicht gegen covid-19 weiter. Man schickt Montgomery ins Rennen, den sog. Weltärztepräsidenten. Mal abgesehen davon, dass nicht so recht klar ist, was der Weltärztebund eigentlich für eine Ärztestandesorganisation sein soll, war Montgomery vor einigen Jahren auch Chef der Bundesärztekammer. Und wenn man nicht übertreiben will, könnte man durchaus von einer klebrigen Nähe zur Politik sprechen.

In Spanien fängt es inzwischen an, ungemütlich zu werden, denn die Regierung will den Ausnahmezustand um zwei weitere Wochen, bis zum 6.Juni verlängern. Gleichzeitig wird eine Maskenpflicht für Menschen ab sechs Jahren eingeführt, wenn sich diese in öffentlichen geschlossenen Räumen aufhalten oder den Mindestabstand von zwei Metern nicht einhalten können. Die Spanier wollen sich das nicht gefallen lassen und protestieren. Seltsamerweise berichten die deutschen Qualitätsmedien bei diesen Protesten nicht über Corona-Leugner, Verschwörungsphantasten und rechte Chaoten.

62 Prozent der Deutschen rechnen mit Steuererhöhungen, wenigstens hier scheint einigen Mitbürgern schon ein Licht aufgegangen zu sein, auch wenn auf tagesschau.de gebetsmühlenartig der Spruch von Merkel wiederholt wird: „Stand heute sind keinerlei Erhöhungen von Steuern und Abgaben geplant."

Seit Wochen ruft die deutsche Autoindustrie um Hilfe, Gespräche zu eventuellen Konjunkturprogrammen für die Branche wurden auf Juni verschoben. Heute kommt die Mitteilung, dass die EU-Kommission vorschlägt, ein milliardenschweres Programm für die Branche aufzulegen. Interessanter Schachzug, denn in Deutschland wäre ein solcher Vorstoß wohl am

Widerstand der Bevölkerung gescheitert. Schließlich wurde die Autoindustrie bereits 2008/2009 mit der Abwrackprämie aus dem Sumpf gezogen.

Der deutsche Entwicklungsminister fordert nicht nur ein Verbot von Wildtiermärkten, sondern genauso von Wildtierhandel. Man erkennt leicht, wie kompetent die heutigen Politiker sind und über welch umfangreiches Wissen sie verfügen. Wildschweine, Rehe, Hirsche, Hasen, Fasane sind Wildtiere und werden auch in Deutschland gehandelt. Zukünftig also keine Hirschkeulen, Hasenbraten u.ä. Köstlichkeiten mehr?

Merkel, wie immer, sagt das eine und macht das andere. Ein gemeinsames und abgestimmtes Handeln sei die "richtige Antwort" auf die Corona-Krise, nicht etwa unilaterales Handeln sagte sie auf einer Konferenz von internationalen Finanz- und Wirtschaftsorganisationen. War da nicht gerade gestern der Termin mit Macron, in dem beide vorschnell Beschlüsse zur Aufnahme von zusätzlichen 500 Milliarden Euro durch die EU beschlossen hatten, für die dann auch alle Mitgliedsstaaten zahlen sollen? Und war da vor Wochen nicht eine einseitige, von Deutschland ausgehende Grenzschließung zu Nachbarländern eingeführt worden, ohne gemeinsame Abstimmung? Man fragt sich, ob so etwas weder den Medien, noch den Bürgern auffällt.

Einer Umfrage zufolge planen etwa 50 Prozent der Deutschen in diesem Jahr keinen Urlaub. Von den Urlaubswilligen will etwa ein Drittel den Urlaub in Deutschland verbringen, 20 Prozent wollen ins europäische Ausland reisen.

Jetzt wie immer die Zahlen des Tages:

Italien: 227.364/ 665/ 161 (Gesamtz. infiziert/Neuerkrankungen/neue Todesfälle)
Spanien: 279.524/ 721/ 110
Frankreich: 181.575/ 766/ 110
UK: 248.293/ - /363
USA: 1.591.245/ 20.662/ 1.384
Deutschland: 178.531/ 704/ 77
Russland: 308.705/ 8..764/ 135

(https://www.worldometers.info/coronavirus/)

Der **21.05.20** ist Himmelfahrt und passend dazu fiel mir durch Zufall ein YouTube-Video in die Hände. In einer Predigt nach Wiederöffnung der Kirchen spricht ein Pfarrer aus Baden-Württemberg Klartext zu den Einschränkungen des Grundgesetzes und die Auswirkungen auf Menschen. Auf meiner Google-Suche nach weiteren Informationen dazu wurden mir etwa sechs oder sieben gleiche Videos angezeigt, von denen drei von YouTube bereits wieder gelöscht waren. So viel zum Thema Meinungsfreiheit. Wen das hochinteressante Video interessiert: https://youtu.be/s3B_t0LkfQ0
Sollte auch dieses Video gelöscht sein, so reicht eine Suche nach Pfarrer Tscharntke.

Zudem noch ein Nachtrag zu den Demonstrationen am letzten Wochenende in Stuttgart. In der Nacht vor der Demonstration mit mehr als 5000 Teilnehmern wurden drei LKWs der Veranstaltungsfirma mit Brandbomben attackiert und brannten völlig aus. Der entstandene Sachschaden betrug 200.000 Euro. Die einzige Zeitung, die von diesem Anschlag überregional kurz berichtete, war die Bild Zeitung: https://youtu.be/1SX3E4POx0k.
Jeder kann sich seine eigene Meinung dazu bilden.

Am heutigen Donnerstag wird denn auch schon wieder vor Demonstrationen gewarnt, Maas versteigt sich zu der Aussage: „Wenn radikale Extremisten und Antisemiten Demonstrationen benutzen, um zu hetzen und zu spalten, dann sollte jeder deutlich mehr als nur 1,5 Meter Abstand halten. Wer ohne Maske, ohne Mindestabstand und ohne jede Rücksicht auf andere Verschwörungstheorien in die Welt schreit, der verwechselt Mut mit blinder Wut und Freiheit mit blankem Egoismus". Der Sprecher eines Berliner Bündnis gegen rechts erklärt zu den Berliner Hygiene-Demos: „Der Grundtenor 'Hauptsache gegen die Maßnahmen' scheint wichtiger zu sein, als sich von Faschisten, Verschwörungsmystikerinnen und Antisemitinnen abzugrenzen und sie von den Protesten auszuschließen". Der Mann muss bisher auf anderen Demonstrationen unterwegs gewesen sein, als auf jenen, von denen man ausreichend viele Filme auf YouTube sehen und feststellen konnte, dass dort keine Faschisten unterwegs waren.

Dazu passt auch, dass sich der sächsische Ministerpräsident und die Kulturstaatsministerin für die Beibehaltung der Erhöhung des GEZ-Zwangsbeitrages aussprechen.
Kretschmer: „Wir brauchen gerade jetzt Inseln der Verlässlichkeit wie den öffentlich-rechtlichen Rundfunk."
Grütters: „Manche aktuellen Interventionen aus der Politik sind geeignet, den öffentlich-rechtlichen Rundfunk in seinem Ansehen zu beschädigen in einer Zeit, in der wir ihn dringender denn je brauchen."
Fragt sich nur, wozu man ihn braucht. Okay, das war eine rhetorische Frage.

Genauo passen Aussagen des brandenburgischen Ministerpräsidenten dazu, der über das Grundgesetz fabuliert, dass es

Fundament und Kompass der Demokratie in Deutschland sei. Und dann: „Umso perfider ist es, dass einige wenige versuchen, diese Phase zu nutzen, um unser Grundgesetz für Verschwörungstheorien zu vereinnahmen. Mit kruden Weltbildern wird versucht, Staat und Demokratie in unserem Land zu diskreditieren".
In Berlin wurden Menschen auf Demonstrationen von der Polizei dazu aufgefordert, nicht mit dem Grundgesetz in der Hand zu stehen und das Grundgesetz wegzupacken. Nur für den Fall, dass eine Leserin oder ein Leser denkt, dies sei eine Verschwörungstheorie: es gibt dazu ausreichend Filmmaterial auf Y-ouTube und ich werde am Ende des Buches einige Links hinzufügen.

Tagesschau.de meldet, dass das ifo-Institut keine erhöhte Sterberate im April feststellen konnte. In den letzten Tagen hatte tagesschaau.de aber genau das gemeldet. Ich werde in den nächsten Tagen eine Übersicht zu den Sterbezahlen in Deutschland zeigen, wobei man sehen kann, dass diese in einigen Wochen sogar unter den Zahlen der Vorjahre liegt. Warum fragen eigentlich nicht mehr Menschen nach, wozu diese verhängten Einschränkungen der Grundrechte noch immer bestehen?!

In den USA steigen die Arbeitslosenzahlen weiter an. Inzwischen meldeten sich seit März etwa 39 Millionen Amerikaner arbeitslos.

Zudem scheint eine Einigung in Bezug auf die Rettung der Lufthansa gefunden worden sein. Die Airline, so wurde heute in den Nachrichten gemeldet, soll 9 Milliarden Euro erhalten und der Staat steigt in das Geschäft ein. Allerdings ohne auf das operative Geschäft Einfluss nehmen zu wollen. Sobald genaueres bekannt wird, werde ich es berichten.

Jetzt wie immer die Zahlen des Tages:

Italien: 228.006/ 642/ 156 (Gesamtz. infiziert/Neuerkrankungen/neue Todesfälle)
Spanien: 280.117/ 593/ 52
Frankreich: 181.826/ 251/ 83
UK: 250.908/ 2.615/338
USA: 1.619.936/ 27.213/ 1.344
Deutschland: 179.021/ 490/ 39
Russland: 317.554/ 8.849/ 127

(https://www.worldometers.info/coronavirus/)

Am **22.05.20** wird wieder einmal deutlich, dass nicht sein kann, was nicht sein darf. Tagesschau.de vermeldet eine leicht erhöhte Sterblichkeit seit Ende März für Deutschland (http://www.tagesschau.de/multimedia/video/video-705293.html). Man bezieht sich auf die Zahlen des Statistischen Bundesamtes. Wie bereits gestern angekündigt, werde ich in den nächsten Tagen eine Grafik dazu bringen, die zeigt, dass kaum eine Veränderung gegenüber den Vorjahren zu sehen ist. Die Stellungnahme des Statistischen Bundesamts: „Die aktuelle Entwicklung der Sterbefallzahlen ist auffällig, weil die Grippewelle in diesem Jahr bereits seit Mitte März als beendet gilt. Es ist deshalb naheliegend, dass die aktuell beobachtete leichte Übersterblichkeit in einem Zusammenhang mit der Corona-Pandemie steht.“

Zwei Dinge, die in diesem Zusammenhang auffallen: Was gibt die Statistik her, um die gegenüber dem Durchschnitt der

Jahre 2015 bis 2019 leicht erhöhte Sterblichkeit in Zusammenhang mit Corona zu bringen? Gibt es Angaben zu den Todesfällen, Diagnosen? Darüber macht tagesschau.de keine Angaben. Könnte es sein, dass Patienten an Herzinfarkten oder Schlaganfällen, an Krebs oder anderen Erkrankungen verstarben, weil sie nicht oder nicht rechtzeitig in den Krankenhäusern behandelt wurden? Die Tagesschau geht ebenfalls nicht weiter darauf ein, dass die von ihr gezeigten Kurven eine Untersterblichkeit gegenüber dem Durchschnitt bis Mitte März zeigt. Bis Mitte März lag der R-Faktor deutlich über 3 und Ende März um 1. Das heißt, die Zahl der bis zum lock down Infizierten wuchs bis Mitte März deutlich schneller an, als danach. Die Krankenhäuser waren aber zu keinem Zeitpunkt mit Corona-Patienten überlastet. Spricht dies nicht eher für Todesfälle aus anderen Gründen? Zudem ist in der Grafik eine deutlich erhöhte Übersterblichkeit für Mitte Februar bis Ende März 2018 zu sehen. Hat damals jemand darüber berichtet? Ferner hat das RKI das Ende der Grippewelle willkürlich auf Mitte März festgesetzt. Wie kommt es zu dieser Aussage? Wurden nach Mitte März noch Patienten auf Influenza-Viren getestet, wenn sie Symptome hatten? Oder wurden alle Atemwegserkrankungen als Corona-Erkrankte diagnostiziert?

Außerdem erinnere ich daran, dass gestern eine Mitteilung des ifo-Instituts davon spricht, es gäbe keine Übersterblichkeit. Fast hat man den Eindruck, die Medien wollen unter allen Umständen nachweisen, dass die Corona-Pandemie auch in Deutschland erheblich mehr Tote verursacht hat, als im langjährigen Durchschnitt. Es erscheint so, als wolle man auch angesichts der vom Mitarbeiter des Innenministeriums bekannt gewordenen Studie nicht zugeben, dass die eingeleiteten Einschränkungen der Freiheiten überzogen sind.

Unfähigkeit oder Versagen, wie will man es nennen, wenn Spahn sagt, seine Lager seien voll mit Schutzmasken, aber weder Krankenhäuser, noch Pflege- oder Altenheime haben davon etwas gesehen (https://www.tagesschau.de/investigativ/ndr-wdr/masken-lieferung-101.html), wie ein Bericht der Tagesschau meldet. In einem vom Gesundheitsministerium beauftragten Logistikunternehmen lagern mehr als 130 Millionen FFP2-Masken. Das Ministerium räumt logistische Probleme ein und meint, die Masken müssten erst noch einer Prüfung unterzogen werden. Gleichzeitig gibt es Lieferanten, die seit dem 4. Mai auf unbezahlten Rechnungen sitzen. Hat der Bankkaufmann seinen Laden im Griff? Sollte er ihn noch einmal irgendwann in den Griff bekommen? Ist dies ein weiteres Beispiel für eine völlige Überforderung und Inkompetenz des Mannes an der Spitze des Gesundheitsministeriums? Der Herr Minister selbst wird jetzt immer häufiger in den Medien mit Maske abgebildet. Im Gegensatz zu 38 Prozent der Ärzte, die noch immer nicht über ausreichend Schutzausrüstung verfügen, braucht Spahn auch nur jemanden in das Lager seines Ministeriums zu schicken, um eine frische Maske holen zu lassen. Er selbst klopft lieber Sprüche und wirft der AfD destruktive Stimmungsmache vor: „Die AfD, die sich jetzt als Corona-Leugner versucht, ist dieselbe AfD, die noch vor kurzem immer härtere Maßnahmen gegen das Virus gefordert hat". Bisher war nirgendwo zu lesen, dass die Partei dass Corona-Virus leugnet, allenfalls die immer noch andauernden Einschränkungen des Grundgesetzes kritisiert.

Die Währungen erster Schwellenländer beginnen bereits, in den freien Fall überzugehen, einige der Anleihen fielen im Wert. Brasilien, Südafrika und Argentinien u.a. sind betroffen, die türkische Lira wertete seit März um 20 Prozent ab.

In Deutschland scheinen bisher unbekannte Drogen im Umlauf zu sein, könnte man denken, wenn man eine Meldung des Spiegel liest. Demnach rechnen 73 Prozent der Befragten einer Umfrage nicht mit Änderungen ihres Einkommens in den nächsten sechs Monaten. Immerhin sechs Prozent der Haushalte rechnen mit einem Anstieg bis Jahresende.
?????

Die WHO hat Südamerika inzwischen als neues Epizentrum der Corona-Epidemie ausgemacht. Sie führt dafür die Fallzahlen in Brasilien an. Aktuelle Zahlen: 330.890 Infizierte und 21,048 Tote. Jedoch sollte man bei diesen Zahlen und angesichts der Tatsache, dass Brasilien jetzt an Platz zwei der Fallzahlen liegt bedenken, das das Land 208,5 Millionen Einwohner (Stand 2018) hat. In den deutschen Qualitätsmedien werden die brasilianischen Fallzahlen dramatisch geschildert, ohne diese ins Verhältnis zur Gesamtbevölkerung zu setzen. So hat Brasilien 1,558 Fälle je 1 Million Einwohner, Deutschland dagegen 2,146. Bei den Todesfällen je 1 Million Einwohner liegen beide Länder fast gleich auf, Brasilien mit 99 und Deutschland mit 100. (https://www.worldometers.info/coronavirus/)

Steinmeier schreibt in einem Gastbeitrag in der Sueddeutschen Zeitung) darüber, wie gut die Debatten in der Corona-Krise die Stärke der Demokratie in Deutschland zeigen würden und wie gut es sei, über die Maßnahmen und Entscheidungen zu diskutieren. Um dann gleichzeitig auf alle Kritiker einzuschlagen: „So spinnert manche Verschwörungstheorie auch daherkommen mag - vergessen wir nicht, dass hinter ihr harte politische Ziele stehen, die wir nicht ignorieren dürfen“ (https://www.sueddeutsche.de/politik/steinmeier-corona-pandemie-grundrechte-grundgesetz-verfassung-1.4914807).
Der Artikel hat durchaus Qualitäten, in die Top 10 der besten

Propaganda-Artikel des Politbüros der SED oder der Reden Honeckers aufgenommen zu werden. Es empfiehlt sich, ihn zu lesen und viel zu lernen. Allein der Satz: „Ich bin überzeugt: Das Grundgesetz wird diese Pandemie überdauern, ohne Schaden zu nehmen. Es spricht nichts für die Befürchtung, dass die Beschränkungen nicht wieder aufgehoben werden, sobald die Entwicklung der Pandemie das erlaubt.“ Die Kriterien und Messpunkte, die erreicht werden sollten, um die einschränkenden Maßnahmen aufzuheben, sind seit langem erreicht und es werden keine Daten genannt, wann man von Seiten der Regierung eine Beschränkung der Grundrechte zurücknehmen will. Es scheint ein ziemlicher Überdruck auf dem Kessel zu sein, wenn man sich anschaut, auf welchen Kanälen Politiker der etablierten Parteien versuchen, gemeinsam mit den Systemmedien, die in vielen Städten stattfindenden Proteste und Demonstrationen zu diskreditieren und Demonstranten zu diffamieren.

Jetzt wie immer die Zahlen des Tages:

Italien:	228.658/ 652/ 130 (Gesamtz. infiziert/Neuerkrankungen/neue Todesfälle)
Spanien:	281.904/ 1.787/ 688
Frankreich:	182.219/ 393/ 74
UK:	254.195/ 3.287/351
USA:	1.644.162/ 23.265/ 1.256
Deutschland:	179.713/ 692/43
Russland:	326.448/ 8.894/ 150

(https://www.worldometers.info/coronavirus/)

Der **23.05.20** bringt jede Menge kleinerer und größerer Demonstrationen in verschiedenen Städten Deutschlands gegen

die Einschränkungen der Grundrechte. Eine große Demonstration gab es u.a. in Darmstadt, viele kleinere in Berlin. Die Veranstaltung in München musste wegen extrem schlechten Wetters abgesagt werden. In Hamburg traten Ärzte auf, um über Probleme und Folgen der Kontaktbeschränkungen sowie der getroffenen Maßnahmen in den Krankenhäusern zu informieren. Dazu hat sich inzwischen eine Gruppe von Ärzten zusammengeschlossen: www.aerzte-fuer-aufklaerung.de
In ihrer Kritik beziehen sie sich insbesondere auf die geleakte Einschätzung und Analyse über die Folgen der Regierungsmaßnahmen aus dem Innenministerium (https://jimdo-storage.global.ssl.fastly.net/file/57893c42-3457-400c-8561-82d13c63ee65/BMI-Papier%20KM%204%20–%2051000%20ÄRZTE-FÜR-AUFKLÄRUNG.pdf).

Im Gegensatz zu den Vorwochen, in denen sich immer wieder Demonstranten auf dem Rosa-Luxemburg-Platz zusammenfanden, war dies heute nicht möglich, da die Polizei den Bereich weiträumig abgesperrt hatte. Zudem fand auf dem Platz eine Demonstration der Antifa statt. Man versucht nicht nur, die Demonstranten für Grundrechte als Rechte, Verscnwörungstheoretiker und Spinner in den Medien zu diskreditieren, sondern unterwandert die Demonstrationen mehr und mehr mit zwielichtigen Personen und Provokateuren, die dort gezielt stören. Ich werde hier nicht das Thema „links/rechts“ aufmachen. Dazu haben sich die über Jahrzehnte entwickelten Positionen zu sehr verschoben und es bedürfte einer langen Diskussion darüber, was von dem, was einst „links“ war noch übrig ist. Stattdessen erscheinen solche Organisationen wie die Antifa heute eher als so etwas, wie die inoffizielle und scheinbar regierungsnahe Schläger- und Tumult-Trupps. Ich werde auch nicht näher darauf eingehen, wer sich heute wie-

der wegen angeblicher rassistischer, antisemitischer o.ä. vermeintlicher Übergriffe vor dem Mikrofon der Systemmedien ausjammerte. Wenn man die Meldungen alle anschaut, dann müsste Deutschland ein Volk von Rassisten und Diskriminierern sein.
In einer Sitzung am 17. Juni wollen sich zudem die Innenminister der Länder mit dem Thema Verschwörungstheorien und den Auswirkungen der Corona-Krise auf die öffentliche Sicherheit beschäftigen. Man bekommt das Volk einfach nicht wie gewünscht unter Kontrolle.

Kaum im Amt, setzt der neue Präsident des Verfassungsgerichts ebenfalls eine Marke: „Es ist ein Zeichen gelebter Demokratie, wenn auch in Zeiten der Corona-Pandemie unterschiedliche Meinungen aufeinanderprallen. Der demokratische Meinungskampf lebt freilich davon, dass der Prozess der Meinungsbildung und Meinungserörterung in Ernsthaftigkeit und Offenheit und auf einer soliden Informationsbasis stattfindet."
Es bleibt abzuwarten, wie die Entscheidungen des Gerichts ausfallen werden, wenn die Klagewelle wegen der Grundrechtseinschränkungen rollt.

In diesem Zusammenhang und weil heute vor 71 Jahren das Grundgesetz in Kraft trat, meldete sich auch Merkel wieder in einem Video. Mehr dazu und ein eventuelles Transkript in den nächsten Tagen.
Marx, seines Zeichens Erzbischof, hat sich zu dem Brief katholischer Würdenträger positioniert und diesen verurteilt. Der Brief hätte ihn „erstaunt und auch fassungslos gemacht", sagte er dem Spiegel. Nun ja, dem Spiegel. Der Herr Erzbischof meinte, der Brief mache Angst und spalte. Außerdem: „Ich weiß nicht, aus welcher Kompetenz heraus die Kirche darüber debattieren sollte, was bei einer Pandemie sinnvoll ist und was

nicht". Nun, da könnte man dem Herrn vielleicht einen Blick in die Heilige Schrift empfehlen und dort nachzulesen, was zum Thema Barmherzigkeit und Nächstenliebe steht. Und genauso darüber, welche Aufgabe die Kirche hat, nämlich sich nicht nur um ihre Schäfchen, sondern um alle Menschen zu kümmern. U.a. dafür zu sorgen und sich einzusetzen, dass Menschen in Alten- oder Pflegeheimen nicht ohne ihre Angehörigen sterben müssen und anständig im Kreise ihrer kleineren oder größeren Familie begraben werden können.

Der Autovermieter Hertz, bereits vor der Krise mit 19 Milliarden Dollar Schulden belastet, musste heute Gläubigerschutz beantragen. Dem Autovermieter war fast das gesamte Flughafengeschäft weggebrochen. Dabei stehen etwa die Hälfte der 38.000 Mitarbeiterstellen in den USA auf dem Spiel.

Als erstes Bundesland will Thüringen alle Beschränkungen Anfang Juni aufheben. Man gibt ein wenig Leine, weil man sich der Lage bewusst ist und weiß, dass es für die Einschränkungen schon lange keine Begründungen mehr gibt. Eine allgemeine Protestbewegung will man auf keinen Fall, denn es stehen noch schwere Monate für die Regierenden bevor, wenn sämtliche wirtschaftlichen Auswirkungen zum Tragen kommen.
In Spanien ist dies bereits der Fall und dort gab es heute große Demonstrationen aus Autos heraus. Durch das massive Herunterfahren der Wirtschaft sieht die Lage noch wesentlich brisanter für viele kleinere und mittlere Unternehmen als in Deutschland aus. Aber auch in den USA und in Polen gab es wieder Proteste gegen Beschränkungen der bürgerlichen Rechte.

Interessant wird es, wenn sich ehemalige Minister zu Wort melden, die nichts oder nur wenig zu verlieren haben. Heute tat dies Leutheusser-Schnarrenberger: „Die Grundrechte sind so massiv eingeschränkt worden, wie wir es noch nie kannten in den 71 Jahren unseres Grundgesetzes. Versammlungsfreiheit gehört essenziell zu unserem Zusammenleben, auch in Pandemie-Zeiten, auch wenn Unsinn gefordert werden sollte".

Jetzt wie immer die Zahlen des Tages:

Italien: 229.327/ 669/ 119 (Gesamtz. infiziert/Neuerkrankungen/neue Todesfälle)
Spanien: 282.370/ 466/ 50
Frankreich: 182.469/ 250/ 43
UK: 257.154/ 2.959/282
USA: 1.665.008/ 19.914/ 992
Deutschland: 179.986/ 273/14
Russland: 335.882/ 9.434/ 139

(https://www.worldometers.info/coronavirus/)

Wie bereits gestern erwähnt, war heute, am **24.05.20**, Zeit für das Merkel Video zum Tag des Grundgesetzes (https://www.bundeskanzlerin.de/bkin-de/mediathek/videos). Eingangs kommen von Merkel einige einleitende Worte zum Grundgesetz, und dann: „Die Corona-Pandemie stellt uns in diesem Jahr als Gesellschaft vor besondere Herausforderungen, vielleicht vor die größten, seit 71 Jahren. Umso wichtiger ist es, die Prinzipien des GG zu achten. Ganz besonders ist dabei der Artikel 1 wichtig. Die Würde des Menschen ist unantastbar. Dieser Würde des Menschen ist alles staatliche Handeln auch verpflichtet. Danach arbeitet die Bundesregierung."

Eine Frage wird eingeblendet: Haben Sie Verständnis für die Sorgen der Bürger angesichts der Einschränkungen in der Corona-Pandemie?

Merkel: „Ja, ich kann diese Sorgen verstehen. Und ich habe selber im Deutschen Bundestag in meiner Regierungserklärung gesagt: Dieses Virus ist eine Zumutung für unsere Demokratie. Und deshalb machen wir es uns natürlich mit den Beschränkungen von Grundrechten nicht einfach. Deshalb sollen sie so kurz wie möglich sein. Aber sie waren notwendig und das haben wir auch immer wieder begründet, weil wir uns der Würde der Menschen verantwortlich fühlen, so wie es im Artikel 1 unseres Grundgesetzes gesagt ist. Und dazu gehört für mich und für die Bundesregierung, dass wir eine Überforderung unseres Gesundheitssystems verhindern wollten. Das ist uns glücklicherweise auch gelungen. Aber natürlich sind wir jetzt bei den Lockerungen der Beschränkungen immer wieder begründungspflichtig, warum wir etwas noch nicht aufheben und warum wir etwas schon lockern können. Und auf diesem Wege müssen wir natürlich auch immer wieder die Verhältnismäßigkeit von Maßnahmen gegeneinander abwägen. Deshalb bin ich sehr froh, heute sagen zu können, dass die derzeitige Infektionslage es ermöglicht, schon viele Dinge wieder zu erlauben und möglich zu machen, die einige Wochen nur eingeschränkt da waren. Es ist uns insgesamt gelungen, zum Beispiel das Ziel, eine Überforderung unseres Gesundheitssystems zu verhindern, bislang auch zu erreichen. Ich hoffe, wenn sich alle an die Maßnahmen halten, Abstand zu halten, auch Mund- und Nasenschutz zu tragen, dass uns das weiter gelingen kann.
(der zweite Teil des Videos beschäftigt sich mit der Frage, was es bedeutet, dass Europa im GG verankert ist. Darauf will ich hier nicht weiter eingehen).

Eine tolle Ansprache zum Tag des GG, oder? Wohl eher ein Video, ausschließlich zu dem Zweck produziert, nachweisen zu wollen, dass man das GG nicht außer Kraft gesetzt hat. Insbesondere, um den Demonstranten mit dem GG in der Hand den Wind aus den Segeln nehmen zu wollen. Gleich vorab: egal ob Pandemie oder nicht, es ist immer geboten, die Prinzipien des GG zu achten. Es gibt dabei kein „wichtig“, „weniger wichtig“ oder „umso wichtiger“. Die Prinzipien des GG sind kein blauer, grüner oder roter Blazer, den man je nach Stimmungslage aus dem Schrank nimmt.

„Die Würde des Menschen ist unantastbar. Dieser Würde des Menschen ist alles staatliche Handeln auch verpflichtet. Danach arbeitet die Bundesregierung.“ Tja, Frau Merkel, schöner Spruch, nur entspricht er nicht den Tatsachen. Denn Alte und Kranke konnten über einen längeren Zeitraum nicht besucht werden, Kinder konnten nicht zur Schule und man konnte über einen langen Zeitraum auch nicht Verwandte oder Bekannte besuchen. Sogar Sterbende konnten von Familienangehörigen nicht begleitet und Trauerfeiern nur in begrenztem Umfang durchgeführt werden. Würde des Menschen? Die von Ihnen angegebenen Kriterien zur Lockerung der Beschränkungen waren schon erfüllt, noch bevor die Beschränkungen eingeführt wurden. Und inzwischen gibt es weder ein Datum, sondern überhaupt Kriterien, zu dem oder nach denen die Beschränkungen komplett aufgehoben werden. Es gibt auch Land auf, Land ab keinen Journalisten der sog. Qualitätsmedien, der eine solche Frage in den letzten Tagen oder Wochen gestellt oder in irgendeinem Medium diskutiert hätte.

„Dieses Virus ist eine Zumutung für unsere Demokratie. Und deshalb machen wir es uns natürlich mit den Beschränkungen von Grundrechten nicht einfach.“ Wirklich? Welche Diskussionen gibt es? Nach welchen Kriterien, Zahlen, Analysen haben

Sie die Beschränkungen eingeführt? Um das Gesundheitssystem nicht zu überlasten? Es war zu keinem Zeitpunkt auch nur in der Nähe einer Situation, überlastet zu werden. Und dieses Virus ist keine Zumutung für die Demokratie. Allenfalls ist es eine Zumutung, was Sie mit der Bundesregierung zusammen veranstalten. Und zwar eine Zumutung für die Bürger, eine Zumutung für die Demokratie und eine Zumutung für die europäischen Partner Deutschlands. Eine Zumutung deshalb, weil Sie mit Ihrer Regierung viel Zeit vergehen ließen, bevor Sie tätig wurden. Eine Zumutung, weil Sie mit Ihrer Regierung und den damit zusammenhängenden Ministerien nicht vorbereitet waren. Eine Zumutung, weil einige Ihrer Minister mit den ihnen anvertrauten Aufgaben anscheinend völlig überfordert sind und Sie diese Minister ins Amt gebracht haben. Eine Zumutung, weil Sie dieses Land und seine Bürger in Geiselhaft halten und kritische Stimmen zu den von Ihnen und Ihrer Regierung getroffenen Maßnahmen mit Kampfbegriffen wie rechte Demokratie gefährdende Populisten, Aluhutträger, Verschwörungstheoretiker, Antisemiten, Antidemokraten o.ä. diskreditieren. Eine Zumutung, weil Sie und ihre verantwortlichen Minister es bis zum heutigen Tage nicht fertiggebracht haben, was andere Staaten vormachen, nämlich ein flächendeckendes Screening, um den Verbreitungsgrad des Virus in der Bevölkerung zu bestimmen und damit entscheidende Informationen zu erhalten.

Auf den Rest der Ansprache einzugehen macht schon deshalb keinen Sinn, weil das Gesagte eine Wiederholung der Wiederholung der Wiederholung darstellt.

Stattdessen hier die offiziellen Sterbefälle des Statistischen Bundesamtes von 2016 bis 2020 (https://www.destatis.de/DE/Themen/Gesellschaft-Umwelt/Bevoelkerung/Sterbefaelle-Lebenserwartung/Tabellen/sonderauswertung-sterbefaelle.html). Zum derzeitigen Stand liegen die Sterbefälle nur bis einschließlich März 2020 vor. Sollten die Angaben des Statistischen Bundesamtes auch noch um den April 2020 bis zum Druck des Buches ergänzt werden, so trage ich diese an anderer Stelle nach.

	Januar	Februar	März
2016	**81.742**	**76.619**	**83.669**
2017	**96.033**	**90.651**	**82.934**
2018.....................	**84.973**	**85.799**	**107.104**
2019.....................	**84.791**	**80.824**	**86.493**
2020.....................	**85.150**	**79.564**	**86.615**

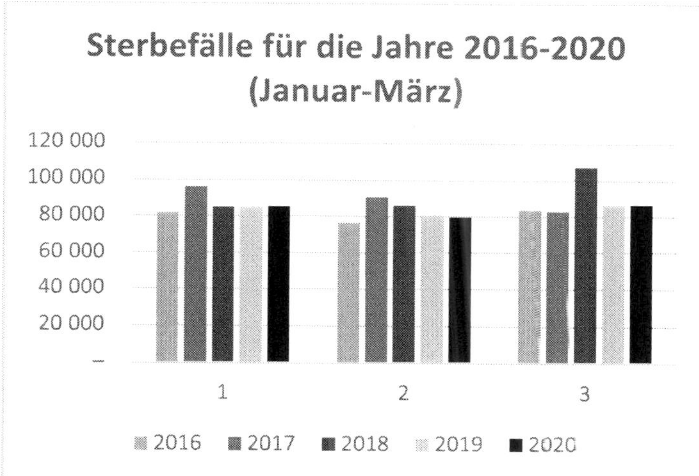

Aber man muss die Angst am Köcheln halten. Deswegen wird auch von allen Seiten gewarnt, es mit den Lockerungen nicht zu übertreiben. Immerhin hätten sich ein paar Teilnehmer eines Gottesdienstes und die Besucher einer Gaststätte mit dem Virus infiziert. Und die Situation kann auch ganz schnell wieder außer Kontrolle geraten. Es ist kein Wunder, denn die Gesundheitsämter sind nach beinahe sechs Monaten Corona immer noch nicht vernünftig personell und gerätetechnisch ausgestattet, um Kontakte nachzuverfolgen. Übrigens nur einmal so nebenbei: jährlich stecken sich etwa zehn Millionen Menschen neu mit Tuberkulose an. Die meisten von diesen Infizierten sterben wegen einer mangelnden medizinischen Versorgung.

Angstlevel erhalten, dazu passt auch die erneute Warnung vor einer zweiten Welle. Diese könne leicht durch Urlaubsreisen zustande kommen, meinen ein Gesundheitsforscher und ein Präventionsforscher. Lauterbach äußert sich in diesem Zusammenhang zu den in Thüringen geplanten vollständigen Aufhebungen der Beschränkungen: „Wir haben keine Neuigkeiten in Bezug auf die Gefährlichkeit des Virus. Ramelow relativiert damit die Krankheit. Von daher gibt es überhaupt keinen Grund, das aufzuheben, was wir mühsam gelernt haben - etwa Abstand zu halten und eine Maske zu tragen."

Im Übrigen hat sich auf CNN auch Greta Thunberg zur Corona-Krise geäußert und sich als medizinische Expertin präsentiert (https://edition.cnn.com/videos/world/2020/05/14/greta-thunberg-listening-to-scientists-experts-coronavirus-town-hall-vpx.cnn/video/playlists/around-the-world/).

Schäuble meinte heute zur „Welt", dass die derzeitigen Demonstrationen zeigen, dass unsere Gesellschaft eine offene sei. Dass einige der derzeit stattfindenden Demonstrationen erst vor Gericht erstritten werden mussten, sagt er nicht.

Jetzt wie immer die Zahlen des Tages:

Italien:	229.858/ 531/ 50 (Gesamtz. infiziert/Neuerkrankungen/neue Todesfälle)
Spanien:	282.852/ 482/ 74
Frankreich:	182.584/ 115/ 35
UK:	259.559/ 2.405/118
USA:	1.685.166/ 18.338/ 603
Deutschland:	180.328/ 342/5
Russland:	344.481/ 8.599/ 153

(https://www.worldometers.info/coronavirus/)

Am **25.05.20** kommt, was manche unabhängige Kanäle bereits vor einiger Zeit für möglich gehalten hatten: es wird vor der

Gefahr von terroristischen Anschlägen mit Biowaffen gewarnt. Die Warnung wird vom Europarat ausgegeben. Wen würde es wundern, wenn zukünftig mal ein verschwörungstheoretisch verblendeter Einzeltäter einen solchen Anschlag versucht und auf der Flucht erschossen wird? Vielleicht sind auch ganz zufällig noch ein paar Journalisten der Qualitätsmedien in der Nähe und können filmen.

In Bayern geht man es da noch etwas bodenständiger an. In der letzten Woche wurde die Polizei wegen Ruhestörung zu einem Lokal gerufen. Die Wirtin und ihre Mutter hatten andere Ansichten als die Polizei und vermöbelten die Polizisten, mit der Folge, dass drei von ihnen nicht mehr dienstfähig waren.

Die von Ramelow angekündigte Aufhebung der Corona-Beschränkungen löst unter Politikern einen Orkan aus. Das für heute geplante „Corona-Kabinett" der Bundesregierung wurde wegen Ramelows Entscheidung abgesagt.

Lauterbach (zur Rheinischen Post): „Mit der Entscheidung in Thüringen droht ein bundesweiter Wettlauf der Länder, der aus medizinischer Sicht katastrophal wäre. Das Corona-Kabinett sollte an diesem Montag unbedingt ein Gegensignal setzen, um das zu verhindern."
Drosten (im Deutschlandfunk): „Die Eigenverantwortung ist ja so das schwedische Modell und wir sehen in diesen Tagen und werden es in den nächsten Monaten noch stärker sehen, dass dort eine sehr hohe Übersterblichkeit entstanden ist. Also ich bin mir nicht ganz sicher, ob das alles über Eigenverantwortung laufen kann."
Seibert lässt von Merkel mitteilen, dass sie auf der Masken- und Abstandpflicht, die als Hygieneregeln bezeichnet werden, bestehe und diese Pflicht bleiben sollen.

Söder in ARD extra (http://www.tagesschau.de/multimedia/video/video-706597.html):
Der Moderator fragt, warum der Vorstoß von Ramelow ein fatales Signal sei.
Söder: Nimmt Bezug auf die Fälle in der Kirche in Frankfurt und das Restaurant in Niedersachsen um dann zu sagen „...man spürt doch, dass Corona nach wie vor noch aktiv ist. Wir einen solchen Vorsprung uns in Europa erarbeitet, was die Stabilität betrifft, die Zahlen betrifft bei Corona, wir verspielen das durch solche Signale, keinen Abstand zu halten, keine Masken zu machen. Ich bin froh, dass Herr Ramelow jetzt zurück rudert und sich sozusagen wieder versucht der Linie anzunähern, die alle Bundesländer haben. Es wäre sonst ein fatales Signal gewesen. Es würde nämlich den Menschen suggerieren, dass Corona gar nicht mehr das ist und man nichts tun muss."
ARD: Die sächsische Gesundheitsministerin unterstützt Ramelows Kurs und der Moderator will von Söder wissen, da er als Vorsitzender der Ministerpräsidentenkonferenz eine Verantwortung habe, ob ihm der Laden gerade um die Ohren fliege.
Söder: „Na ja, zunächst mal entscheiden das die Länder tatsächlich leider selbst, so ist auch die Gesetzeslage. Fakt ist aber, dass sich heute bereits die Chefs der Staatskanzleien getroffen haben, ein Papier erarbeitet haben, dass eine Fortsetzung von Kontaktbeschränkungen auch für die nächsten Wochen machen. Eine Fortsetzung auch der Auflagen der Maskenpflicht, denn die brauchen wir dringend. Es ist ja sozusagen die Mutter aller Maßnahmen ist, Distanz zu halten, das Infektion zu machen und auch Masken zu verwenden. (Hier hat er wohl seinen Text ein wenig vergessen oder durcheinander gebracht). Geben wir das auf, sind wir sozusagen schutzlos ausgeliefert Corona. Das darf auf keinen Fall passieren. Da gibt es

eine überragende Mehrheit der Länder, diesen Weg fortzusetzen. Und es ist auch wichtig, dass wir darauf auch bestehen. Die Kanzlerin hat das heute nochmal gesagt, Umsicht und Vorsicht sind der entscheidende Maßstab und nicht ein überstürztes hoppla-hopp."

ARD: Ramelow sagt, die Menschen hätten eine Eigenverantwortung und ob Söder den Menschen diese Eigenverantwortung nicht zutraue.

Söder: „Wir haben sehr viel Eigenverantwortung erlebt, die Menschen haben mit Geduld und Verständnis reagiert. Aber jetzt einfach zu sagen von heue auf morgen geben wir alles auf, scheuen sie, wir könnten auch erwarten, dass jeder im Straßenverkehr sich perfekt benimmt, auf Eigenverantwortung. Trotzdem gibt es dort Regeln, weil es so besser funktioniert. Wir müssen ja auch den Unvorsichtigen vor sich selbst schützen, aber auch dafür sorgen, dass der Unvernünftige nicht die Gemeinschaft herausfordert. Ich glaub wir haben bislang die richtige Balance bekommen. Vor jedem Verfassungsgericht übrigens, haben all die Maßnahmen Bestand gehabt. Verfassungsrichter prüfen sehr genau und sehr intensiv die Eingriffe. Ich glaube, man schaut sich nochmal, wie es in anderen Ländern der Welt stattfindet oder in Europa, haben wir das Land gut beschützt. Und wir sollten diesen Weg der Sicherheit nicht verlassen."

Söder wird in der Folge zu den Demonstrationen befragt und ob man da nicht auf einem Pulverfass säße. Dazu meint Söder, dass versucht würde, die Demonstrationen zu kapern. Sowohl von rechtsextremen und linksextremen Gruppen, von der AfD und von absurden Verschwörungstheoretikern. Und man solle körperliche und geistige Distanz halten. Schließlich hätte Deutschland die Grundrechte deutlich weniger eingeschränkt und auf die Frage, wo noch wirkliche Einschränkungen liegen, würde man nur ganz wenige Bereiche finden.

Man will mit allen Mitteln den Status Quo aufrechterhalten, Ramelow wird zurückgepfiffen und wahrscheinlich auch einknicken. Dabei waren es doch insbesondere Merkel und Söder, die immer wieder die tolle föderale Struktur des Landes gelobt hatten. Söder war auch derjenige, der trotz angeblicher Beschlüsse für sein Land andere Kriterien und Maßnahmen angelegt hat. Was sagte Söder dann im Interview? „Die Länder entscheiden leider selber." Bei seinen Alleingängen war von einem „leider" nichts zu hören. Zudem ist zu erwähnen, dass Thüringen derzeit 14 aktive Corona-Fälle aufweist, Bayern ein Vielfaches davon. Wie lange gedenken diese Typen eigentlich noch, das Land und seine Bürger in Geiselhaft zu halten? Und die Kanzlerin gibt als neuen Maßstab Umsicht und Vorsicht aus? Erst war es die Vermeidung der Überlastung des Gesundheitssystems, dann die Verdoppelungszahl, anschlieeßend der R-Faktor, der 7-Tage-R-faktor, danach der durchschnittliche wöchentliche Anstieg pro Tag, dann die 50-Fall pro 100.000 Einwohner in 7 Tagen Regel, was kommt noch alles? Und „den Unvorsichtigen vor sich selbst schützen"? Werden demnächst all diejenigen vor sich selbst geschützt, die zu Hause auf eine Leiter steigen, die sich zu lange in die Sonne legen, die Fallschirmspringen betreiben, die jede Menge Schokolade und Fertigsuppen essen, die Alkohol trinken, die Canyon-Rafting betreiben oder die Frei-Hand in den Bergen klettern?

Was soll eigentlich immer der Vergleich mit anderen Ländern in der Welt oder Europa? Was ist dort schlechter, als in Deutschland, vielleicht einmal abgesehen von Hotspots in Italien, Spanien oder Großbritannien. Brasilien und die USA haben wesentlich mehr Einwohner als Deutschland. Natürlich haben die mehr Erkrankte und dementsprechend auch mehr Todesfälle. Aber Europa ist nicht nur Spanien, Frankreich und Italien. Es gibt genauso Polen, Tschechien, Ungarn, Rumänien

und Bulgarien sowie Griechenland und Österreich. Sind diese Länder schlechter durch die Krise gekommen als Deutschland? Ich hatte bereits zwischenzeitlich einige Zahlen hier im Buch berechnet. Am Ende des Buches werde ich diese Zahlen nochmals, dann aktuell berechnen. Und es werden sich kaum dramatische Abweichungen von der Situation in Deutschland finden lassen.
Die Maskenpflicht ist also die Mutter aller Maßnahmen. Interessant. Vor zwei Monaten war die Maske noch etwas, was gar nichts bringt. Von Blödsinn zur Mutter aller Maßnahmen in zwei Monaten. Für solch einen Spagat muss man Politiker sein. Wen wundert's, wenn sich viele Menschen im Land wundern und Fragen stellen. Um dann als Verschwörungstheoretiker diffamiert zu werden.

In diesem Zusammenhang stimmt auch nicht die Aussage, alle Beschränkungen hätten Bestand vor Gericht gehabt. Denn Gerichte haben sehr wohl die eigentlich verbotenen Demonstrationen genehmigt. Und hinsichtlich der nur noch wenige Bereiche betreffenden Einschränkungen kommen von Söder Fake-News. Noch immer kann man sich nicht in größeren Gruppen treffen, feiern, man kann nicht ins Theater gehen oder in einen Club. Genauso wenig kann man ins Ausland reisen, man muss seinen Namen, die Adresse und Telefonnummer angeben, wenn man ins Restaurant geht, der Schulbetrieb findet nur sehr eingeschränkt statt. Für wie blöd hält der Mann eigentlich die Deutschen? Ein Video, welches die diversen bestehenden Einschränkungen recht deutlich macht, von denen Herr Söder entweder nichts weiß, nichts wissen will oder einfach nur auf dumm macht: https://youtu.be/uS-tJTGiZNQ

Im Zusammenhang mit dem, was Söder über Teilnehmer der Demonstrationen sagt, hier noch eine Ergänzung zu einer Meldung von vor einigen Tagen. Ich hatte darüber berichtet, dass es einen offenen Brief hoher kirchlicher Würdenträger gibt, der auch von Medizinern und Wissenschaftlern unterschrieben wurde. Dieser Brief wurde durchweg von allen Medien als Verschwörungstheorie bezeichnet. Es hat eine Weile gebraucht, bis ich die deutsche Version dieses Briefes auf www.kath.net fand. Damit sich jeder selbst ein Bild davon machen kann, ob es sich um berechtigte Sorgen oder um Verschwörungstheorien der Autoren und Unterzeichner handelt, hier der vollständige Text. Derartige Texte weisen gelegentlich eine ähnliche Eigenschaft auf, wie Videos auf YouTube: sie verschwinden aus unerklärlichen Gründen.
„EIN AUFRUF FÜR DIE KIRCHE UND FÜR DIE WELT
an Katholiken und alle Menschen guten Willens

Veritas liberabit vos.
Joh 8,32

In einer Zeit schwerster Krise erachten wir Hirten der katholischen Kirche, aufgrund unseres Auftrags, es als unsere heilige Pflicht, einen Appell an unsere Mitbrüder im Bischofsamt, an den Klerus, die Ordensleute, das heilige Volk Gottes und alle Männer und Frauen guten Willens zu richten. Dieser Aufruf wurde auch von Intelektuellen, Medizinern, Anwälten, Journalisten und anderen Fachleuten unterzeichnet, die dem Inhalt zustimmen; er kann von denjenigen unterzeichnet werden, die sich ihn zu eigen machen möchten.

Es sind Tatsachen, dass unter dem Vorwand der Covid-19-Epidemie in vielen Fällen unveräußerliche Rechte der Bürger verletzt und ihre Grundfreiheiten unverhältnismäßig und ungerechtfertigt eingeschränkt wurden, einschließlich des Rechts auf Religionsfreiheit, freie Meinungsäußerung und Freizügigkeit. Die öffentliche Gesundheit darf und kann kein Alibi werden, um die Rechte von Millionen von Menschen auf der ganzen Welt zu verletzen, geschweige denn, um die Zivilbehörden von ihrer Pflicht zu befreien, klug für das Gemeinwohl zu handeln. Dies gilt umso dringlicher, je mehr Zweifel von verschiedenen Seiten an der tatsächlichen Ansteckungsgefahr, der Gefahr, sowie der Resistenz des Virus laut werden: Viele maßgebliche Stimmen in der Welt der Wissenschaft und Medizin bestätigen, dass dieser Alarmismus seitens der Medien gegenüber Covid-19 in keinster Weise gerechtfertigt zu sein scheint.

Wir haben Grund zu der Annahme – und das auf Grundlage offizieller Daten der Epidemie in Bezug auf die Anzahl der Todesfälle – dass es Kräfte gibt, die daran interessiert sind, in der Bevölkerung Panik zu erzeugen. Auf diese Weise wollen sie dauerhaft Formen inakzeptabler Freiheitsbegrenzung und der damit verbundenen Kontrolle über Personen und der Verfolgung all ihrer Bewegungen durchsetzen. Diese illiberalen Steuerungsversuche sind der beunruhigender Auftakt zur Schaffung einer Weltregierung, die sich jeder Kontrolle entzieht.

Wir glauben auch, dass in einigen Situationen die ergriffenen Eindämmungsmaßnahmen, einschließlich der Einstellung kommerzieller Aktivitäten, zu einer Krise geführt haben, die ganze Wirtschaftssektoren niedergeschlagen haben. Dies wiederum fördert eine Einmischung von fremden Mächten und hat schwerwiegende soziale und politische Auswirkungen.

Diese Formen des „Social Engineering" müssen von denen, die Regierungsverantwortung tragen, verhindert werden, indem

Maßnahmen zum Schutz der Bürger ergriffen werden, deren Vertreter sie sind und in deren Interessen sie zu handeln haben, wie es ihre ernste Pflicht ist. Sie müssen der Familie, der Zelle der Gesellschaft, helfen und vermeiden, schwache und ältere Menschen unangemessen zu bestrafen und sie zu schmerzhaften Trennungen von Angehörigen zu zwingen. Die Kriminalisierung persönlicher und sozialer Beziehungen muss als inakzeptabler Bestandteil eines Projekts beurteilt werden, mit dem die Isolation von Personen gefördert wird, um diese besser manipulieren und kontrollieren zu können.

Wir fordern die wissenschaftliche Gemeinschaft auf, dafür zu sorgen, dass die medizinische Behandlung von Covid-19, in aufrichtiger Sorge um das Gemeinwohl gefördert und daher sorgfältigst vermieden wird, dass zweifelhafte Wirtschaftsinteressen die Entscheidungen der Regierungen und internationalen Behörden beeinflussen. Es ist nicht sinnvoll, einerseits Arzneimittel, die sich als wirksam erwiesen haben und oftmals kostengünstig sind, zu ächten, und andererseits Behandlungen oder Impfstoffen Vorrang einzuräumen, die Pharmaunternehmen höhere Gewinne garantieren, aber nicht gleichermaßen wirksam sind. Damit erhöhen sich die Kosten für die öffentliche Gesundheit. Wir erinnern als Hirten daran, dass es für Katholiken moralisch inakzeptabel ist, sich mit Impfstoffen behandeln zu lassen, zu deren Herstellung Material von abgetriebenen Föten verwendet wird.

Wir fordern die Regierenden außerdem auf, dafür zu sorgen, dass Formen der Kontrolle von Menschen auf Strengste vermieden werden, sei es durch Tracingsysteme, sei es in durch irgendwelche anderen Arten der Lokalisierung. Der Kampf gegen Covid-19, so ernst er auch sein mag, darf nicht als Vorwand zur Unterstützung unklarer Absichten supranationaler

Einheiten dienen, die sehr starke politische und wirtschaftliche Interessen verfolgen. Insbesondere muss den Bürgern die Möglichkeit gegeben werden: Einschränkungen der persönlichen Freiheiten abzulehnen, sich straffrei einer drohenden Impfpflicht zu entziehen, sowie Tracingsysteme oder ähnliche Instrumentarien nicht zu benutzen.

Diejenigen, die eine Politik der drastischen Bevölkerungsreduzierung verfolgen, und sich gleichzeitig als Retter der Menschheit präsentieren – noch dazu ohne irgendeine politische oder soziale Legitimierung – befinden sich im offensichtlichen Widerspruch zu sich selbst. Letztendlich kann die politische Verantwortung derjenigen, die das Volk vertreten, auf keinen Fall „Experten" übertragen werden, die – und das ist fürwahr beunruhigend – für sich selbst Formen der strafrechtlichen Immunität fordern.

Wir wenden uns eindringlich an die Medien, auf dass sie sich sich aktiv um eine korrekte Informationsweitergabe bemühen, in der Dissens möglich ist und nicht, wie mittlerweile in den sozialen Medien, in der Presse und un Im Fernsehen weit verbreitet, mit einer Art von Zensur bestraft wird. Korrekte Informationsweitergabe bedeutet, dass auch anderen, von der allgemein vorherrschenden Meinung abweichenden Stimmen Raum gegeben wird. So gesteht man den Bürgern zu, die Fakten selbstbewußt bewerten zu können und nicht von starken Wortmeldungen derer, die Partei sind, beeinflusst zu werden. Eine demokratische und ehrliche Konfrontation ist das beste Gegenmittel gegen das Risiko subtiler Formen der Diktatur, vermutlich noch schlimmere als jene, die unsere Gesellschaft in der jüngeren Vergangenheit hat entstehen und vergehen gesehen.

Lassen Sie uns abschließend als Hirten, die für die Herde Christi verantwortlich sind, daran denken, dass die Kirche mit Nachdruck Autonomie in der Leitung, im Gottesdienst und in der Verkündigung beansprucht. Diese Autonomie und Freiheit der Kirche ist ein Grundrecht, das der Herr Jesus Christus ihr gegeben hat, damit sie die Ziele verfolgen kann, die ihr eigen sind. Aus diesem Grund beanspruchen wir als Hirten nachdrücklich das Recht, über die Feier der Heiligen Messe und der Sakramente unabhängig entscheiden zu können. Wir fordern ebenso die Anerkennung unserer uneingeschränkten Autonomie in allen Angelegenheiten, die in unmittelbare Zuständigkeit der kirchlichen Autorität fallen, wie z. B. die liturgischen Normen und die rechtlichen Vorgaben zur Spendung der hl. Kommunion und der Verwaltung der Sakramente. Der Staat hat keinerlei Recht, sich aus irgendeinem Grund in die Souveränität der Kirche einzumischen. Kirchliche Autoritäten haben sich nie verweigert, mit dem Staat zusammenzuarbeiten, aber eine solche Zusammenarbeit darf nicht bedeuten, dass seitens der Zivilbehörden, ganz gleich in welcher Form, Verbote oder Einschränkungen des öffentlichen Gottesdienstes und der Seelsorge aufgestellt werden. Gottes Rechte und die seiner Gläubigen sind das oberste Gesetz der Kirche. Davon kann und will sie nicht abweichen. Wir fordern, dass die Beschränkungen für die Feier öffentlicher Gottesdienste aufgehoben werden.

Menschen guten Willens laden wir ein, sich der Pflicht zur Solidarität und dem Gemeinwohl aller – gemäß ihres Standes und ihrer Möglichkeiten – im Geist der brüderlichen Nächstenliebe nicht zu entziehen. Diese von der Kirche gewünschte Zusammenarbeit kann jedoch weder von der Beachtung des Naturrechts, noch von der Gewährleistung der Freiheiten des Einzelnen getrennt werden. Die zivilrechtlichen Pflichten der Bürger implizieren die Anerkennung ihrer Rechte durch den Staat.

Wir sind alle zu einer Bewertung der gegenwärtigen Tatsachen im Einklang mit der Lehre des Evangeliums aufgerufen. Diese beinhaltet eine Kampfentscheidung: entweder mit Christus oder gegen Christus! Lassen wir uns nicht von denen einschüchtern oder gar erschrecken, die uns glauben machen wollen, wir seien nur eine Minderheit: Das Gute ist viel weiter verbreitet und mächtiger als das, was die Welt uns weis machen will. Wir kämpfen gegen einen unsichtbaren Feind, der die Bürger untereinander, die Kinder von ihren Eltern, Enkelkinder von Großeltern, Gläubige von ihren Seelsorgern, Schüler von Lehrern und Kunden von Verkäufern trennt. Wir lassen nicht zu, dass Jahrhunderte christlicher Zivilisation unter dem Vorwand eines Virus ausgelöscht werden, um eine hasserfüllte technokratische Tyrannei zu begründen, in der Menschen, deren Namen und Gesichter man nicht kennt, über das Schicksal der Welt entscheiden können, um uns in einer nur virtuellen Wirklichkeit einzuschließen. Wenn dies der Plan ist, mit Hilfe dessen uns die Mächtigen der Erde beugen wollen, dann mögen sie wissen, dass Jesus Christus, König und Herr der Geschichte, versprochen hat, dass „die Tore der Unterwelt nicht siegen werden" (Mt 16,18).

Wir vertrauen die Regierenden und all diejenigen, die das Schicksal der Nationen lenken, dem allmächtigen Gott an, damit Er sie in diesem schweren Moment der Krise erleuchte und führen möge. Sie sollen daran denken, dass, so wie der Herr uns Hirten, denen Seine Herde anvertraut ist, richten wird, so werden auch die von Ihm gerichtet werden, deren Pflicht es war, die Bevölkerung ihres Landes zu regieren und zu behüten.

Wir wollen mit festem Glauben zum Herrn beten, damit Er die Kirche und die Welt schütze. Möge die allerseligste Jungfrau, Hilfe der Christen, den Kopf der alten Schlange zertreten und die Pläne all derer zunichte machen, die Söhne der Finsternis sind.

8. Mai 2020
Unserer Lieben Frau vom Rosenkranz in Pompeji"

Die Lufthansa soll mit 9 Milliarden Euro gestützt bzw. gerettet werden. Schließlich gehe es ja um 138.000 Arbeitsplätze. Mal abwarten, wie viele von den Arbeitsplätzen in ein oder zwei Jahren noch existieren, jetzt, wo das Geld fließt und man selbstverständlich von Unternehmensseite sparen muss.
Das Statistische Bundesamt meldet einen Rückgang des Bruttoinlandsprodukts von 2,2 Prozent im ersten Quartal 2020 gegenüber dem Vorquartal.
Genauso gingen die Zahlen der Verkehrstoten im März zurück. Durchschnittlich sterben im Monat 200 Menschen im Straßenverkehr, im März 2020 waren es 158, der geringste Wert seit der deutschen Wiedervereinigung.

Der japanische Ministerpräsident macht die Austragung der verschobenen Olympischen Spiele im nächsten Jahr davon abhängig, ob Medikamente oder ein Impfstoff gegen das Corona-Virus existieren. Nachtigall, ick hör Dir trapsen. Angesichts des Geldes, was mit den Olympischen Spielen gedreht wird, ist es doch sehr wahrscheinlich, dass diese stattfinden werden. Das konnte man bereits an der Bundesliga in Deutschland sehen. Es wurde alles, tatsächlich alles auf jedem medialen Kanal versucht, um zu erklären, warum die Bundesliga wieder spielen muss. Während der normale Bürger Abstand halten und

Mundschutz tragen soll. Ich gebe mal die Prognose ab, dass nur Sportler an den Spielen teilnehmen dürfen, die entweder geimpft sind oder einen Immunitätsnachweis vorlegen können. Gleiches wird für Zuschauer bei den Olympischen Spielen gelten. Soviel an dieser Stelle zu „freiwilligen Impfungen" und der Freiwilligkeit von Immunitätsausweisen.
Dazu passend, dass die WHO nicht müde wird, erneut vor einer zweiten Viruswelle zu warnen.

Jetzt wie immer die Zahlen des Tages:

Italien: 230.158/ 300/ 92 (Gesamtz. infiziert/Neuerkrankungen/neue Todesfälle)
Spanien: 282.480/ - / -
Frankreich: 182.942/ 358/ 65
UK: 261.184/ 1.625/121
USA: 1.706.157/ 19.721/ 504
Deutschland: 180.789/ 461/57
Russland: 353.427/ 8.946/ 92

(https://www.worldometers.info/coronavirus/)

Spanien hat am heutigen Tage weniger Gesamtinfizierte als gestern. Ein Fehler meinerseits? Nein, man hatte etwa 2000 Infizierte doppelt gezählt. Deshalb wurden heute auch keine Neuinfektionen und Todesfälle gemeldet. So viel zur Verlässlichkeit der Zahlen. Und das wahrscheinlich nicht nur in Spanien.

Am **26.05.20** gerät Drosten weiter unter Druck (https://youtu.be/gphMD_OUSj8). Was war geschehen? Die Bild-Zeitung brachte gestern einen Artikel, wonach Drosten scheinbar bei einer Studie über die Virenlast bei Kindern entweder nicht

sauber gearbeitet hatte oder die Zahlen so ausgelegt haben soll, wonach ein eigentlich anderes Ergebnis herauskam (https://youtu.be/Q_5rDswomyY). Einige Wissenschaftler weltweit werfen ihm nun vor, dass zudem die Anzahl der untersuchten Kinder zu klein gewesen sei. Drosten hatte bis Ende April 2020 49 Kinder im Alter von 0 bis 10 Jahren und 78 Jugendliche im Alter von 11 bis 20 Jahren untersucht. Zur Orientierung: mit einer solchen Probandengruppe hätte man als Arzt Glück, eine Doktorarbeit schreiben zu dürfen. Wahrscheinlich würde man gesagt bekommen, die Gruppe der Probanden noch einmal um mindestens 50 aufzustocken. Es scheint so, als sei diese Studie ein Argument für Merkel gewesen, die Schulen nicht so schnell wieder aufzumachen.
Bild wollte Drosten zu den Aussagen der Wissenschaftler befragen. Drosten jedoch ging auf die Fragen nicht ein und twitterte später. „Ich habe anderes zu tun" (https://youtu.be/Ovvy7kwLldk). Heute nun warf Drosten der Bild-Zeitung tendenziöse Berichterstattung vor (https://youtu.be/BlP1ImM_C1g). Anscheinend wurden durch den Bild-Artikel einige Leute aufgeschreckt. Man weiß ja, welche Reichweite Bild erzielen kann und angesichts der ohnehin eingetrübten Stimmung im Lande sowie der auch am nächsten Wochenende wieder stattfindenden Proteste, war es an der Zeit, einzugreifen. Also musste tagesschau.de mit einem „Faktencheck" ran: „Wie Bild auf Drosten losgeht" (https://www.tagesschau.de/faktenfinder/corona-drosten-bild-101.html).

Wie diese sog. Faktenchecks aussehen, dürfte inzwischen auch dem letzten Leser dieser seltsamen Reihe klar sein. Der sog. Faktencheck war nichts anderes als eine Lobhudelei: „Dabei will Drosten mit Transparenz und Anschaulichkeit der Erklärungen dazu beitragen, notwendiges Vertrauen in eine Forschung zu schaffen, die derzeit Basis für Entscheidungen ist,

die in den Alltag eines jeden hinein wirken. Dies nutzen seine Gegner jedoch als Vorwurf, er verbreite falsche Aussagen oder er sei ein schwacher Forscher und befeuerten damit Gegner der Corona-Beschränkungen und Anhänger von Verschwörungserzählungen, die wissenschaftliche Erkenntnisse als Meinungen abtun."
Man erkennt unschwer, worum es bei diesem sogenannten Faktencheck geht. In der ehemaligen DDR gab es ein Lied: „Die Partei, die Partei hat immer recht." Drosten darf nicht kritisiert werden und wenn man dies tut, dann wird alles getan, um die Kritiker, in diesem Fall die anderen Wissenschaftler, zu diskreditieren. Zugleich werden Gegner der Corona-Beschränkungen im Artikel der Faktenchecker listig mit Anhängern von Verschwörungstheorien verknüpft.

Während der DAX schon wieder lustige Kurven nach oben dreht, nachdem er am 18.03.20 einen Tiefststand von 8441 Punkten hatte und heute bereits bei erneut be 11.504 Punkten liegt, sieht die Situation in der Gastronomie katastrophal aus. Der Hotel- und Gaststättenverband DEHOGA spricht davon, dass ein Drittel aller Lokale einen Umsatzrückgang zwischen 50 und 75 Prozent zum Vorjahr und ein weiteres Drittel von 75 bis 90 Prozent zum Vorjahr hätten. 20 Prozent der Restaurants hätten sogar mehr als 90 Prozent Umsatzrückgang. Für viele Restaurants lohne eine Öffnung unter Auflagen nicht, da sie zum einen nur weniger Gäste bewirten dürfen, andererseits der organisatorische und personelle Aufwand, der zur Einhaltung der Hygienevorschriften notwendig ist, zu hoch sei. Ein zusätzliches Problem stellen die Gutscheine dar, zu deren Kauf Gäste vor Monaten aufgefordert wurden, als die Lokale geschlossen waren. Man wollte so die Restaurants unterstützen, um Umsatzausfälle zu kompensieren. Jetzt kämen die Gäste, so die DEHOGA und wollten ihre Gutscheine einlösen.

Wie bereits erwartet, werden wohl etliche Lokale nie mehr aufsperren.

In diesem Zusammenhang passt auch der Vorschlag verschiedener CDU-Politiker hervorragend, den Mindestlohn in Deutschland abzusenken oder nicht zu erhöhen. Die Bahn dagegen soll jetzt ebenfalls Milliarden erhalten, da der Konzern starke Einnahmeeinbrüche durch verringerte Fahrgastzahlen zu verzeichnen hat.

Einer Allensbach-Umfrage zufolge, sehen nur noch 22 Prozent der Befragten hoffnungsvoll auf das nächste Jahr, 44 Prozent haben Befürchtungen und 27 Prozent äußern Skepsis.

Merkel einigte sich mit den Ministerpräsidenten darauf, die Kontaktbeschränkungen und Maskenpflicht bis zum 29. Juni bestehen zu lassen. Allerdings gibt es keine Einschränkungen der Personenzahl bei Treffen in Haushalten mehr. Für Treffen in der Öffentlichkeit sind maximal 10 Personen gestattet, die auch weiterhin einen Abstand von 1,5 Metern einhalten müssen. Indessen wollen verschiedene Bundesländer unterschiedlich bei den weiteren Lockerungen vorgehen. Da die Situation diesbezüglich unübersichtlich ist und weiter sein wird, werde ich nur noch in Ausnahmefällen in den nächsten Tagen darauf eingehen.
In Zusammenhang mit dem Söder-Interview in der ARD, in dem Söder sagte: „Vor jedem Verfassungsgericht übrigens, haben all die Maßnahmen Bestand gehabt", eine Meldung aus Berlin. Dort hat der Verfassungsgerichtshof verschiedene Teile des Bußgeldkatalogs für Verstöße gegen Corona-Verordnungen außer Kraft gesetzt (VerfGH 81 A/20 vom 20. Mai).

Während tagesschau.de „Rekordanstieg bei Totenzahlen in Russland" schreibt, meldet die BBC, Putin sei zurück im Kreml und ließ verlautbaren, dass der Peak der Corona-Erkrankungen in Russland überschritten sei (https://youtu.be/cdLAt-tILzY). Zu den Fakten: die Tagesschau spricht von 174 neuen Todesfällen bei einer Gesamttodeszahl von 3807. Dies seien innerhalb von 24 Stunden mehr, als je zuvor.
Auch der BBC-Nachrichtensprecherin fällt auf, dass die Todeszahlen in Russland 10fach geringer als in Großbritannien sind, obwohl Russland mehr Infizierte hat. Dazu befragt sie die Vertreterin der WHO in Russland. Ob diese denn den offiziellen Zahlen vertraue, Russland sei ja dafür bekannt, sehr intransparent zu sein. Die WHO-Vertreterin meinte, sie hätte keinen Grund, an den offiziellen Zahlen zu zweifeln, denn die WHO hat mit Russland immer sehr gut zusammengearbeitet. Zudem wären die Zahlen der Infizierten in Russland sehr hoch, weil Putin dafür sorgte, dass sich die Anzahl der Tests innerhalb eines Monats verdreifacht habe. Viele der Infizierten zeigten keine oder nur geringe Symptome. Außerdem wäre die russische Kultur anders und man bringt Verwandte oder Bekannte recht schnell ins Krankenhaus. Rentner hätten sich recht zeitig in häusliche Selbstisolation begeben. Auffallend an diesem Interview, dass auch hier wieder nicht sein kann, was nicht sein darf und so wird die WHO-Vertreterin häufig und aggressiv von der BBC-Moderatorin unterbrochen.

Ungarn, laut Qualitätsmedien ja ebenfalls unter dem Joch eines Diktators, ähnlich dem Kaliber Putins, möchte den nationalen Notstand Ende Juni aufheben. Und siehe da, Orban will seine Sonderrechte zurückgeben. Nachdem die deutschen Qualitätsmedien vor Wochen schon den Polizeistaat und die Diktatur im Land sehen konnten, die EU lautstark kritisierte, wird das Parlament über die Beendigung des Notstandes entscheiden. Fällt etwas auf? Also in Bezug auf Parlament und Deutschland? Hat das Parlament in Deutschland irgend etwas entschieden bezüglich der Einschränkungen des Grundgesetzes?

Transparenter als Putin erscheint die Weltmeteorologie-Organisation, die bereits einen Blick in die Glaskugel wagte und mitteilt, dass es eines der heißesten Jahres seit Beginn der Wetteraufzeichnungen werden könnte. Und da die Kollegen dort nicht nur schon das Wetter für den Sommer vorhersagen können, sondern auch noch Ärzte und speziell Virologen sind, warnen sie ebenfalls davor, dass die Gefahren für die Gesundheit durch eine Kombination aus heißen Temperaturen und der Corona-Pandemie zunehmen könnten. Angeblich, so wurde zumindest mehrfach gemeldet, seien aber die Belastungen in der Luft seit Beginn der Corona-Krise zurückgegangen. Ansonsten, so könnte man vermuten, würden wahrscheinlich nur eine Handvoll Menschen auf der Erde dieses Jahr überhaupt noch überleben.

Jetzt wie immer die Zahlen des Tages:

Italien: 230.555 / 397 / 78 (Gesamtz. infiziert/Neuerkrankungen/neue Todesfälle)
Spanien: 283.339/ 260/ 280
Frankreich: 182.722/ - / 98
UK: 265.227/ 4.043/134
USA: 1.723.900/ 17.674/ 692
Deutschland: 181.288/ 499/70
Russland: 362.342/ 8.915/ 174

(https://www.worldometers.info/coronavirus/)

Auch am **27.05.20** schlägt man bei dem, was man liest, die Hände über dem Kopf zusammen Tagesschau.de meldet „Infektionen in Süd-Korea steigen". Was denkt man als Leser, wenn man die Überschrift liest? Holla, alle „Experten" hatten recht. Die zweite Welle rollt an! Liest man den kurzen Artikel dann weiter, so erfährt man, dass 40 neue Fälle hinzugekommen sind. Davon sind 36 Infektionen auf ein Logistikzentrum zurückzuführen. Nun ja, die Infektionen steigen. Aber wenn man sich den Kontext anschaut, in dem diese Infektionen zustande gekommen sind, dann schüttelt man über die Überschrift nur mit dem Kopf. Zudem wird nicht mitgeteilt, wie schwer die Infizierten erkrankt sind. Zeigen sie Symptome, mussten sie ins Krankenhaus oder sogar auf die Intensivstation? Dem medizinischen Laien entstehen ohne solch wichtige Informationen völlig falsche Bilder im Kopf, was zu unnötigen Ängsten führt.

Und schon kommt Schäuble auf den Plan und warnt vor „Verschwörungs-Spinnern" auf Demonstrationen gegen die Corona-Maßnahmen und empfiehlt: „Ist das Umfeld, in dem ich demonstriere, das richtige? Zu Extremisten sollte man immer Abstand halten, um sich nicht auf die eine oder andere Art anzustecken."
Wer sind eigentlich die Extremisten, könnte man auch fragen. Sind es nicht auch Extremisten, die persönliche Einschränkungen verfügen, ohne valide Zahlen vorzulegen und die getroffenen Maßnahmen verständlich zu begründen? Sind es nicht auch Extremisten, die jegliche Verhältnismäßigkeit bei der derzeitigen Infektionslage vermissen lassen? Zudem erscheint es derzeit so, dass jeden Tag ein anderer Politiker damit beauftragt ist, eine konträre Meinung zu den stattfindenden Demonstrationen in den Medien kund zu tun. Man muss etwas

nur oft genug wiederholen, damit es sich in die Hirne der Menschen einbrennt.
Da ist es kein Wunder, dass einer Umfrage im Auftrag des NDR 20 Prozent der Befragten zustimmten, dass „Politik und Medien die Gefährlichkeit des Coronavirus ganz bewusst übertreiben, um die Öffentlichkeit zu täuschen".

Der deutsche Entwicklungsminister fordert angesichts der Corona-Pandemie einen EU-Afrika-Partnerschaftsvertrag: „Denken wir für eine Minute an vier Milliarden Arme in der Welt und 850 Millionen Hungernde und an 70 Millionen Flüchtlinge".
Isst dem Mann eigentlich klar, wie viele afrikanische Länder es gibt? Und ist ihm auch klar, dass jedes einzelne Land unterschiedliche Interessen und Ziele hat, jedes Land anders entwickelt ist? Und was für ein Heuchler, es bräuchte wohl in erster Linie ein paar andere Entwicklungen. Nämlich dass die EU nicht in afrikanischen Gewässern fischen lässt und so den einheimischen Fischern nur noch wenig Fang in den Meeren bleibt. Dass die EU keine subventionierten Hühnchen nach Afrika exportiert und die afrikanischen Bauern ihre Ware nicht mehr verkaufen können. Dass die EU nichts gegen den Export von Elektroschrott nach Afrika unternimmt und sich dort Menschen die Gesundheit ruinieren, weil sie die Isolierungen von Kabeln abbrennen, um an die Metalle zu kommen, die ihnen wenigstens ein wenig Einkommen garantieren. Die Liste dessen, was man machen könnte, wäre endlos fortzusetzen. Ist jemand wirklich daran interessiert, etwas zu unternehmen? Die Frage beantwortet sich von allein.

Gemäß der US-amerikanischen Gesundheitsbehörde CDC haben sich etwa 62.000 Ärzte und Schwestern in den USA mit Corona infiziert, mehr als 290 seien gestorben. Ein ähnliches

Bild, wie auch in anderen Ländern. Was jedoch nicht verwundert, da diese Personengruppe einer deutlich höheren Viruskonzentration ausgesetzt ist.

Merkel meldet sich wieder zu Wort: „Wir leben immer noch am Anfang der Pandemie. Wir haben keinen Impfstoff, keine Medikamente, aber eine bessere Kontrolle."
Ich erspare mir an dieser Stelle einen Kommentar, denn was soll man zu Kaffeesatzlesen noch sagen. Fast könnte man denken, dass es einige Leute gibt, die überhaupt nicht wollen, dass die Pandemie ein schnelles Ende findet. Es scheint so, als wäre es für eine Gruppe von Menschen fast kontraproduktiv, wenn die Zahlen sinken, man das Geschehen unter Kontrolle bringt oder der Virus ins Leere läuft. Die Infektionszahlen sind seit Wochen rückläufig und Merkel spricht vom Anfang der Pandemie...

Der Beitrag des Tages kommt von Käßmann, einer sozial aufs Beste abgesicherten ehemaligen hannoverischen Landesbischöfin: „Wenn ich wüsste, dass die Kleinen und Jüngeren wieder rauskönnen, wenn wir, die über Sechzigjährigen, die Risikogruppen, zu Hause blieben, wenn das der Deal wäre, dann würde ich mich darauf einlassen. Wir bekommen unsere Rente, unsere Pension weiter, müssen keine Kurzarbeit oder den Arbeitsplatzverlust fürchten, müssen keine Kinder versorgen und auch keine Alten, weil wir selber die Ältesten sind." Außerdem, so meinte Käßmann, hätten die Älteren schließlich ein gutes Leben gehabt und sollten jetzt für die Kinder verzichten. Bei einigen sozial und wirtschaftlich Privilegierten scheinen die Relationen völlig durcheinander gekommen zu sein, hat es den Eindruck. Es erinnert ein wenig an Marie-Antoinette, die erst sagte, wenn sie kein Brot haben, sollen sie doch

Kuchen essen und deren Kopf kurze Zeit später unter der Guillotine wegrollte.

Nachdem ich gestern über das Neun-Milliarden-Euro-Hilfspaket für die Lufthansa berichtet hatte, kommt heute die Meldung, dass sich der Aufsichtsrat der Fluglinie dagegen ausgesprochen hat. Boeing meldet, 12.000 Mitarbeiter in den USA entlassen zu wollen.

Jetzt wie immer die Zahlen des Tages:

Italien: 231.139/ 584/ 117 (Gesamtz. infiziert/Neuerkrankungen/neue Todesfälle)
Spanien: 283..849/ 510/ 1
Frankreich: 182.913/ 191/ 66
UK: 267.240/ 2.013/412
USA: 1.742.317/ 17.042/ 1.271
Deutschland: 181.895/ 607/35
Russland: 370.680/ 8.338/ 161

(https://www.worldometers.info/coronavirus/)

Am **29.05.20** wird Drosten unappetitlich und reagiert wie eine Dramaqueen. Denn Kekulé hatte in einem Gastbeitrag im Tagesspiegel die Arbeit von Drosten kritisiert, über die bereits die Bild-Zeitung vor drei Tagen berichtete (https://www.tagesspiegel.de/wissen/drosten-studie-zur-ansteckung-von-kindern-die-statistik-neu-zu-berechnen-kann-die-aktuelle-arbeit-nicht-retten/25866488.html). Drosten keult jetzt zurück und schreibt auf Twitter: „Kekulé macht Stimmung. Seine Darstellung ist tendenziös. Er kennt unsere Daten nicht und zitiert falsch. Kekulé selbst könnte man nicht kritisieren, dazu müsste er erstmal etwas publizieren."

Es sagt schon viel über einen Wissenschaftler, dem mindestens drei andere Kollegen offensichtlich methodische Fehler in einer seiner Arbeiten nachweisen und der, anstatt mit Fakten zu antworten, auf beleidigte Leberwurst macht. Es gab Zeiten, in denen Wissenschaftler an der Charité ein anderes Verhalten zeigten.

Wie schwer die Corona-Krise die Luftfahrtindustrie getroffen hat, zeigten bereits die Zahlen aus dem März und die von verschiedenen Airlines und Flugzeugproduzenten angekündigten Entlassungen. Heute meldet nun auch Easyjet, 4500 Mitarbeiter entlassen zu wollen. Auf den deutschen Flughäfen brachen die Passagierzahlen nach Angaben des Branchenverbandes im April um 98,6 Prozent gegenüber dem Vorjahresmonat ein.

Wie überdreht das komplette System vor der Krise war, zeigen ebenfalls die Zahlen verschiedener Städte in Italien. Der Bürgermeister von Florenz sagt: „Wenn auf der einen Seite die Kommunen in einer totalen Krise sind, dann stehen die Kunststädte vor dem Kollaps. 49 Millionen weniger durch entgangene Übernachtungsabgaben, 18 für Touristenbustickets und 15 von Einnahmen der städtischen Museen." Wie hat man in Venedig noch vor der Corona-Krise über die unsagbar vielen Touristen gejammert, die den Einheimischen auf die Nerven gehen. Jetzt fleht der Bürgermeister von Venedig um Besucher. Das Geschäft „Durchlauferhitzer“ funktioniert eben nicht nur nicht in der Tourismusindustrie. Ein immer Mehr und immer Größer stieß schon beim Turmbau von Babel an seine Grenzen. Mit fatalen Folgen.

In den USA ging das BIP zwischen Januar und März diesen Jahres um fünf Prozent zurück, einige Experten rechnen inzwischen mit einer Arbeitslosenquote von bis zu 20 Prozent.

In Frankreich stieg die Arbeitslosenquote im April um 22,6 Prozent.
In Deutschland will der Autozulieferer ZF 12.000 bis 15.000 Stellen bis 2025 abbauen. Renault plant den Abbau von insgesamt 15.000 Stellen, davon 4500 in Frankreich.

Die deutschen Kirchen haben sich bisher in der Krise nicht gerade mit Ruhm bekleckert. Kann man das so sagen? Durchaus, denn nicht nur die Entgleisung von Käßmann am gestrigen Tage zeigt die Haltung der Verkünder des Wortes Gottes, auch die Handlungen dieser Kollegen zeugen nicht gerade von einer Art, die man von ihnen erwartet hätte. Dagegen ist man mit Worten ganz weit vorn, so wie heute der Kölner Kardinal Woelki: „Nächstenliebe, die Sorge um die Schwachen, ist vor allem durch das Christentum zu einem zentralen Begriff unserer Gesellschaften geworden. Man nennt es heute zumeist Solidarität. Ohne dass wir uns jetzt in dieser großen Not wechselseitig umeinander sorgen, wird aus der Naturkatastrophe eine viel größere, eine menschliche Katastrophe."
Wo waren die Taten, wo waren die Worte, als Gottesdienste verboten wurden, Angehörige nicht mehr an das Sterbebett von Familienmitgliedern durften? Sicher, es gab Pfarrer, die durch ihre Gemeinden gegangen sind. Aber wie viele waren es letztlich? Und Gottesdienste per Internet sind eben keine Gottesdienste in der Gemeinschaft.
Wundert es, dass die Kirchen drastische Einnahmenrückgänge zu verzeichnen haben?

Heute kamen ablehnende Worte eines Mitglieds im Ethikrat zum geplanten Immunitätsausweis. Ich bin sicher, dass man Mittel und Wege finden wird, diesen durch die Hintertür einzuführen. Was auch durchaus zum gelernten Bankkaufmann passen würde.

Die Konrad Adenauer Stiftung befragte Teilnehmer einer Umfrage nach ihrem Vertrauen in die Politik des Bundestages. Während im April noch 70 Prozent Vertrauen in die Politik des Bundestages hatten, so sind es derzeit nur noch 49 Prozent. Bei solchen Zahlen ist Alarm angesagt und kein Wunder, dass jeden Tag ein anderer Politiker von Wirrköpfen, Verschwörungstheoretikern und Nazis spricht, von denen es demnach inzwischen Millionen und Abermillionen in Deutschland geben müsste.
Der WDR kommt zu ganz anderen Einschätzungen. Nach deren Umfrage bewerten 74 Prozent der Deutschen die Einschränkungen als richtig. 25 Prozent der Befragten gehen die Lockerungen zu weit.

Die Zahlen müssen stimmen, und deshalb spricht die WHO von einer Übersterblichkeit in Europa seit März. Es soll 159.000 Todesfälle mehr geben, als in einem normalen Jahr zu erwarten gewesen wäre. Was ist ein normales Jahr? Wie verhält sich die Übersterblichkeit im Jahre 2018, als in Deutschland eine noch höhere Übersterblichkeit zu verzeichnen war? In welchen 24 europäischen Ländern hat sich die Todeszahl deutlich erhöht? Die WHO spricht davon, nennt aber keine Namen, Daten, Zahlen.

Gegenüber dem Spiegel haben sich die beiden Fraktionsvorsitzenden von CDU und SPD dafür ausgesprochen, den Umgang der Bundesregierung mit der Corona-Epidemie zu überprüfen. Das ist in etwa so, als wolle sich der Hohe Rat der Füchse mit der Attacke auf einen Hühnerhof beschäftigen und von einer Auswahl an Füchsen prüfen lassen, ob dabei alles korrekt gelaufen sei.

V d Leyen fordert inzwischen eine neue Geberkonferenz für die Forschung nach einem Corona-Impfstoff und meint, es seien ihrer Meinung nach für dieses Projekt mindestens Beträge in zweistelliger Milliardenhöhe notwendig. Gelegentlich stellt man sich die Frage, ob bei einigen Politikern das Gefühl für Relationen völlig verlorengegangen ist.

Jetzt wie immer die Zahlen des Tages:

Italien: 231.732/ 593/ 70 (Gesamtz. infiziert/Neuerkrankungen/neue Todesfälle)
Spanien: 284.986/ 1.137/ 1
Frankreich: 186.238/ 3.325/ 66
UK: 269.127/ 1.887/377
USA: 1.767.793/ 21.990/ 1.207
Deutschland: 182.452/ 557/37
Russland: 379.051/ 8.371/ 174

(https://www.worldometers.info/coronavirus/)

Am **29.05.20** meldet sich Drosten wieder zu Wort und spricht von einer theoretischen Möglichkeit, einer zweiten Welle zu entkommen. Gab es eine erste Welle? Es gab Erkrankungen, die durch das Corona-Virus hervorgerufen worden. Und es gab bis zum heutigen Datum in Deutschland 183.019 nachgewiesen Infizierte mit dem Virus. An oder mit dem Corona-Virus sind bisher 8594 Menschen gestorben. Derzeit gibt es nur 10.325 aktive Fälle. Die Krankenhäuser waren zu keinem Zeitpunkt überlastet. Wären die Politiker im Januar und Februar das Infektionsgeschehen offensiv angegangen, hätte viel verhindert werden können. Wäre in den letzten Jahren das deutsche Gesundheitssystem nicht systematisch kaputt gespart und auf Effizienz getrimmt worden, hätte noch mehr verhindert werden können. Beginnend bei der Ausstattung der Gesundheitsämter, über Schließung von Krankenhäusern und bis zur Unterbezahlung des medizinischen Personals hat die Politik alles getan, um das ehemals erstklassig funktionierende Gesundheitswesen gegen die Wand zu fahren. Und wenn Drosten jetzt seine Aussagen macht, dann nur, um gemeinsam mit der Politik einen scheinbar eleganten Rückzieher zu machen. Wer als Medizinstudent nur halbwegs aufgepasst hat, dem war anhand der Zahlen bereits vor Wochen klar, dass das Infektionsgeschehen abklingt. Genauso ist klar, dass nach den Arbeiten von Püschel in Hamburg ein Paradigmenwechsel in der Therapie erfolgen sollte und man damit die Erkrankungen wahrscheinlich besser unter Kontrolle bringen kann.

Allerdings spielt die Politik nach wie vor auf Kosteneinsparung, denn die Krankenhäuser erhalten 50 Euro für persönliche Schutzausrüstung von Beschäftigten. Ein Witz, wenn man sich überlegt, wie oft diese Kleidung gewechselt werden muss.

Auch heute meldet tagesschau.de wieder eine erhöhte Übersterblichkeit für April. Ich werde in den nächsten Tagen die Werte aktualisieren.

Jetzt wie immer die Zahlen des Tages:

Italien: 232.248/ 516/ 87 (Gesamtz. infiziert/Neuerkrankungen/neue Todesfälle)
Spanien: 285.644/ 658/ 2
Frankreich: 186.835/ 597/ 52
UK: 271.222/ 2.095/324
USA: 1.787.200/ 18.739/ 954
Deutschland: 183.019/ 567/24

Russland: 387.623/ 8.572/ 232

(https://www.worldometers.info/coronavirus/)

Am **30.Mai** ist alles vorbei. So jedenfalls wird der Tag in einem Lied von 1954 besungen, das es auf Platz 1 der Hitparaden schaffte. Udo Lindenberg hat diesen Tag ebenfalls in seinem Song „Grande Finale“ verarbeitet. Wenn ich mir die Meldungen zu Corona anschaue, dann entsteht bei mir in der Tat der Eindruck, dass alles vorbei sei. Eigentlich war es das ja schon seit ein paar Wochen. Zwar lagen die täglichen Neuinfektionen mit 125.473 am 29.05.2020 weltweit auf ihrem Höhepunkt, die Zahl der an oder mit Corona Verstorbenen fällt jedoch stetig und hatte ihren Höhepunkt am 17.04.2020 mit weltweit 8429 Toten.
Spanien und Griechenland wollen in diesem Sommer Touristen sehen und öffnen ihre Grenzen. Daran kann man sehen, wie gefährlich dieses Virus tatsächlich ist.
Merkel ist da noch ganz anderer Meinung. In ihrem Video-Podcast sagte sie: „Es wäre schön, Ihnen jetzt sagen zu können: Das war's, wir sind durch. Aber ohne wirksame Medikamente, ohne Impfstoff kann das noch niemand ernsthaft sagen.”
Nun, man kann scheinbar nicht zugeben, dass die Maßnahmen überzogen und der Alarm ein wenig zu laut war. Mehr und mehr kommt es einem so vor, als rede sie mit Kindern und nicht mit erwachsenen Menschen, wenn man ihre Äußerungen wie diese hört: „Wir haben diese Prüfung bisher recht gut bestanden.“

Alles vorbei, das zeigt auch die deutlich rückgängige Zahl an Demonstranten auf den Anti-Corona-Demos. Es ist wie immer, man lässt die Demonstrationen einfach ins Leere laufen, wie

bei Occupy oder bei der vor einigen Jahren gegründeten Piraten-Partei. Diffamierung durch die Medien und ein wenig Eingeständnisse, vielleicht die Bewegungen noch ein wenig unterwandern, schon läuft so etwas ins Leere. Sollte das nicht reichen, kommt die Polizei und greift härter durch. Keine Gefahr für die gutgepolsterten Politiker. Obwohl noch jede Menge Beschränkungen bestehen, reicht es für die meisten Menschen, wenn die Sonne scheint und man im Reisebüro Malle all inclusive buchen kann. Man geht wieder zum business as usual über.
Jetzt wie immer die Zahlen des Tages:

Italien: 232.664/ 416/ 111 (Gesamtz. infiziert/Neuerkrankungen/neue Todesfälle)
Spanien: 286.308/ 664/ 4
Frankreich: 188.625/ 1.828/ 57
UK: 272.826/ 1.604/215
USA: 1.815.430/ 21.900/ 993
Deutschland: 183.294/ 275/6
Russland: 396.575/ 8.952/ 181

(https://www.worldometers.info/coronavirus/)

Am **31.05.20** fand ich ein YouTube Video vom SWR zur Corona-Krise, was annähernd erahnen lässt, wie sich Deutschland in den nächsten Monaten bis zum Herbst entwickeln wird: „Mittelstand zerstört, Arbeitsplätze weg – wie überstehen wir die Krise?“ (https://youtu.be/ruAYM-PJXC4).
Die Schaustellerfamilie, die jetzt in ihrem Wohnwagen in der Lagerhalle sitzt, keine Aussicht auf ein Volksfest und Einnahmen in den nächsten Monaten sowie einen Sack voll mit Krediten, die bedient werden wollen. Der Inhaber eines kleinen Kaufhauses, der versucht, mit Internethandel die Schließung

seines Geschäftes zu überbrücken und einen Teil seiner Angestellten in Kurzarbeit schicken muss. Der auch nach der Wiedereröffnung nicht weiß, wie sich der Umsatz entwickeln wird. Der Geschäftsführer eines Tagungshotels, der anfangs noch take away-Essen anbietet, dieses dann aber einstellt, weil es nicht lohnt. Gemeinsam mit seiner Mutter versucht er, sich als Behelfskrankenhaus für Corona-Patienten zu bewerben, was aber keinen Erfolg hat. Immerhin versucht er, seine Mitarbeiter zu halten. Der Koch, der seit acht Monaten in einem Schlosshotel arbeitet und dessen Mitarbeiter fristlos gekündigt werden. Für das Geld vom Amt kann er sich die Miete seiner Wohnung nicht mehr leisten und zieht zurück nach Hause zu seiner Mutter. Es braucht kein BWL- oder VWL-Studium, um diese Entwicklung seit Wochen vorauszusehen. Während aber der Mittelstand und kleine Unternehmen in den Abgrund schauen, gibt es endlose Kredite und Staatshilfen für Konzerne. Erinnert das an 2008/2009, als uns erzählt und erklärt wurde, wer alles systemrelevant sei und gerettet werden muss? Werden im Herbst wieder systemrelevante Banken Hilfen benötigen? Angesichts der dramatischen Situation für Beschäftigte und kleine sowie mittelständische Unternehmen kann man die Forderungen nach einem Untersuchungsausschuss verstehen. Wird dieser etwas ändern, wenn er denn je ins Leben gerufen wird? Wahrscheinlich kaum. Vielmehr wird man argumentieren, dass der shut down unvermeidbar, alternativlos zum Schutz der Gesundheit und des Lebens war.

So wird man in Deutschland auch kaum die These des israelischen Militärwissenschaftlers, Generals, Ex-Politikers und Vorstandes der Raumfahrt-Agentur und des Nationalen Rates für Forschung und Entwicklung, Isaac Ben Israeli diskutieren. Denn es hat scheinbar auch kein einziges deutschsprachiges Me-

dium darüber berichtet. Israeli analysierte weltweit den Verlauf der Pandemie und kam zu dem Schluss, dass die Verbreitung nach 40 Tagen ihren Höhepunkt erreicht und der Virus nach 70 Tagen verschwindet. Dabei spiele es keine Rolle, ob es einen lock down gibt oder nicht (https://www.timesofisrael.com/top-israeli-prof-claims-simple-stats-show-virus-plays-itself-out-after-70-days/ und https://www.telegraph.co.uk/news/2020/04/23/coronavirus-dies-within-70-days-no-matter-tackle-claims-professor/).
Während Schäuble sich zu Wort meldet und meint, nach der Krise könne es nicht so weitergehen wie zuvor, die Wirtschaft müsse umgestellt werden: „Entscheidend ist nicht, große Summen anzukündigen, sondern das Richtige zu tun. Und da gilt: Alles, was Deutschland und Europa dynamischer, stärker, zukunftsfähiger macht, ist richtig. Dass die Klimapolitik jetzt zurückstehen müsse, wie manche meinen, kann man nicht ernsthaft vertreten.", kommt aus dem Wirtschaftsministerium die Forderung, Kaufprämien für Neuwagen zu zahlen. Dass Programm solle mindestens fünf Milliarden Euro und alle Antriebe umfassen. Die Meldung kommt, nachdem Frankreich verkündet hatte, die eigene Autoindustrie mit Kaufprämien zu stützen.

Auf tagesschau.de musste man heute melden, dass es in Schweden den ersten Tag keinen Corona-Toten gab.
Währenddessen will die spanische Regierung den Notstand ein weiteres Mal, diesmal bis zum 20.Juni verlängern. Das hieße, dass sich das Land dann mehr als drei Monate im Notstand befindet. Und das, obwohl die Zahl der Neuinfektionen täglich kleiner wird. Heute liegt sie bei 201 (https://www.worldometers.info/coronavirus/).

In Berlin liegt der R-Faktor, seit Tagen wurde dieser nicht mehr gemeldet, bei 1,4. Was diese Meldung für ein Witz ist, kann man daran erkennen, dass es 16 Neuinfektionen gibt. Dies allerdings ist erst im Text der Meldung auf tagesschau.de zu lesen, während die Überschrift den Eindruck erweckt, eine zweite Viruswelle sei im Anrollen.

Inzwischen will auch Emirates Personal entlassen, teilt aber nicht mit wie viele von den 60.000 Mitarbeitern ihren Arbeitsplatz verlieren.
Für die Tracing-App wurde jetzt der Quellcode veröffentlicht. Der Druck aus der Bevölkerung war anscheinend groß genug, um nicht irgendeine dubiose Datenabgriff-Software einzusetzen.

Jetzt wie immer die Zahlen des Tages:

Italien: 232.997/ 333/ 75 (Gesamtz. infiziert/Neuerkrankungen/neue Todesfälle)
Spanien: 286.509/ 201/ 2
Frankreich: 188.882/ 257/ 31
UK: 274.762/ 1.936/113
USA: 1.834.101/ 17.281/575
Deutschland: 183.494/ 200/5
Russland: 405.843/ 9.268/ 138

(https://www.worldometers.info/coronavirus/)

Am **01.06.20** erscheint die Meldung, dass die Mortalität bei Corona-Infizierten in den ersten 30 Tagen nach der Operation 23,8 Prozent beträgt. Bei den untersuchten Operationen liege die Sterblichkeit ansonsten unter 1 Prozent. Wahrscheinlich ist die Sterblichkeit nach Operationen auch bei anderen Viruserkrankungen wie Influenza, AIDS etc. deutlich erhöht. Es berichtet nur niemand darüber in den Qualitätsmedien. Da passt es auch gut, dass die nächste Meldung auf dem gleiche Kanal „Jeder zweite würde sich impfen lassen“ lautet. Einer YouGov-Umfrage nach würden sich angeblich 50 Prozent der Deutschgen impfen lassen, weitere 25 Prozent würde dies vielleicht machen. 20 Prozent lehnen eine Impfung ab, während sich Männer eher impfen lassen würden. Hinsichtlich einer Impflicht befürworten diese 44 Prozent, 40 Prozent lehnen diese ab. Wie hoch ist eigentlich die Wirksamkeit einer Grippeschutzimpfung, die ebenfalls vor Viren schützen soll?

In Deutschland steigt zudem angeblich wieder der R-Faktor auf 1,20.
Man erwartet von der Bevölkerung, sich an Beschränkungen zu halten und macht selbst, was man will. Der Neffe des belgischen Königs war auf einer Party mit 27 Personen, obwohl nur Treffen von 15 Menschen gestattet sind. In Rumänien mussten der Premierminister und vier Minister Strafen zahlen, da sie auf einer Geburtstagsfeier im Büro keine Schutzmasken trugen, aber Maskenpflicht in geschlossenen Räumen besteht. Ähnliche Fälle habe ich bereits aus Schottland, England und Australien berichtet. Wasser predigen und Wein saufen.
In Berlin kam die Polizei, weil in 300 bis 400 Schlauchbooten auf dem Landwehrkanal eine Techno-Demo gegen das Club-Sterben veranstaltet wurde.

Nach langen Diskussionen hat der Lufthansa-Vorstand heute den Bedingungen für die Rettung der Airline zugestimmt.

Jetzt wie immer die Zahlen des Tages:

Italien: 233.197/ 200/ 60 (Gesamtz. infiziert/Neuerkrankungen/neue Todesfälle)
Spanien: 286.718/ 209/ -
Frankreich: 189.220/ 338/ 31
UK: 276.332/ 1.570/111
USA: 1.858.457/ 21.287/717
Deutschland: 183.765/ 271/13
Russland: 414.878/ 9.035/ 162

(https://www.worldometers.info/coronavirus/)
Am **02.06.2020** war bereits ein erstes Corona-Buch auf dem Markt, Horx: „Die Zukunft nach Corona“. Wenn Glaskugel- und Kaffeesatzleser wie Horx am 29.05.20 ein Buch auf den Markt werfen und sich mit den großen Fragen und Antworten zum Leben nach der Corona-Krise auf schlappen 144 Seiten beschäftigen, wird es langsam Zeit, meine Aufzeichnungen zu beenden und zum Resümee überzugehen. Allerdings noch nicht heute. Und auch nicht, in dem Vergangenes in die Zukunft projiziert wird. Wenn Zukunftsforscher denn die Zukunft erforschen könnten, sähe die Zukunft anders aus, als sie sich präsentiert. Die Fragen „Wie ändert sich die Gesellschaft? Wie reagieren Individuen, Staaten, Familien, Unternehmen auf die Herausforderung? Welche Rolle spielt die Angst vor der Zukunft, und wie können wir sie in Zuversicht verwandeln? Geht alles nach ein paar Monaten wieder seinen alten Gang? Oder erleben wir jetzt einen Kulturwandel, einen BIG SHIFT,...” will er in seinem Büchlein abhandeln? Gott gab’s den Dummen, aber was soll`s. Wenn man die Nachrichten liest, dann weiß man, wie es weitergehen soll und wenn man sich jenseits der Regierungspresse informiert, dann bekommt man eine Ahnung davon, wie es weitergehen wird.

Frankreich rechnet mit einem Minus beim BIP für 2020 von 11 Prozent.
China hat innerhalb von 14 Tagen zehn Millionen Menschen in Wuhan getestet und nur 300 Infizierte gefunden, die alle keine Symptome zeigten. Massentests in Deutschland? Fehlanzeige. Obwohl der Bankkaufmann noch im April oder März meinte, dass der Schlüssel zur Bekämpfung der Corona-Epidemie im Testen liege. Aber wahrscheinlich haben die meisten Menschen diese Aussagen ohnehin schon wieder vergessen. Worüber Herr Bankkaufmann auch nicht böse sein dürfte. „Was interessiert mich mein Geschwätz von gestern!", waren Adenauers Worte.

Die WHO meinte heute, dass sich der Corona-Schwerpunkt nach Osten verlagere. Denn die Zahlen in Russland steigen immer noch. Aufmerksame Beobachter werden festgestellt haben, dass die Zahlen zwar noch steigen, aber ebenfalls im Rückgang begriffenen sind. Zudem sollte man sich bei der WHO einmal die Todeszahlen in Russland ansehen, die bezogen auf die Bevölkerungszahl und verglichen mit anderen Ländern geradezu lächerlich sind. Russland meldet dazu den Beginn von Impfstoff-Tests laut tagesschau.de, während RT bereits von einer erfolgreichen ersten Testung spricht. Braucht es da, wie von v d Leyen gefordert, eine zweite Geberkonferenz für die Impfstoffentwicklung? Wahrscheinlich ja, denn man kann Gates ja jetzt nicht hängen lassen.

Jetzt wie immer die Zahlen des Tages:

Italien: 233.515/ 318/ 55 (Gesamtz. infiziert/Neuerkrankungen/neue Todesfälle)
Spanien: 287.012/ 294/ -
Frankreich: 189.220/ - / 107

UK:	277.985/ 1.653/324
USA:	1.880.648/ 21.325/1.132
Deutschland:	184.091/ 326/56
Russland:	423.741/ 8.863/ 182

(https://www.worldometers.info/coronavirus/)

Bizarre Meldungen, auch wieder am **03.06.20**. Während nach einer privaten Familienfeier in Göttingen 80 Teilnehmer positiv auf Corona getestet, alle Schulen und Kitas der Stadt geschlossen wurden, meldet der Deutsche Reiseverband über seinen Geschäftsführer, dass sichere Urlaubsreisen ins europäische Ausland in diesem Sommer möglich sein werden. Gleichzeitig arbeitet Maas daran, die weltweite Reisewarnung ab 15. Juni aufzuheben und sein Amt will individuelle Reisehinweise für jedes Land geben. Ist das Virus jetzt gefährlich? Oder ist es nicht gefährlich? Ist es noch eine Pandemie? Wozu noch die Maskenpflicht? Wozu noch die Kontaktverbote und die Abstandsregeln? Und sollte man über dieser Fragen einmal in öffentlichen Diskussionen mit Teilnehmern reflektieren, die unterschiedliche Meinungen zum Thema haben? In Deutschland zumindest scheinen einer Meldung zufolge immer noch viele Menschen die öffentlichen Verkehrsmittel zu meiden und fahren stattdessen lieber mit dem eigenen PKW. Fliegen die dann auch in den Urlaub? Und wenn, nehmen sie dann den Bus vom Flughafen ins Hotel oder laufen sie?

Anlässlich der vorgestrigen Berliner Schlauchbootparty spricht Spahn wieder einmal in ein Mikrofon, kritisiert das Verhalten und meint, das ihm die Bilder Sorgen bereiten und sich das Virus beim Feiern besonders gut verbreitet. Genau, als Bankkaufmann weiß er, wovon er spricht.
Also im Urlaub kann es zu solchen Partys nicht kommen?

Maas jedenfalls erklärt, dass es keine erneute Rückholaktion von Touristen wie Anfang des Jahres geben soll. Weiß er mehr?

Verwunderlich auch, dass die EU-Kommission das Virus in die zweithöchste Risikogruppe für Arbeitnehmer einstuft. Das bedeutet, dass es besondere Schutzvorkehrungen für Arbeitnehmer an ihrem Arbeitsplatz geben muss. Wie wirkt sich dies auf Berufe aus, die keine Abstandsregeln einhalten können und deren Angehörige gleichzeitig einer erhöhten Aerosolkonzentration ausgesetzt sind? Also beispielsweise Zahnärzte, Helferinnen, Dentalhygienikerinnen.

Das Parlament in Spanien stimmte mit 177 gegen 155 Stimmen für eine Verlängerung der vom Ministerpräsidenten vorgeschlagenen Verlängerung des Notstandes bis 20.Juni 2020. 18 Abgeordnete enthielten sich. Angesichts der aktuellen Zahlen verwunderlich.

Indessen stieg die Arbeitslosigkeit in Deutschland weiter. Im Mai gab es 169.000 mehr Arbeitslose als im April und 577.000 mehr, als im Vergleich zum Mai 2019. Demnächst werden noch viele Arbeitslose hinzukommen. Denn kaum hatte der Aufsichtsrat der Lufthansa dem Rettungsplan zwischen Airline und Regierung zugestimmt, hieß es, dass man etwa 20.000 Mitarbeiter als Personalüberhang hätte. Nette Formulierung für Mitarbeiter, die man scheinbar beabsichtigt, auf die Straße zu setzen.

Die Regierung einigt sich auf ein Konjunkturprogramm in Höhe von 130 Milliarden Euro für 2020 und 2021. Man will die Mehrwertsteuer von 19 auf 16 bzw. sieben auf fünf Prozent bis Ende

2020 senken. Die EEG-Umlage für Ökostrom soll für Endverbraucher gesenkt werden. Es soll einen einmaligen Kinderbonus von 300 Euro pro Kind geben, höhere Prämien für den Kauf von Elektroautos und Hilfen für finanziell schwer getroffene Kommunen.

Jetzt wie immer die Zahlen des Tages:

Italien: 233.836/ 321/ 71 (Gesamtz. infiziert/Neuerkrankungen/neue Todesfälle)
Spanien: 287.406/ 394/ 1
Frankreich: 151.677/ 352 / 81
UK: 279.856/ 1.871/359
USA: 1901.103/ 19.898/1.060
Deutschland: 184.396/ 305/24
Russland: 432.277/ 8.536/ 178

(https://www.worldometers.info/coronavirus/)

Am **04.06.20** verkündet Merkel ein Konjunkturprogramm und Scholz meint, dieses habe „wumms". In einem Interview mit der ARD am Abend dann die üblichen Abläufe. Zwei sog. Journalisten als Stichwortgeber, Merkel mit Antworten, die man auch hätte vorlesen lassen können. Aber sensationell wieder einer ihrer Sprüche: „Täten wir nichts, wären die Schulden größer." Da muss man erst einmal drauf kommen. Fast so gut wie „Scheitert der Euro scheitert Europa" oder „Das Virus ist eine demokratische Zumutung".

Wie schlecht es tatsächlich aussieht, zeigt die Beratung der EZB, die ihr bisherigeres Corona-Hilfspaket von 750 Milliarden Euro aufstockt. Demnach sollen bis Ende Juni 2021 Anleihen

im Wert von zusätzlich 600 Milliarden Euro aufgekauft werden. Hat Geld noch einen Wert? Können die, bereits vor der Corona-Krise existierenden und jetzt neu hinzugekommenen Schulden, überhaupt noch jemals wieder von irgendwem zurückgezahlt werden?
Ein oft besprochenes Szenario, die Währungsreform und Einführung einer digitalem Währung, scheint die einzige Lösung. Eine solche digitale Währung ist in China ab dem übernächsten Jahr geplant, wie RT berichtet. Man erprobt derzeit (https://deutsch.rt.com/asien/102925-china-will-naechstes-jahr-digitalen-yuan-einfuehren/).
Und da ich gerade beim Geld bin, eine erneute Geberkonferenz für die Entwicklung von Impfstoffen brachte heute 7,8 Milliarden Euro.

Vor den Zahlen des Tages noch diese Zahlen aus dem ARD-Deutschlandtrend.
Wenn heute Bundestagswahl wäre:

CDU	38%
SPD	15%
Grüne	19%
AfD	9%
FDP	6%
Linke	8%

Wie beurteilen Sie die gegenwärtige wirtschaftliche Lage:
Sehr gut 2%, gut 38%, weniger gut 44%, schlecht 15%

Wie zufrieden sind Sie mit der Arbeit der Bundesregierung?
Sehr zufrieden 9%, zufrieden 53%, weniger zufrieden 26%, gar nicht zufrieden 12%.

Die fünf beliebtesten Politiker: Merkel, Scholz, Spahn, Altmaier, Seehofer.

Corona-Ausbruch: Sorge vor Ansteckung
Sehr groß 6%, groß 18%, weniger groß 45%, klein 31%.

Bewertung Corona-Lockerungen
Gehen zu weit 29%, sind richtig 56%, gehen nicht weit genug 13%.

App zur Nachverfolgung von infektionsketten
Würde ich nutzen 42%.
Würde ich nicht nutzen 39%.

Jetzt wie immer die Zahlen des Tages:

Italien: 234.013/ 177/ 88 (Gesamtz. infiziert/Neuerkrankungen/neue Todesfälle)
Spanien: 287.740/ 334/ 5
Frankreich: 152.444/ 767/ 44
UK: 281.661/ 1.805/176
USA: 1.923.049/ 21.266/1.002
Deutschland: 184.923/ 498/37
Russland: 441.108/ 8.831/ 169

(https://www.worldometers.info/coronavirus/)

Am **06.06.20** aktualisiert die WHO die Richtlinien für das Tragen von Mundschutzen. Diese sollten an Orten getragen werden, an denen das Abstandhalten nur schwer möglich ist. Zudem sollten Stoffmasken aus drei Lagen unterschiedlicher Materialien bestehen. Zudem wurde darauf hingewiesen, dass Masken allein nicht schützen könnten.

Auf tagesschau.de findet sich ein Bild aus Nordspanien mit der Unterschrift „Ein Roboterkellner bedient Gäste eines Lokals im nordspanischen Pamplona". Auf dem Bild sieht man auf der linken Seite drei Männer an einem Tisch sitzen. Zwei der Männer sind einander zugewandt und unterhalten sich, während der dritte Mann auf der anderen Seite des Tisches scheinbar zu jemandem anders schaut. Die Männer sitzen relativ eng, jedenfalls weniger als 1,5 Meter voneinander entfernt. Schräg hinter dem Tisch und im Rücken der sich unterhaltenden beiden Männer steht etwas, was man als Roboter identifizieren könnte. Dieses etwas, was an eine stilisierte Frau erinnert, scheint weiß gekleidet. Allerdings ist es nur die Außenhülle des „Roboters". In den Händen hält die Figur ein Tablett vor dem Bauch und vor dem „Gesicht" trägt die Maschine einen Visor. Soll das Bild dem Zuschauer einen Blick in die „neue Normalität" eröffnen? Warum gibt es keinen richtigen Kellner, wo doch die Männer so dicht beieinander sitzen? Ist es jetzt gefährlich für die Kellner, nicht aber für die Gäste, engeren Kontakt zu haben? Ist der kellnernde Roboter nur ein Marketingtrick des Restaurants und wird dies von tagesschau.de benutzt, um Leser in eine bestimmte Richtung zu lenken? Um sich ein eigenes Bild und die entsprechenden Gedanken zu machen hier der Link: https://www.tagesschau.de/newsticker/liveblog-coronavirus-freitag-121.html#Spanien-Lage-laut-Behoerden-unter-Kontrolle .

Eine Studie verschiedener Wissenschaftler, die 1980 Patienten mit covid-19 untersuchten, kommt zu dem Ergebnis, dass Menschen mit der Blutgruppe A ein etwa doppelt so hohes Risiko besitzen, einen schweren Verlauf der Erkrankung zu haben, wie Menschen mit der Blutgruppe O (https://www.medrxiv.org/content/10.1101/2020.05.31.20114991v1).

Von den sogenannten Wirtschaftsweisen kommt die Nachricht, dass die im März abgegebene Prognose weiter nach unten korrigiert werden muss. Man rechnet jetzt mit einem Rückgang des BIP um minus sechs bis minus sieben Prozent für 2020.
Das ifo-Institut ermittelte in einer Befragung, dass 50 Prozent der Firmen geplante Investitionen verschoben und 28 Prozent diese komplett gestrichen hätten. In der Industrie sehen die Zahlen noch drastischer aus: 64 Prozent der Projekte verschoben und 32 Prozent komplett gestrichen. Die Bundesbank rechnet mit einem Wachstum von 3,2 Prozent im Jahre 2021, wenn es eine wirksame medizinische Behandlung gibt. Man hätte auch noch sagen können, wenn das Wetter gut ist, wenn die Sonne nicht zu wenig oder zu viel scheint, wenn es weniger regnet oder wenn es keine außergewöhnlich harten oder milden Winter gibt. Angesichts der Zahlen, die jeden Tag aus der Wirtschaft kommen sind 3,2 Prozent Wachstum für 2021 wohl eher Glaskugellesen und Wunschdenken.

Geld kassiert, jetzt wird gekündigt bei TUI. Das Reiseunternehmen will seine Fluggesellschaft verkleinern, die Anzahl der Flugzeuge vom Typ Boeing 737 (derzeit 39) halbieren und mehrere Standorte in Deutschland schließen.
Währenddessen melden die USA einen Rückgang der Arbeitslosenzahlen von 14,7 Prozent im April auf 13,3 Prozent im Mai. Zudem wurden im Mai 2,5 Millionen Stellen geschaffen.

Der Aktienkurs feiert neue Höhen, der DAX ist inzwischen wieder bei 12.848 Punkten angekommen. Angesichts der Lage in der Wirtschaft und der Aussichten ein absurdes Casino-Spiel.

Jetzt wie immer die Zahlen des Tages:

Italien:	234.531/ 518/ 85	(Gesamtz. infiziert/Neuerkrankungen/neue Todesfälle)
Spanien:	288.058/ 318/ 1	
Frankreich:	153.055/ 611/ 46	
UK:	283.311/ 1.650/357	
USA:	1.952.417/ 28.366/1.165	
Deutschland:	185.414/ 491/27	
Russland:	449.834/ 8.726/ 144	

(https://www.worldometers.info/coronavirus/)

Am **06.06.20** scheint Corona fast aus den Medien verschwunden zu sein. Vor einigen Tagen starb in den USA ein Schwarzer bei seiner Festnahme. Ein durchaus trauriges Ereignis, was aber einige Kräfte dazu veranlasst, eine weltweite Kampagne zu starten, die in den Staaten mit Demonstrationen, Plünderungen und gewalttätigen Auseinandersetzungen zwischen Polizei und Demonstranten zwischenzeitlich auch Europa erreicht hat. Trump äußerte, er wolle die Antifa als terroristische Organisation einstufen lassen, da deren Mitglieder maßgeblich für die Gewalt in den USA verantwortlich gemacht werden. In Deutschland demonstrierten heute zehntausende in Berlin, München, Hamburg und anderen Städten ohne sich an Abstandsgebote und Maskenpflicht zu halten. Als noch vor wenigen Wochen Menschen gegen eine Einschränkung ihrer Bürgerrechte auf die Straßen gingen, war die Polizei mit teilweise unverhältnismäßigen Mitteln und Aktionen zu Stelle, um Demonstranten abzuführen. Heute dagegen passierte bei den Massenaufläufen nichts dergleichen. Ein Schelm, wer dabei Böses denkt.
Und ganz nebenbei, am 30.05.20 wurde ein autistischer Palästinenser in der Jerusalemer Altstadt über den Haufen geschossen, Angeblich hielten israelische Soldaten sein Handy für eine

Waffe. Palestinians lives don´t mater? Keine NGO-Lobby keine Demo?

Seehofer, der jetzt angeblich auf Online-Durchsuchungen verzichten will, rechnet noch im Laufe diesen Jahres mit einem Impfstoff gegen covid-19. Weiß er mehr? Und er sei nicht dafür, eine Impfung vorzuschreiben, da sich die Mehrheit der Menschen ja ohnehin gegen covid-19 impfen lassen wolle. Sein folgender Satz gibt die weitere Richtung vor und zeigt, was über längere Zeit geplant ist: „Auch wenn wir jetzt an vielen Stellen vorsichtig lockern, ist es wichtig, dass wir alle weiterhin vorsichtig sind, bis ein Impfstoff gefunden ist."

Während man demonstrieren lässt, wo es ins Konzept passt, wird man auf der anderen Seite nicht müde, vor einer zweiten Welle im Herbst zu warnen. Thüringens Innenminister: „Man muss ja damit rechnen, dass es im Herbst ein Wiederaufflammen gibt, weil man sich dann beispielsweise wieder öfter in geschlossenen Räumen aufhält".

In Europa wartet man sehnlich auf deutsche Touristen, egal ob Griechenland, Spanien oder Türkei, Corona hin, Corona her. Jeder kann selbst einmal sein Hirn anschalten und überlegen, wie diese Dinge zusammenpassen, wo das Virus doch so hoch gefährlich ist.

Täglich teilt tagesschau.de mit, welche neuen Höchststände bei Infizierten erreicht wurden. Heute beispielsweise hat Indien mehr Infizierte als Italien. Nun, das mag an sich richtig sein. Wenn man aber auch hier wieder einmal die Bevölkerungszahl vergleicht, dann stellt sich eher die Frage, was man den Lesern mit den neuen Höchstständen vermitteln will. Denn während Italien 3,870 Fälle pro 1 Million Einwohner hat, sind es in Indien 164. Selbst in Deutschland sind es Stand heute 13 mal mehr Infizierte pro einer Million Einwohner. Überhaupt fährt man alle medialen Propagandakanonen auf, um Ziele durchzusetzen. Aus Frankreich wird gemeldet, dass bereits eine Million Menschen die Corona-App verwenden. Das sind 1,49 Prozent der Franzosen. Toller Erfolg!

Auch in Großbritannien warnt man laut tagesschau.de wieder einmal vor einer zweiten Welle. Auch seien viele Menschen der Meinung, dass die jetzt einsetzenden Lockerungen der persönlichen Freiheiten zu früh kämen. Nun, wenn man sich regelmäßig in den britischen Medien informieren würde, dann bekommt man ein anderes Bild. Die Küste und die Strände sind voll mit Menschen, genauso die Badeseen und Parks.

Wie irre es mittlerweile geworden ist, zeigt die Meinung des Präsidenten Deutschen Lehrerverbandes. Er findet, eine Maskenpflicht im Unterricht mache Sinn, denn genauso würde man es ja auch in den asiatischen Ländern machen.

Merkel muss inzwischen ihr Konjunkturprogramm verteidigen und den ersten scheint unterdessen aufgefallen zu sein, welchen Wahnsinn die Umstellung der Mehrwertsteuersenkung mit sich bringt. Kassen müssen umgestellt und Preise verändert werden, man weiß nicht, wie man mit bestehenden Aufträgen verfahren soll und welche Konsequenzen sich für die Rechnungsstellung ergeben, wenn die Leistungen vor dem 01. Juli erbracht wurden. Insgesamt, so wird geschätzt, kostet die Umstellung etwa einen zweistelligen Millionenbetrag. Die große Supermarktketten behaupten zwar, sie wollen die verringerten Preise an die Kunden weitergeben, aber glaubt irgendwer tatsächlich daran, dass ein Überraschungsei statt 99 Cent jetzt 96 oder 97 Cent kostet?

Jetzt wie immer die Zahlen des Tages:

Italien:	234.013/ 177/ 88 (Gesamtz. infiziert/Neuerkrankungen/neue Todesfälle)
Spanien:	287.740/ 334/ 5
Frankreich:	152.444/ 767/ 44
UK:	281.661/ 1.805/176
USA:	1.974.685/ 22.268/1.031
Deutschland:	184.923/ 498/37
Russland:	441.108/ 8.831/ 169

(https://www.worldometers.info/coronavirus/)

Am **07.03.20** wird es Zeit, nach drei Monaten regelmäßiger und täglicher Notizen zur Corona-Krise, zurückzuschauen und die wichtigsten Ereignisse und Wendepunkte zu reflektieren. Dieses dann im nächsten Abschnitt, bevor heute noch einmal tagesaktuelle Meldungen im Mittelpunkt stehen sollen.

Streeck sagt gegenüber der DPA, dass er aufgrund von vorhandenen Studien davon ausgeht, dass es an der Zeit sei, mehr Mut zu wagen, denn etwa 80 Prozent der Ansteckungen mit covid-19 verlaufen ohne Symptome. Streeck: „Wir wissen noch nicht, ob es eine schützende Immunität ist, aber sie bauen zumindest Antikörper gegen das Virus auf, und da kann man davon ausgehen, dass das zumindest einen Teilschutz ergibt. Wenn wir jetzt während der Sommermonate solche Infektionen zulassen, dann bauen wir eine schleichende Immunität in der Gesellschaft auf, die dann am Ende diejenigen schützt, die auch einen schwereren Verlauf haben können."

China stellt ein Grundsatzpapier zum Umgang mit der Corona-Epidemie im eigenen Land vor und beschreibt darin die Maßnahmen, die ergriffen wurden, um die Krise in den Griff zu bekommen. Grund für tagesschau.de, die große Propaganda-Keule hervorzuholen und China-Bashing zu betreiben (https://www.tagesschau.de/ausland/china-coronavirus-151.html): „Das Grundsatzpapier steht im krassen Widerspruch zu Analysen von Expertinnen und Experten." Wenn man sich informieren will, wer denn die Expertinnen und Experten seien, auf den entsprechenden Link klickt, dann gelangt man auf einen tagesschau.de-Bericht vom 04.05.20 mit der Überschrift „Misstrauen gegenüber Peking wächst" (https://www.tagesschau.de/ausland/geheimdienste-corona-china-105.html). Im gesamten Artikel jedoch keine Namen von Experteninnen oder Experten. Vielmehr ist es ein Beitrag darüber, dass die australische „Saturday Telegraph" ein angebliches Geheimdossier der „Five Eyes" veröffentlicht hatte, in dem beschrieben ist, was in den ersten Wochen des Corona-Ausbruchs in China passiert ist. Der Autor selbst schreibt in seinem Artikel dazu: „Viel Geheimes steht in dem Geheimdienstpapier offensichtlich nicht drin." Und weiter im Artikel: „Quellen des Dossiers des so genannten "Five Eyes"-Geheimdienstverbunds dürften also vor allem internationale Medienberichte sein."

Freundlich ausgedrückt könnte man sagen, dass beide tagesschau.de - Artikel eine Mischung aus billigster Propaganda, Fehlinformation und Meinungsmache sind.

Jetzt wie immer die Zahlen des Tages:

Italien: 234.998/ 197/ 53 (Gesamtz. infiziert/Neuerkrankungen/neue Todesfälle)

Spanien:	288.630/ 240/ 1
Frankreich:	153.977/ 343/ 13
UK:	286.194/ 1.326/77
USA:	2.007.093/ 18.549/370
Deutschland:	185.869/ 173/7
Russland:	467.673/ 8.984/ 134

Weltweit gibt es bis heute 7.079.023. Corona-Fälle und 404.975 Todesfälle mit oder durch covid-19, 3.166.894 aktive Fälle und 3.858.466 Fälle mit einem Ergebnis (entweder Heilung oder verstorben).

(https://www.worldometers.info/coronavirus/)

Wie geht es weiter?

Seit meinem letzten Eintrag sind drei Wochen vergangen. Der Text musste Korrektur gelesen werden und ich habe ein paar kleinere Änderungen und Berichtigungen vorgenommen. Natürlich ging es in den Medien munter mit den Corona-Meldungen weiter. Und zwar in gewohntem Stil. Die Angst wird aufrechterhalten, mal weniger, mal mehr. Immer wieder taucht ein Politiker oder Virologe vor dem Mikrofon oder der Kamera auf und warnt vor einer zweiten Welle. Vielleicht kann sie ja auch vermieden werden, schwafelt dann ein anderer am gleichen Tag. Einer Umfrage vom 24.06.2020 haben etwa 50 Prozent der Befragten Angst vor einer zweiten Welle während ihres Sommerurlaubs. Sieht man Interviews mit Menschen auf der Straße, so ist ein nicht geringer Teil davon überzeugt, dass dieses Virus nach wie vor eine immense Gefahr darstellt und es quasi hinter jeder Ecke lauert.

Nun, wenn dem so wäre, dann hätten sich Teilnehmer der „black lives matter"-Demonstrationen in verschiedenen Städten der Republik in nicht geringem Maße infizieren müssen, die Zahlen wären nach oben geschossen. Nichts dergleichen isst aber passiert. Stattdessen gab es vor einigen Tagen einen „Ausbruch" in einem Schlachthof im Kreis Gütersloh. Die Medien überschlagen sich regelrecht, wie schnell kann sich das Virus jetzt wieder im Land verbreiten! Keine Angaben dazu, wie viele der positiv Getesteten überhaupt Krankheitssymptome zeigen oder gar im Krankenhaus oder auf der Intensivstation liegen. Urlauber aus der Region werden sogar aufgefordert, ihren Urlaub in Mecklenburg-Vorpommern abzubrechen und zurück nach Hause zu fahren.

Einige Bundesländer fordern einen negativen Virus-Test, sollten sich Menschen aus dem Landkreis in den Urlaub aufmachen. Bei all dem Hype geht fast die Nachricht unter, dass von 2000 Corona-Tests im Kreis Gütersloh nur ein positiver Befund dabei war. Alle anderen positiv getesteten Personen scheinen im Schlachthof zu arbeiten. Daran wird das Bemühen erneut erkennbar, worum es wirklich geht: die Angst aufrechtzuerhalten. Nein, natürlich wird der Immunitätsnachweis keine Pflicht werden. Warum auch, man kann solch einen Nachweis auch anders einführen. Vielleicht gibt es neben Bundesländern, die einen negativen Test fordern, sollte man dort Urlaub machen wollen auch bald Arbeitgeber, die eine Corona-App zur Pflicht auf dem Dienst-Handy machen. Oder aber Kinos, die nur Zuschauer mit einer Warn-App auf dem Smartphone einlassen. Der Möglichkeiten gibt es viele, wobei dies bereits ein Punkt sein wird, wie es weitergeht. Knapp 12 Millionen haben sich diese App bereits heruntergeladen, bei aktuell etwa 7900 aktiven Corona-Fällen in Deutschland oder 0,0095 Prozent der Bevölkerung. Der Ethikrat beschäftigt sich mit dem Thema „Immunitätsnachweis“ und da passt es, dass sich die SPD zu Wort meldet. Dort ist man jetzt der Meinung, dass jeder Bürger ein Recht darauf hätte, seine Immunität bescheinigt zu bekommen. Interessant, oder? Es ist unschwer zu erkennen, worauf die Sache hinausläuft.

Noch dazu, wenn die Bundesregierung mit 300 Millionen Euro bei dem Biotechnologie-Unternehmen cure vac einsteigt, was nicht nur an einem covid-19 Impfstoff arbeitet, sondern darüber hinaus noch dem SAP-Gründer Hopp gehört. Von der Bundessregierung wird dies als Teil des Corona-Konjunktur- und Zukunftspakets bezeichnet (https://www.bundesregierung.de/breg-de/aktuelles/impfstoffentwicklung-1760590).

300 Millionen Euro Steuergeld, ohne dass man weiß, ob jemals ein wirksamer Impfstoff gefunden wird und ob dieser eine längerfristige Immunität garantiert. Dazu passt auch der Spruch: „Ich weiß zwar nicht, was ich tue, aber ich habe Spaß dabei".

Das schwedische Modell zum Umgang mit der Pandemie dagegen stößt scheinbar einigen Politikern in Deutschland noch immer auf, denn die Medien haben ausreichend damit zu tun, darauf hinzuweisen, dass in Schweden die Kritik am Umgang mit der Krankheit angeblich wachsen würde. Schließlich hätte Schweden deutlich höhere Todeszahlen als andere skandinavische Länder und Deutschland. Das ist durchaus richtig. Allerdings lohnt sich ein genauerer Blick auf die Zahlen.
Schweden hat eine Gesamtbevölkerung von etwa 10 Millionen Menschen, 62.324 Gesamtinfizierte und 5209 Todesfälle mit oder an dem Corona-Virus. Bezogen auf eine Million Einwohner sind das 516 Tote. Zur Erinnerung: Schweden führte keinen lock down im Land ein, das Leben ging mehr oder weniger seinen normalen Gang.

Wie sieht es nun in anderen Ländern aus?
Belgien 839 Tote auf eine Million Einwohner,
Großbritannien 635 Tote auf eine Million Einwohner,
Spanien 606 Tote auf eine Million Einwohner,
Italien 573 Tote auf eine Million Einwohner,
Frankreich 455 Tote auf eine Million Einwohner,
Irland 350 Tote auf eine Million Einwohner.

Für alle, die es vergessen haben: all diese Länder hatten einen mehr oder weniger starken lock down eingeführt. Spanien, Italien und Frankreich einen noch härteren, als Deutschland. Aber es geht darum, die in Deutschland verhängten Beschränkungen der Grundrechte und persönlichen Freiheiten als alternativlos darzustellen. Würde man die Zahlen angemessen diskutieren, dann kämen die Aussagen von Drosten in ein anderes Licht. Denn dieser behauptete vor wenigen Wochen, dass durch die eingeleiteten Maßnahmen hunderttausende Leben gerettet wurden. Was man von solch einer Aussage halten kann, zeigt der Blick nach Schweden.

Ein weiteres Land ohne shut down ist Belarus, gern auch von den Qualitätsmedien als die letzte Diktatur in Europa bezeichnet. Der Präsident des Landes erklärte, dass sich Belarus einen shut down nicht leisten könne, schließlich hätte man kein Erdöl oder Erdgas, so wie es in Russland der Fall wäre. Dort würde das Geld weiter aus dem Boden fließen, in Belarus muss gearbeitet werden. Belarus verzeichnet 38 Todesfälle auf eine Million Einwohner bei einer Gesamtbevölkerung von knapp 9,5 Millionen Einwohnern.

Ebenfalls werden die Medien nicht müde, immer neue high scores zu vermelden. Einmal liegt das neue Epizentrum in Afrika, dann wieder in Südamerika, dann gibt es angeblich eine zweite Welle in Süd-Korea und neue Höchststände in Russland oder in den USA.

Auch hier lohnt es, genauer hinzuschauen.

Land	Einwohner-zahl	Infekti-onen/ 1 Mill. Einw.	Tests/ 1 Mill Einw.	Todes-fälle/ 1 Mill. Einw.
China	1.439.323.776	58	k.A.	3
Indien	1.379.752.264	343	5.329	11
USA	330.970.517	7.441	90.632	375
Brasilien	212.533.446	5.611	12.602	253
Russland	145.933.597	4.159	122.000	58
Deutsch-land	83.779.867	2.307	64.606	107
Großbri-tannien	67.880.218	4.521	125.842	635
Frank-reich	65.271.385	2.472	21.213	455
Italien	60.462,972	3.960	84.466	573
Spanien	46.754,528	6.292	110.426	606
Tsche-chien	10.708,692	1.006	49.363	32
Griechen-land	10.423,625	318	28.362	18
Ungarn	9.660.654	426	27.060	60
Öster-reich	9.005.551	1.938	64.247	77
Indone-sien	273.468,761	179	2.521	9

Philippinen	109.551.348	1.220	k.A.	62
Vietnam	97.322,679	4	2.826	k.A.
Thailand	69.797.375	45	6.708	0,8
Singapur	5.849.533	7.287	116.994	4
Nigeria	206.004.225	107	583	3
Ägypten	102.289.420	582	1.320	24
Südafrika	59.293.721	1.885	23.896	37
Marokko	36.901.974	296	16.036	6
Mexiko	128.907.110	1.485	3.893	181
Kolumbien	50.872.582	1.516	12.808	49
Argentinien	45.188,207	1.045	6.647	24
Chile	19.113.257	13.311	52.719	248

Quelle: https://www.worldometers.info/coronavirus/ , Stand 25.06.2020

Wie gut oder schlecht im Vergleich zu anderen Ländern Deutschland bisher durch die sog. Corona-Krise gekommen ist, kann man anhand der Tabelle selbst einschätzen.

Um auch noch einmal auf die Gefahr durch das Virus zurückzukommen, im Folgenden die Übersterblichkeitswerte für Deutschland.

	Monate			
	Januar	Februar	März	April
2016	**81.742**	**76.619**	**83.669**	**75.316**
2017	**96.033**	**90.651**	**82.934**	**73.204**
2018	**84.973**	**85.799**	**107.104**	**79.539**
2019	**84.791**	**80.824**	**86.493**	**77.157**
2020	**85.228**	**79.693**	**86.951**	**83.013**

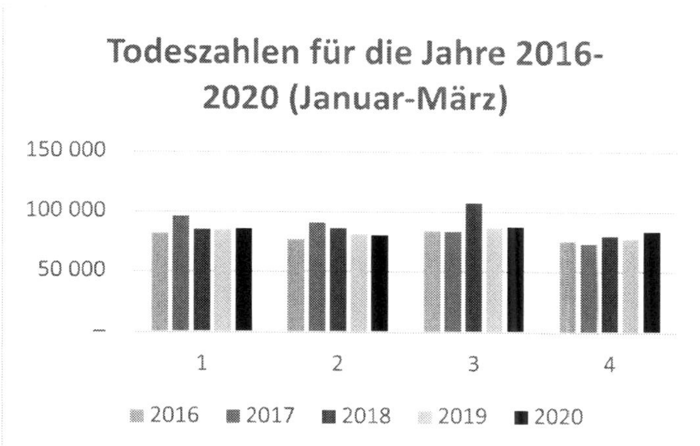

Quelle: Statistisches Bundesamt, Sterbefälle-Fallzahlen nach Tagen, Wochen, Monaten, Altersgruppen und Bundesländern für Deutschland 2016-2020, Sonderauswertung, Stand 19.Juni 2020 (https://www.destatis.de/DE/Themen/Gesellschaft-Umwelt/Bevoelkerung/Sterbefaelle-Lebenserwartung/Tabellen/sonderauswertung-sterbefaelle.html)

Gegenüber den weiter oben im Buch aufgeführten Sterbezahlen unterscheiden sich die neueren durch leichte Abweichungen in den Monaten Januar bis März 2020.
Dies aber nur der Vollständigkeit halber. Viel interessanter sind andere Punkte. Betrachtet man die Zahlen für April 2016 bis 2020, so fällt auf, dass der April 2020 höhere Sterblichkeitszahlen als die Vergleichsmonate in den Jahren 2016 bis 2019 aufweist. Gegenüber dem geringsten Wert in 2017 mit 73.204 starben im April 2020 9809 Menschen mehr. Der April mit den höchsten Todeszahlen zwischen 2016 und 2019 war der des Jahres 2018 mit 79.539 Toten. Verglichen mit den Zahlen von 2020 waren es im April diesen Jahres 3474 mehr Tote, eine Steigerung um 4,37 Prozent. Nun kann man einerseits die Monate einzeln betrachten, aber sich ebenso die Gesamtzahlen für die Monate Januar bis April im Vergleich anschauen.

Dann ergibt sich folgendes Bild:

2016	317.344 Tote
2017	342.820 Tote
2018	357.415 Tote
2019	329.265 Tote
2020	334.885 Tote.

Zusätzlich kann man den Durchschnitt der letzten Jahre betrachten. Daraus ergibt sich dann Folgendes:
2016 – 2019
durchschnittlich 336.711 Tote von Januar bis April
2016 – 2020
durchschnittlich 336.345 Tote von Januar bis April.

Zur Erinnerung: die Anzahl der Toten zwischen Januar 2020 bis April 2020 betrug 334.885.

Es ist doch spannend, dass alles auf der Hand liegt, dass alle Informationen und Zahlen vorhanden sind, veröffentlicht wurden und trotzdem niemand in den Medien Schlüsse daraus zieht. Märchenonkel Drosten, der noch davon sprach, dass hunderttausende Menschen vor dem Tod gerettet wurden, soll jetzt den Grimme-Preis erhalten. Wäre es nicht besser, ihm den Grimm-Preis zu verleihen? Die Todeszahlenzahlen für Januar bis April liegen deutlich unter dem langjährigen Durchschnitt. Zudem ist etwas anderes interessant. Im März 2017 gab es 82.934 Tote, im März 2018 dagegen 107.104 Tote. Das sind 24.170 Tote mehr und ist entsprechend RKI auf die Influenza-Welle zurückzuführen.

Frage: Hat 2018 davon irgendetwas in den Medien gestanden, gab es Sondersendungen? Hat auch nur ein Politiker eine Einschränkung der Freiheitsrechte gefordert oder wurden Grundrechte massiv eingeschränkt? Gab es eine allgemeine Maskenpflicht? Wurden Restaurants, Cafés, Bars, Geschäfte geschlossen, die Wirtschaft heruntergefahren und wurden Theatervorstellungen, Kinovorführungen, Konzerte abgesagt? Man muss nicht Mathematik studiert haben, um zwei und zwei zusammenzuzählen.

Man muss auch nicht Medizin studiert haben, um zu wissen, was es bedeutet, dass 42,4 Prozent der Einwohner von Ischgl (wir erinnern uns, das war der sog. Hotspot im Winter, von dem angeblich die Corona-Erkrankungen in verschiedene europäische Länder gelangten) Antikörper gegen das Corona-Virus aufweisen.

Dies ergab eine Studie der Universität Innsbruck, an der 79 Prozent der Einwohner von Ischgl teilnahmen. Von den 1473

Probanden haben 85 Prozent von der Infektion nichts bemerkt, hatten allenfalls schnupfenähnliche Symptome (https://www.i-med.ac.at/mypoint/news/746359.html).

Wem das noch nicht reicht, um nachdenklich, respektive ungehalten zu werden, hier noch ein paar weitere Zahlen. Laut Situationsbericht des RKI vom 24.06.2020 (https://www.rki.de/DE/Content/InfAZ/N/Neuartiges_Coronavirus/Situationsberichte/2020-06-24-de.pdf?__blob=publicationFile) geht die Anzahl der auf das Corona-Virus positiv Getesteten seit der 15. Kalenderwoche stetig zurück. Und dies trotz einer Zunahme der Anzahl der Tests. Die 15. Kalenderwoche 2020 war vom 06.04. bis 12.04. Ihren Höhepunkt hatte die Positivenrate in der 14. Kalenderwoche mit neun Prozent. In der KW 23 lag die Positivenrate bei 0,9 Prozent, in der KW 24 bei 0,8 Prozent und schließlich in KW 25 bei 1,3 Prozent.

Und trotzdem entblöden sich Politiker, noch immer solche Aussagen zu machen:
„...Coronavirus eine Herausforderung bleibt“, Söder, bayerischer Ministerpräsident am 23.06.20
„....wenn man es diesem Virus zu leicht macht, dann breitet es sich ganz, ganz schnell wieder aus“, Spahn, Gesundheitsminister und Bankkaufmann am 24.06.20
„...nicht zu sorglos werden“, Braun, Kanzleramtsminister am 24.06.20
„Die Corona-Pandemie ist noch nicht vorbei“ Steinmeier, Bundespräsident am 25.06.20.
Auch Drosten bläst erneut ins Märchenhorn und meint am 23.06.20: „In zwei Monaten, denke ich, werden wir ein Problem haben, wenn wir nicht jetzt wieder alle Alarmsensoren anschalten.”

Wo ist Merkel? Von ihr fehlt jede Spur.

Ja, das Virus hat zum Tode von Menschen geführt. Und nein, das ist nicht schön. Aber es stellt sich gerade angesichts der Zahlen die Frage, welches Spiel hier gespielt wird. Anfangs wäre es verständlich gewesen, schnell und entschlossen zu reagieren, Maßnahmen zu ergreifen. Jedenfalls so lange, bis man ausreichend Erkenntnisse zu diesem Corona-Virus gesammelt hätte. Seit Anfang April ist klar, dass die Zahlen der positiv Getesteten stetig zurückgehen. Dies war noch vor der Maskenpflicht und vor Einführung der Beschränkungen von Grundrechten der Fall. Was derzeit geschieht ist allerdings völlig unverständlich. Es kann nur die Forderung geben, alle Einschränkungen der persönlichen Freiheiten sofort aufzuheben und die Maskenpflicht abzuschaffen. Dafür gibt es keine medizinischen Gründe mehr. Es wird notwendig sein, eine unabhängige Untersuchung durchzuführen, in der die politisch und wissenschaftlich Verantwortlichen Rede und Antwort stehen müssen. Allein die sozialen und wirtschaftlichen Schäden sind nicht mehr gutzumachen und müssen angemessen untersucht werden. Es müssen all Jene zur Verantwortung gezogen werden, die ihre Entscheidungen entgegen aller vorliegenden Fakten getroffen haben.

Sollte es dazu nicht kommen, die medizinische Krise nicht ausreichend tief aufgearbeitet werden, so stehen Deutschland angesichts der noch zu erwartenden wirtschaftlichen Folgen schwere Zeiten und tiefe Einschnitte bevor. In Großbritannien rechnet man inzwischen ganz offiziell mit Unruhen angesichts der wirtschaftlichen und sozialen Verwerfungen (https://www.standard.co.uk/news/uk/rioting-could-break-out-across-uk-in-coming-months-amid-fallout-over-coronavi-

rus-government-advisor-a4464431.html?utm_medium=Social&utm_source=Facebook&fbclid=IwAR3ylNe0T5t7pbBx_RqaxLSYSyj8wELt9MihvxciZXxPUpigEs_PaWud-qw#Echobox=1591769009).
Ähnliches ist für Deutschland nicht auszuschließen, Seehofer befürchtet bereits Sicherheitsprobleme (https://www.tagesschau.de/newsticker/liveblog-coronavirus-mittwoch-117.html#Seehofer-befuerchtet-Sicherheitsprobleme).

Man wird von Seiten der Politik ungeachtet der Zahlen alles versuchen, eine Impfung durchzusetzen, selbst wenn diese keine langfristige Immunität garantieren sollte. Eine jährliche „Schutzimpfung" wäre die Lösung, ähnlich wie man es von der meist wirkungslosen Influenza-Impfung kennt. In jedem Fall eine sensationelle Lösung für verschiedene Pharmafirmen, denen das Geschäft in den nächsten Jahrzehnten nicht nur nicht versiegen wird, sondern gigantische Beträge in die Kassen spült.

Gibt es eine Möglichkeit, weitere Einschränkungen der persönlichen Freiheiten zu verhindern, die Maskenpflicht abzuschaffen und die Vorgänge rund um die Krise objektiv aufzuklären und Verantwortliche zur Rechenschaft zu ziehen?
Ja, die Möglichkeit gibt es. Aber die besteht darin, nicht nur das Buch gelesen und weiterempfohlen, verschenkt und verborgt zu haben, so dass sich auch andere ein Bild machen können, sondern den Hintern vom Sofa zu heben, den Fernseher aus dem Fenster zu schmeißen oder doch wenigstens keine Staatspropagandakanäle wie ZDF oder ARD zu schauen und sich den vielen Demonstrationen im Land anzuschließen, den Bundestagsabgeordneten Ihrer Gegend zu fragen, wie sie oder er sich in der Krise für die Freiheitsrechte eingesetzt hat, Petitionen aufzusetzen und vieles mehr. Es liegt an Ihnen, ob Sie

noch in Monaten, Jahren oder Jahrzehnten mit einer Maske durch die Gegend laufen müssen und Ihre persönlichen Freiheiten beschnitten bleiben oder noch weiter eingeschränkt werden.

Eine Corona-Chronik, gefunden auf
https://gunnarkaisertv.files.wordpress.com/2020/06/corona-reflektion-2020.pdf ,
die den Ablauf der Krise anschaulich und prägnant darstellt, die Aussagen von Politikern und deren teils verwunderlichen Kehrtwendungen über die Zeit nachzeichnet, die wirtschaftliche Situation zu unterschiedlichen Zeitpunkten dokumentiert und weitere wichtige Fakten, die durch die Masse der Meldungen in Vergessenheit geraten sind, finden Sie auf den folgenden Seiten.

CORONA CHRONIK

Manchmal sieht man den Wald vor lauter Bäumen nicht.

Die Ereignisse um COVID-19 überschlagen sich. Das Frühjahr 2020: eine Achterbahn der Gefühle - und der Politik.

WER SIND WIR?

Eine Gruppe von Wissenschaftlern. Informationsmanager. Designer.
Parteilos. Besorgt. Kritisch.

WO LIEGT DIE WAHRHEIT?

Beispiel: RKI zeigt Unwirksamkeit des Lockdowns.
Trotzdem hält Regierung an Maßnahmen fest. **Warum? Macht das Sinn? Wollen wir das alle?**

WARUM DIESE CHRONIK?

Überblick über Aussagen & Maßnahmen verschaffen.* Widersprüche der Politik aufzeigen.
Kritisch reflektieren!

LESEN! TEILEN! DISKUTIEREN!

*Alle Informationen basieren **ausschließlich** auf Quellen der offiziellen Leitmedien und Institute. Diese sind sowohl verlinkt als auch im Quellenverzeichnis aufgeführt.

ZENTRALE ELEMENTE

MEDIZIN

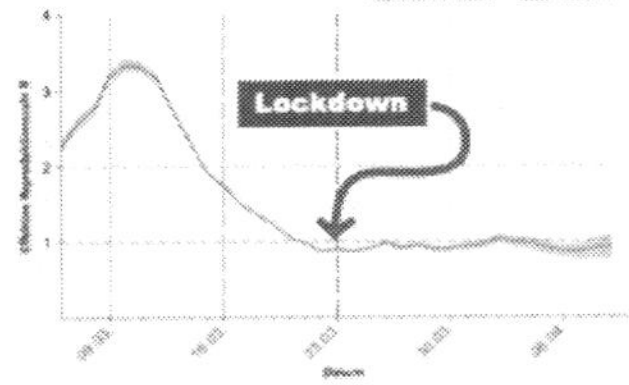

- Laut dem RKI, war die **Reproduktionszahl R** bereits **vor** dem Lockdown unter 1 (Quelle M1: RKI)
- Jeden Tag sterben ca. **2.500 Menschen** in Deutschland - mit oder ohne Corona (Quelle M2: Statistisches Bundesamt). An COVID-19 **in 2 Monaten 6.692** (Stand 4. Mai) (Quelle M3: RKI)
- **87%** der an COVID-19 Verstorbenen in Deutschland sind **über 70 Jahre** alt (Quelle M3: RKI)

Je mehr Tests, desto mehr Infizierte.
Die Anzahl der Tests wurde zu Beginn verdreifacht und so ein exponentielles Wachstum begründet (Quelle M4: RKI)

3x

Kalenderwoche 2020	Anzahl Testungen	Positiv getestet	Anzahl übermittelnde Labore
Bis einschließlich KW 10	124.736	3.892 (3,1%)	90
11	127.457	7.582 (5,9%)	114
12	348.619	23.820 (6,8%)	152
13	361.374	31.391 (8,7%)	158
14	408.173	36.850 (9,0%)	152
15	378.881	30.700 (8,1%)	168
16	323.449	21.538 (6,7%)	161
Summe	2.072.669	155.773	

POLITIK

Entwurf des neuen **Infektionsschutzgesetzes** (Stand 3.Mai) :

- **Notwendigkeit** eines Impf- oder Immunitätsnachweises
- **Zwangsbehandlung** und Hausbesuche von Polizei in der eigenen Wohnung
- Zulassung von **Impfstoffen** auch ohne sorgfältige Einhaltung von Vorschriften (Quelle P1: bundesgesundheitsministerium.de)

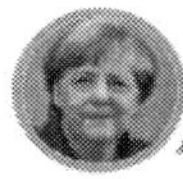

„Die Pandemie wird nicht verschwinden, bis wir wirklich einen Impfstoff haben" (Quelle P5: welt.de)

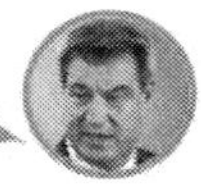

„Für eine Impfpflicht wäre ich sehr offen" (Quelle P6: faz.net)

Der Bundestag ist seit dem 25. März mit **25%** der Abgeordneten **beschlussfähig** (Quelle P2: bundestag.de) (Quelle P3: spiegel.de)

Ausgangssperren werden von der Polizei mit **Drohnen** kontrolliert (Quelle P4: welt.de)

Das **Strategiepapier** des Innenministeriums will eine **Schockwirkung** durch Verbreitung von Angst erzielen (Quelle P7: focus.de) (Quelle P8: frag-den-staat.de)

WIRTSCHAFT

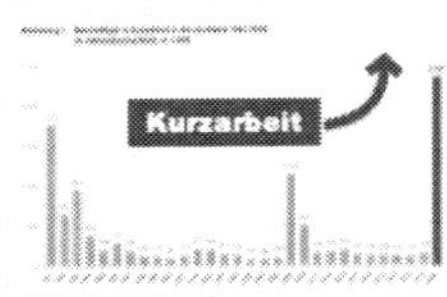

(Quelle W5: WSI)

1,2 Billionen €
Hilfskredite, die über Steuern zurück bezahlt werden müssen (Quelle W1: handelsblatt.com) (Quelle W2: tagblatt.de)

700.000
Betriebe haben Kurzarbeit beantragt (Quelle W3: welt.de)

126.000
Betriebe bauen Arbeitsplätze ab (Quelle W4: faz.net)

Prognosen gehen von **35 bis 65 Millionen Menschen** aus, die durch die globale Rezession in absolute Armut abrutschen. Und vielen von ihnen droht der **Hungertod**. (Quelle W6: welt.de)

MEDIZIN – STATISTIKEN

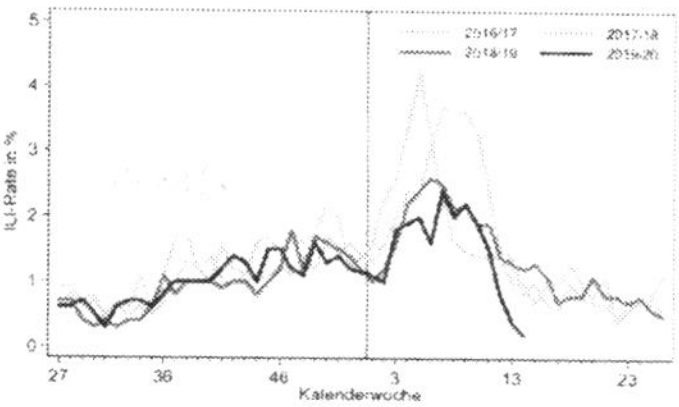

Die Zahl der akuten **Atemwegserkrankungen** mit Intensivbehandlung in **Deutschland** war in den letzten drei Jahren deutlich höher (Quelle M19: RKI)

In Hamburg ist **niemand ohne Vorerkrankung an** Corona **gestorben** (Quelle M23: welt.de)

Drosten erhält am 20. April **einen Sonderpreis** für Kommunikation (Quelle M24: stern.de)

Medizinisches Fachmagazin ordnet COVID-19 in gleiche Gefahrenstufe wie Grippeviren ein (Quelle M25: nejm.org)

Prof. Andreas Liebold: „Die Angst, sich mit dem Virus zu infizieren, ist unbegründet." „Wir beobachten derzeit eine **deutliche Zunahme schwerer Verläufe von Herzerkrankungen**, weil Patienten aus Angst vor Corona zu spät zum Arzt gehen."(Quelle M26: swp.de)

Die prophezeite Krise in **Schweden** ist immer noch nicht eingetroffen. Die Zahl der **Toten dort nimmt stetig ab**. In den **Medien** wird dennoch eine stark steigende Kurve kommuniziert. (Quelle M22: ARCGIS)

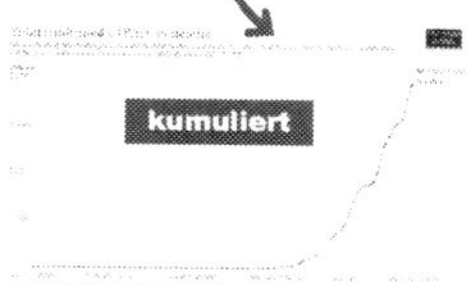

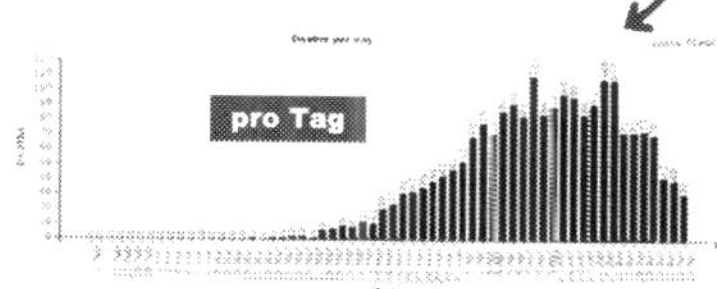

- **99.2%** der Todesfälle in **Italien** hatten mindestens eine Vorerkrankung (Quelle M20: statista.com)
- Italien hat die zweit älteste Bevölkerung der Welt (Quelle M21: worldbank.org)

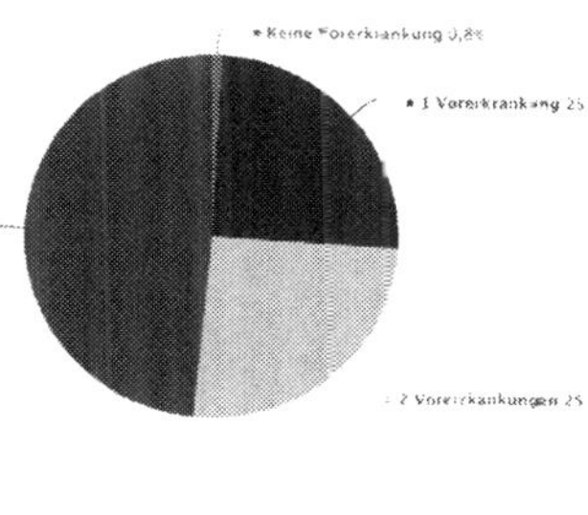

Zahlen vs. Politik.
Ist die Panik berechtigt?

MEDIZIN - MASKEN

30. Jan.

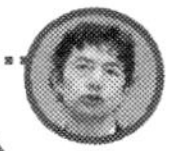

Mit einer Maskenpflicht hält man den Virus nicht auf.

„ Die technischen Daten dazu sind nicht gut für das Aufhalten mit der Maske" (Quelle M5: rbb)

27. Feb.

„**Brauche ich eine Atemschutzmaske?** Nein, die meisten Masken…bieten so gut wie keinen Schutz vor einer Ansteckung. Einfache OP-Masken aus Papier sind nach wenigen Minuten des Tragens feucht und können Viren noch schlechter abhalten als ohnehin schon." (Quelle M6: zeit.de)

2. April

Jena beschließt Maskenzwang
"Selbstverständlich wissen wir, dass ein Schal oder sogar eine OP-Maske kaum Selbstschutz bietet"…."Die Leute, die Maske tragen, werden ja oft noch misstrauisch beäugt" ….. "Das wird sich jetzt automatisch ändern."
(Quelle M7: zeit.de)

3. April

RKI empfiehlt Mundschutz (Quelle M8: RKI)
Die ZEIT veröffentlicht **trendy Anleitung** (Quelle M9: zeit.de)

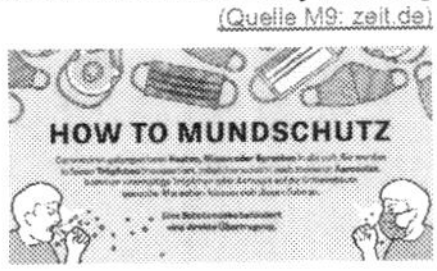

9. April

ZEIT.de spricht von einem Trend
„Es gibt vernünftige Gründe, eine Maske zu tragen. Welche, ist eine Frage der Eitelkeit. Weltweit entwickelt sich gerade ein neuer Trend, der mehr zeigt, als er versteckt"
(Quelle M10: zeit.de)

10. April

Die Nationale Akademie der Wissenschaften **Leopoldina** macht eine Aufhebung der Kontakteinschränkungen von Atemschutzmasken abhängig. "Die Maske muss zum **sozialen Standard** werden. Es muss **das neue Cool und Chic** sein."
(Quelle M11: zeit.de)

18. April

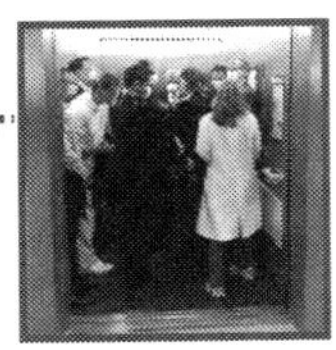

- Mecklenburg-Vorpommern führt **Maskenzwang** ein. (Quelle M12: stern.de)
- **Jens Spahn und 10 weitere Personen** halten keinen Sicherheitsabstand und fahren gemeinsam **im Aufzug**. Im Krankenhaus. (Quelle M13: RTL.de)

20. April

Söder beschließt **Maskenzwang in Bayern** (Quelle M15: zeit.de)
Ladenöffnungen: „Wir werden keine Kunden ohne Masken in den Laden lassen" (Quelle M14: zeit.de)

22. April

In nahezu **jedem Bundesland** wird der Maskenzwang eingeführt.

23. April

Do it yourself: Mundschutz ohne Nähen
(Quelle M16: zeit.de)

23. April

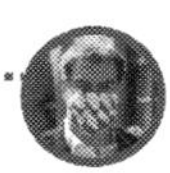

Bis es einen **Impfstoff** gebe, könne es keine Entwarnung und keine Lockerungen ohne gleichzeitige Auflagen wie eine Maskenpflicht geben.
(Quelle M17: focus.de)

i

Menschen mit verminderter Lungenfunktion wie **Asthma** oder COPD Patienten werden durch das Tragen von Atemmasken **gefährdet** (Quelle M18: TUM)

Woher der Sinneswandel? Viele Widersprüche!

POLITIK – RUNDE 1

28. Jan.

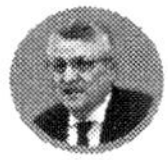

Wieler entwarnt trotz stark steigender Zahlen in China (Quelle P9: Bundesministerium für Gesundheit)

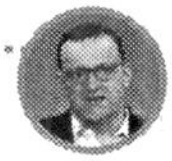

Spahn: „Die Gefahr für die Gesundheit der Menschen in Deutschland…bleibt weiterhin gering.… Deswegen möchte ich alle auch zu einem Stück Gelassenheit aufrufen." (Quelle P10: Bundesministerium für Gesundheit)

18. März

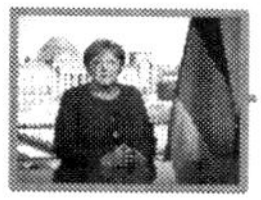

"Es ist ernst. Nehmen Sie es auch ernst … Ich appelliere an Sie: Halten Sie sich an die Regeln." (Quelle P11: zeit.de)

23. März

Lockdown tritt in Kraft

28. März

Merkel: Wichtig sei die **Verdopplungszeit.** Sie „muss in Richtung von **10 Tagen** gehen, damit unser Gesundheitssystem nicht überfordert wird." (Quelle P12: zeit.de)

1. April

Corona Strategiepapier gelangt an die Öffentlichkeit (kein Aprilscherz) (Quelle P7: focus.de) (Quelle P8: frag-den-staat.de)

„Um die **gewünschte Schockwirkung** zu erzielen, müssen…Auswirkungen…verdeutlicht werden:

1) Viele Schwerkranke werden von ihren Angehörigen ins Krankenhaus gebracht, aber abgewiesen, und **sterben qualvoll um Luft ringend** zu Hause.
2) Kinder…Wenn sie dann ihre Eltern anstecken, und einer davon **qualvoll** zu Hause **stirbt** und sie das Gefühl haben, **Schuld** daran zu sein, weil sie z.B. vergessen haben, sich nach dem Spielen die Hände zu waschen…
3) …Selbst anscheinend Geheilte nach einem milden Verlauf können anscheinend jederzeit **Rückfälle** erleben, die dann ganz **plötzlich tödlich** enden…"

3. April

Sprecher Merkel: **Verdopplung** alle 10 Tage sei **nicht so gemeint** gewesen. Nun spricht man von „10, 12 oder noch **mehr Tagen**." (Quelle P13: stuttgarter-nachrichten.de)

9. April

Entscheidend ist nun die Zahl der Menschen, die ein Infizierter durchschnittlich ansteckt, die sogenannte **Reproduktionszahl R** (Quelle P14: zeit.de)

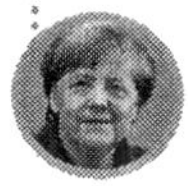

„Die Pandemie wird nicht verschwinden, bis wir wirklich einen Impfstoff haben" (Quelle P5: welt.de)

10. April

- Ausgangssperren werden von der Polizei mit **Drohnen kontrolliert** (Quelle P4: welt.de)
- Sachsen will **Quarantäne-Verweigerer in Psychiatrie sperren** (Quelle P15: welt.de)

11. April

Demonstration in **Berlin** gegen Aussetzung von **Grundrechten** (Quelle P16: bz-berlin.de)

16. April

- **1. Demonstration** in **Gießen** gegen Aussetzung von Grundrechten (Quelle P17: hessenschau.de)
- **Bundesverfassungsgericht** Karlsruhe erlaubt Demonstrationen unter Auflagen (Quelle P18: tagesschau.de)

18. April

1. Demonstration in **Stuttgart** gegen Aussetzung von Grundrechten (Quelle P19: swr3.de)

20. April

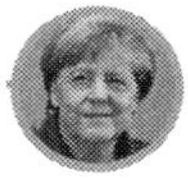

Merkel spricht von „Öffnungsdiskussionsorgie"
(Quelle P20: zeit.de)

21. April

Leiter des Harburger **Gesundheitsamtes** wird zwei Monate beurlaubt.
(Quelle P21: zeit.de)

22. April

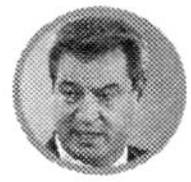

„Für eine Impfpflicht wäre ich sehr offen"
(Quelle P6: faz.net)

Opposition Österreich: Bundeskanzler Kurz „hat Menschen **bewusst in Angst und Schrecken versetzt"**
(Quelle P22: Bundestag Österreich)

23. April

Laut RKI schwankt der Reproduktionsfaktor (zu diesem Zeitpunkt der Grund für die Aufrechthaltung der Maßnahmen) zwar seit dem 21. März (**vor dem Lockdown**) zwischen 0,8 und 1,1. (Quelle M1: RKI)

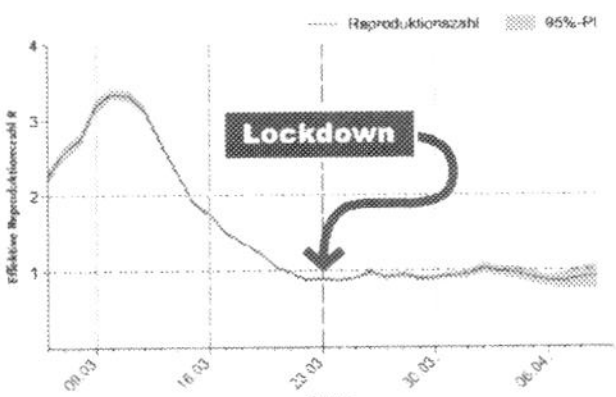

Merkel macht

4 Wochen später

allerdings folgende Aussagen:

„Niemand hört es gerne, aber es ist die Wahrheit. Wir leben nicht in der **Endphase der Pandemie**, sondern immer noch an Ihrem Anfang. **Wir werden noch lange mit diesem Virus leben müssen.**"
(Quelle P23: Bundesregierung)

„...ich möchte, dass wir möglichst bald und möglichst erfolgreich natürlich den **Reproduktionsfaktor auch weiter drücken** können."
(Quelle P24: tagesschau)

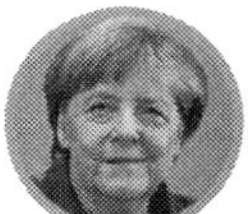

„Die Situation ist trügerisch und wir sind noch lange nicht über dem Berg."
(Quelle P23: Bundesregierung)

„Durch die Strenge mit uns selbst, die Disziplin der letzten Wochen, haben wir die Ausbreitung des Virus verlangsamt. Das klingt wie etwas Geringes, aber es ist etwas ungeheuer Wertvolles."
(Quelle P23: Bundesregierung)

**Wo ist hier die Logik?
Ist das verhältnismäßig?**

POLITIK – DATEN & APPS

3. April

Die Technologie Bluetooth ist nicht geeignet für die **Nachverfolgung via App**, da die Sensitivität der Sensoren zu ungenau ist.
(Quelle P25: netzpolitik.org)

13. April

Die **Leopoldina Akademie** empfiehlt der Bundesregierung, das **Datenschutzgesetz** anzupassen.
(Seite 7 oben, erster Absatz)
(Quelle P26: leopoldina.org)

14. April

Die **Tracing App** soll standardmäßig in das **Betriebssystem** von Android und Apple integriert werden.
(Quelle P27: netzpolitik.org)

13. April

Projektpartner verlassen Corona-App Projekt aufgrund von Vertrauensverlust
(Quelle P28: faz.net)

20. April

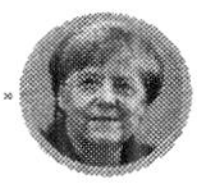

Merkel bei Pressekonferenz:

- 7:20 „Wir brauchen eine **präzise Nachverfolgung** aller Infektionsketten"
- 9:05: ..."dass es von entscheidender Bedeutung ist, dass wir genau diese Infektionsketten, **und zwar jede einzelne** gut nachvollziehen können"
- 9:20: „ Lockerungen **ohne diese bessere Erfassung werden nicht die gewünschte Wirkung entfalten** ..."

(Quelle P24: tagesschau)

20. April

Gesundheitsministerium will Quarantäne digital überwachen

- Gesundheitsämter soll künftig 2 Mal täglich prüfen, ob Auflagen eingehalten werden – per Telefon oder Hausbesuch.
- Für Gesundheitsämter ist eine verpflichtende Nutzung anvisiert, Bürger/innen sollen sich auch gegen die Nutzung entscheiden können.
- Detailfragen zur technischen Umsetzung beantwortet das Ministerium auf Anfrage noch nicht.

(Quelle P29. netzpolitik.org)

23. April

Spahn will Daten der Corona-App zentral abspeichern. Opposition kritisiert dies mit: „Das Vorgehen der Bundesregierung ist nicht nur tödlich für die Akzeptanz einer App-Lösung, es zeugt auch von mangelndem Respekt gegenüber dem Parlament"
(Quelle P30: stern.de)

Was passiert hier?
Wollen wir wirklich überwacht werden?

QUELLEN

MEDIZIN

Quelle M1: Seite 14 Abb.5
https://www.rki.de/DE/Content/Infekt/EpidBull/Archiv/2020/Ausgaben/17_20.pdf?__blob=publicationFile
Quelle M2: https://www.destatis.de/DE/Themen/Gesellschaft-Umwelt/Bevoelkerung/Sterbefaelle-Lebenserwartung/Tabellen/sonderauswertung-sterbefaelle.html
Quelle M3: https://www.rki.de/DE/Content/InfAZ/N/Neuartiges_Coronavirus/Situationsberichte/2020-05-04-de.pdf?__blob=publicationFile
Quelle M4: Seite 10 - Tabelle 1 https://www.rki.de/DE/Content/Infekt/EpidBull/Archiv/2020/Ausgaben/16_20.pdf?__blob=publicationFile
Quelle M5: Minute 25:55 -
https://www.ardmediathek.de/rbb/player/Y3JpZDovL3JiYi1vbmxpbmUuZGUvdGFsa2F1c2Jicmxpbi8yMDIwLTAxLTI5VDIzOjMwOjAwXzE1N2Y4YjJmLThkMGEtNDM5YS1lMGM3LWZkNzc2NDk5ZGUzOC8yMDIwMDEyOV8yMzMw
Quelle M6: https://www.zeit.de/wissen/gesundheit/2020-02/coronavirus-sars-cov-2-risiko-symptome-schutz-rechte-faq
Quelle M7: https://www.zeit.de/gesellschaft/2020-04/mundschutzpflicht-atemschutzmaske-coronavirus-infektionsschutz-jena
Quelle M8: https://www.rki.de/DE/Content/Infekt/EpidBull/Archiv/2020/Ausgaben/19_20_MNB.pdf?__blob=publicationFile
Quelle M9: https://www.zeit.de/wissen/gesundheit/2020-04/mundschutz-masken-ffp-stoff-infektionsschutz-verwendung
Quelle M10: https://www.zeit.de/zeit-magazin/mode-design/2020-04/mundschutz-infektionsschutz-ansteckung-gesichtsmaske-mode
Quelle M11: https://www.zeit.de/gesellschaft/zeitgeschehen/2020-04/mundschutz-maske-coronavirus-kontakteinschraenkung-infektionsschutz
Quelle M12: https://www.stern.de/politik/deutschland/sachsen-und-mecklenburg-vorpommern-fuehren-maskenpflicht-im-nahverkehr-ein-9229076.html
Quelle M13: https://www.rtl.de/cms/jens-spahn-co-halten-trotz-corona-keinen-sicherheitsabstand-im-internet-ernten-sie-kritik-4523028.html
Quelle M14: https://www.zeit.de/wirtschaft/unternehmen/2020-04/ladenoeffnungen-coronavirus-lockerungen-massnahmen-stammkundschaft
Quelle M15: https://www.zeit.de/news/2020-04/20/soeder-bayern-fuehrt-maskenpflicht-in-laeden-und-nahverkehr-ein
Quelle M16: https://www.zeit.de/video/2020-04/6148291776001/atemschutzmasken-do-it-yourself-mundschutz-ohne-naehen
Quelle M17: https://www.focus.de/politik/deutschland/regierung-soeder-waere-fuer-deutschlandweite-impfpflicht-gegen-corona_id_11915431.html
Quelle M18: https://mediatum.ub.tum.de/doc/602557/602557.pdf
Quelle M19: https://influenza.rki.de/Wochenberichte/2019_2020/2020-14.pdf
Quelle M20: https://de.statista.com/statistik/daten/studie/1104934/umfrage/verteilung-der-todesfaelle-aufgrund-des-coronavirus-in-italien-nach-vorerkrankung/
Quelle M21: https://data.worldbank.org/indicator/SP.POP.65UP.TO.ZS?most_recent_value_desc=true
Quelle M22: https://experience.arcgis.com/experience/09f821667ce64bf7be6f9f87457ed9aa
Quelle M23: https://www.welt.de/regionales/hamburg/article207086675/Rechtsmediziner-Pueschel-In-Hamburg-ist-niemand-ohne-Vorerkrankung-an-Corona-gestorben.html?utm_source=pocket-newtab
Quelle M24: https://www.stern.de/panorama/wissen/corona-erklaerer-virologe-drosten-erhaelt-sonderpreis-fuer-kommunikation-9231130.html
Quelle M25: *https://www.nejm.org/doi/full/10.1056/NEJMe2002387*
Quelle M26: https://www.swp.de/suedwesten/staedte/ulm/uniklinik-ulm-herzchirurgen-schlagen-alarm-45691016.html

POLITIK

Quelle P1:
https://www.bundesgesundheitsministerium.de/fileadmin/Dateien/3_Downloads/Gesetze_und_Verordnungen/GuV/S/Entwurf_Zweites_Gesetz_zum_Schutz_der_Bevoelkerung_bei_einer_epidemischen_Lage_von_nationaler_Tragweite.pdf
Quelle P2: http://dip21.bundestag.de/dip21/btd/19/181/1918126.pdf
Quelle P3: https://www.spiegel.de/politik/deutschland/corona-krise-bundestag-soll-bereits-mit-einem-viertel-der-mitglieder-beschlussfaehig-sein-a-1989849b-d666-4bae-b0c6-58558fdee60d
Quelle P4: https://www.welt.de/vermischtes/article207163545/Regeln-in-der-Corona-Krise-Wo-die-Polizei-die-Ausgangssperre-per-Drohne-kontrolliert.html
Quelle P5: https://www.welt.de/politik/deutschland/article207167375/Merkel-zu-Corona-Solange-wir-keinen-Impfstoff-haben-wird-das-gelten.html
Quelle P6: https://www.faz.net/agenturmeldungen/dpa/soeder-waere-fuer-deutschlandweite-impfpflicht-gegen-corona-16738369.html
Quelle P7: https://www.focus.de/politik/deutschland/anarchie-nach-kernschmelze-geheimpapier-des-innenministeriums-skizziert-den-corona-kollaps-der-gesellschaft_id_11851290.html
Quelle P8: https://fragdenstaat.de/dokumente/4123-wie-wir-covid-19-unter-kontrolle-bekommen/
Quelle P9: https://www.youtube.com/watch?v=CVclAglsNs0
Quelle P10: https://www.youtube.com/watch?v=8_KVXpxoEXY
Quelle P11: https://www.zeit.de/politik/deutschland/2020-03/angela-merkel-coronakrise-solidaritaet-covid-19
Quelle P12: https://www.zeit.de/politik/deutschland/2020-03/angela-merkel-coronavirus-ausgangsbeschraenkung-gesundheitssystem
Quelle P13: https://www.stuttgarter-nachrichten.de/inhalt.angela-merkel-zum-coronavirus-merkel-sprecher-verdopplung-alle-zehn-tage-nicht-so-gemeint.b2298021-c809-40b8-8bca-977e461ded55.html
Quelle P14: https://www.zeit.de/wissen/gesundheit/2020-04/coronavirus-massnahmen-ostern-social-distancing
Quelle P15: https://www.welt.de/politik/deutschland/article207198029/Coronavirus-Sachsen-will-Quarantaene-Verweigerer-in-Psychiatrien-sperren.html
Quelle P16: https://www.bz-berlin.de/berlin/mitte/trotz-und-wegen-corona-demo-am-rosa-luxemburg-platz
Quelle P17: https://www.hessenschau.de/gesellschaft/bundesverfassungsgericht-giessen-muss-demos-trotz-corona-erlauben,demo-verbot-100.html
Quelle P18: https://www.tagesschau.de/inland/corona-demonstrationsrecht-101.html
Quelle P19: https://www.swr3.de/aktuell/nachrichten/Demo-mit-50-Menschen-mitten-in-Stuttgart-erlaubt/-/id=47428/did=5605216/5ylrgm/index.html
Quelle P20: https://www.zeit.de/politik/deutschland/2020-04/angela-merkel-lockerungen-corona-beschraenkungen-kritik-oeffnungsdiskussion
Quelle P21: https://www.zeit.de/hamburg/2020-04/elbvertiefung-21-04-2020
Quelle P22: https://www.youtube.com/watch?v=3gH4zH4Cp9Q&feature=youtu.be
Quelle P23: https://www.bundesregierung.de/breg-de/themen/coronavirus/regierungserklaerung-merkel-1746362
Quelle P24: https://www.youtube.com/watch?v=Up13a8NaVok
Quelle P25: https://netzpolitik.org/2020/warum-freiwilliges-handy-tracking-nicht-funktioniert/
Quelle P26: https://www.leopoldina.org/uploads/tx_leopublication/2020_Leopoldina-Stellungnahmen_zur_Coronavirus-Pandemie.pdf
Quelle P27: https://netzpolitik.org/2020/apple-und-google-schaffen-globalen-standard/
Quelle P28: https://www.faz.net/aktuell/politik/inland/datenspeicherung-offener-streit-bei-projekt-fuer-corona-app-16732590.html?xing_share=news
Quelle P29: https://netzpolitik.org/2020/gesundheitsministerium-will-quarantaene-digital-ueberwachen/
Quelle P30: https://www.stern.de/digital/smartphones/pepp-pt--spahn-entscheidet-sich-fuer-umstrittene-corona-app-9235748.html

QUELLEN

WIRTSCHAFT

Quelle W1: https://www.handelsblatt.com/politik/deutschland/bundesregierung-1-2-billionen-euro-gegen-die-coronakrise/25570100.html
Quelle W2: https://www.tagblatt.de/Nachrichten/Die-Krise-wird-viele-aermer-machen-454722.html
Quelle W3: https://www.welt.de/wirtschaft/article207410339/Kurzarbeitergeld-Zu-viel-Hilfsbereitschaft-schafft-neue-Ungerechtigkeit.html
Quelle W4: https://www.faz.net/aktuell/wirtschaft/corona-pandemie-jedes-zweite-unternehmen-beantragt-kurzarbeit-16737997.html
Quelle W5: https://www.boeckler.de/pdf/p_wsi_pb_38_2020.pdf
Quelle W6: https://www.welt.de/wirtschaft/article207092745/Corona-Pandemie-Rezession-beschert-der-Welt-die-noch-groessere-Katastrophe.html?xing_share=news

Da es sein kann, dass die Quellenangaben des Dokuments in der Druckausgabe nur schwer lesbar sind, hier noch einmal die komplette Aufstellung:

Quelle M1: Seite 14 Abb.5 https://www.rki.de/DE/Content/Infekt/EpidBull/Archiv/2020/Ausgaben/17_20.pdf?__blob=publicationFile
Quelle M2: https://www.destatis.de/DE/Themen/Gesellschaft-Umwelt/Bevoelkerung/Sterbefaelle-Lebenserwartung/Tabellen/sonderauswertung- sterbefaelle.html
Quelle M3: https://www.rki.de/DE/Content/InfAZ/N/Neuartiges_Coronavirus/Situationsberichte/2020-05-04-de.pdf?__blob=publicationFile

Quelle M4: Seite 10 - Tabelle 1 https://www.rki.de/DE/Content/Infekt/EpidBull/Archiv/2020/Ausgaben/16_20.pdf?__blob=publicationFile
Quelle M5: Minute 25:55 - https://www.ardmediathek.de/rbb/player/Y3JpZDovL3JiYi1vbmxpbmUuZGUvdGFsa2F1c2Jlcmxpbi8yMDIwLTAxLTI5VDIzOjMwOjAwXzE1N2Y4 YjJmLThkMGE-tNDM5YS1iMGM3LWZkNzc2NDk5ZGUzOC8yMDIwMDEyOV8yMzMw
Quelle M6: https://www.zeit.de/wissen/gesundheit/2020-02/coronavirus-sars-cov-2-risiko-symptome-schutz-rechte-faq
Quelle M7: https://www.zeit.de/gesellschaft/2020-04/mundschutzpflicht-atemschutzmaske-coronavirus-infektionsschutz-jena
Quelle M8: https://www.rki.de/DE/Content/Infekt/EpidBull/Archiv/2020/Ausgaben/19_20_MNB.pdf?__blob=publicationFile
Quelle M9: https://www.zeit.de/wissen/gesundheit/2020-

04/mundschutz-masken-ffp-stoff-infektionsschutz-verwendung
Quelle M10: https://www.zeit.de/zeit-magazin/mode-design/2020-04/mundschutz-infektionsschutz-ansteckung-gesichtsmaske-mode
Quelle M11: https://www.zeit.de/gesellschaft/zeitgeschehen/2020-04/mundschutz-maske-coronavirus-kontakteinschraenkung-infektionsschutz
Quelle M12: https://www.stern.de/politik/deutschland/sachsen-und-mecklenburg-vorpommern-fuehren-maskenpflicht-im-nahverkehr-ein-9229076.html

Quelle M13: https://www.rtl.de/cms/jens-spahn-co-halten-trotz-corona-keinen-sicherheitsabstand-im-internet-ernten-sie-kritik-4523028.html
Quelle M14: https://www.zeit.de/wirtschaft/unternehmen/2020-04/ladenoeffnungen-coronavirus-lockerungen-massnahmen-stammkundschaft
Quelle M15: https://www.zeit.de/news/2020-04/20/soeder-bayern-fuehrt-maskenpflicht-in-laeden-und-nahverkehr-ein
Quelle M16: https://www.zeit.de/video/2020-04/6148291776001/atemschutzmasken-do-it-yourself-mundschutz-ohne-naehen
Quelle M17: https://www.focus.de/politik/deutschland/regierung-soeder-waere-fuer-deutschlandweite-impfpflicht-gegen-corona_id_11915431.html **Quelle M18:** https://mediatum.ub.tum.de/doc/602557/602557.pdf
Quelle M19: https://influenza.rki.de/Wochenberichte/2019_2020/2020-14.pdf
Quelle M20: https://de.statista.com/statistik/daten/studie/1104934/umfrage/verteilung-der-todesfaelle-aufgrund-des-coronavirus-in-italien-nach- vorerkrankung/

Quelle M21: https://data.worldbank.org/indicator/SP.POP.65UP.TO.ZS?most_recent_value_desc=true
Quelle M22: https://experience.arcgis.com/experience/09f821667ce64bf7be6f9f87457ed9aa
Quelle M23: https://www.welt.de/regionales/hamburg/article207086675/Rechtsmediziner-Pueschel-In-Hamburg-ist-niemand-ohne- Vorerkrankung-an-Corona-gestorben.html?utm_source=pocket-newtab
Quelle M24: https://www.stern.de/panorama/wissen/corona-erklaerer-virologe-drosten-erhaelt-sonderpreis-fuer-kommunikation- 9231130.html
Quelle M25:
https://www.nejm.org/doi/full/10.1056/NEJMe2002387
Quelle M26: https://www.swp.de/suedwesten/staedte/ulm/uniklinik-ulm-herzchirurgen-schlagen-alarm-45691015.html

Quelle P1: https://www.bundesgesundheitsministerium.de/fileadmin/Dateien/3_Downloads/Gesetze_und_Verordnungen/GuV/S/Entwurf_Zweites_Gesetz_z um_Schutz_der_Bevoelkerung_bei_einer_epidemischen_Lage_von_nationaler_Tragweite.pdf
Quelle P2: http://dip21.bundestag.de/dip21/btd/19/181/1918126.pdf
Quelle P3: https://www.spiegel.de/politik/deutschland/corona-krise-bundestag-soll-bereits-mit-einem-viertel-der-mitglieder-beschlussfaehig-sein-a-1989849b- d666-4bae-b0c6-58558fdee60d

Quelle P4: https://www.welt.de/vermischtes/article207183545/Regeln-in-der-Corona-Krise-Wo-die-Polizei-die-Ausgangssperre-per-Drohne- kontrolliert.html

Quelle P5: https://www.welt.de/politik/deutschland/article207167375/Merkel-zu-Corona-Solange-wir-keinen-Impfstoff-haben-wird-das-gelten.html

Quelle P6: https://www.faz.net/agenturmeldungen/dpa/soeder-waere-fuer-deutschlandweite-impfpflicht-gegen-corona-16738369.html

Quelle P7: https://www.focus.de/politik/deutschland/anarchie-nach-kernschmelze-geheimpapier-des-innenministeriums-skizziert-den-corona-kollaps-der- gesellschaft_id_11851290.html

Quelle P8: https://fragdenstaat.de/dokumente/4123-wie-wir-covid-19-unter-kontrolle-bekommen/

Quelle P9: https://www.youtube.com/watch?v=CVclAglsNs0

Quelle P10: https://www.youtube.com/watch?v=8_KVXpxoEXY

Quelle P11: https://www.zeit.de/politik/deutschland/2020-03/angela-merkel-coronakrise-solidaritaet-covid-19

Quelle P12: https://www.zeit.de/politik/deutschland/2020-03/angela-merkel-coronavirus-ausgangsbeschraenkung-gesundheitssystem

Quelle P13: https://www.stuttgarter-nachrichten.de/inhalt.angela-merkel-zum-coronavirus-merkel-sprecher-verdopplung-alle-zehn-tage-nicht-so- gemeint.b2298021-c809-40b8-8bca-977e461ded55.html

Quelle P14: https://www.zeit.de/wissen/gesundheit/2020-04/coronavirus-massnahmen-ostern-social-distancing

Quelle P15: https://www.welt.de/politik/deutschland/article207198029/Coronavirus-Sachsen-will-Quarantaene-Verweigerer-in-Psychiatrien-sperren.html

Quelle P16: https://www.bz-berlin.de/berlin/mitte/trotz-und-wegen-corona-demo-am-rosa-luxemburg-platz
Quelle P17: https://www.hessenschau.de/gesellschaft/bundesverfassungsgericht-giessen-muss-demos-trotz-corona-erlauben,demo-verbot-100.html

Quelle P18: https://www.tagesschau.de/inland/corona-demonstrationsrecht-101.html
Quelle P19: https://www.swr3.de/aktuell/nachrichten/Demo-mit-50-Menschen-mitten-in-Stuttgart-erlaubt/-/id=47428/did=5605216/5ylrgm/index.html

Quelle P20: https://www.zeit.de/politik/deutschland/2020-04/angela-merkel-lockerungen-corona-beschraenkungen-kritik-oeffnungsdiskussion

Quelle P21: https://www.zeit.de/hamburg/2020-04/elbvertiefung-21-04-2020
Quelle P22:
https://www.youtube.com/watch?v=3gH4zH4Cp9Q&feature=youtu.be
Quelle P23: https://www.bundesregierung.de/breg-de/themen/coronavirus/regierungserklaerung-merkel-1746362
Quelle P24:
https://www.youtube.com/watch?v=Up13a8NaVok
Quelle P25: https://netzpolitik.org/2020/warum-freiwilliges-handy-tracking-nicht-funktioniert/
Quelle P26: https://www.leopoldina.org/uploads/tx_leopublication/2020_Leopoldina-Stellungnahmen_zur_Coronavirus-Pandemie.pdf
Quelle P27: https://netzpolitik.org/2020/apple-und-google-schaffen-globalen-standard/

Quelle P28: https://www.faz.net/aktuell/politik/inland/datenspeicherung-offener-streit-bei-projekt-fuer-corona-app-16732590.html?xing_share=news

Quelle P29: https://netzpolitik.org/2020/gesundheitsministerium-will-quarantaene-digital-ueberwachen/
Quelle P30: https://www.stern.de/digital/smartphones/pepp-pt--spahn-entscheidet-sich-fuer-umstrittene-corona-app-9235748.html

Quelle W1: https://www.handelsblatt.com/politik/deutschland/bundesregierung-1-2-billionen-euro-gegen-die-coronakrise/25670100.html

Quelle W2: https://www.tagblatt.de/Nachrichten/Die-Krise-wird-viele-aermer-machen-454722.html
Quelle W3: https://www.welt.de/wirtschaft/article207410339/Kurzarbeitergeld-Zu-viel-Hilfsbereitschaft-schafft-neue-Ungerechtigkeit.html

Quelle W4: https://www.faz.net/aktuell/wirtschaft/corona-pandemie-jedes-zweite-unternehmen-beantragt-kurzarbeit-16737997.html

Quelle W5: https://www.boeckler.de/pdf/p_wsi_pb_38_2020.pdf

Quelle W6: https://www.welt.de/wirtschaft/article207092745/Corona-Pandemie-Rezession-beschert-der-Welt-die-noch-groessere- Katastrophe.html?xing_share=news

Videoauswahl

Dies ist nur eine kleine Auswahl der Videos, die ich in der Zeit der Niederschrift des Buches gesichtet habe. Während ich zum Abschluss meiner Notizen die Titel aller von mir gesichteten Videos nachtragen wollte, musste ich feststellen, dass viele Videos nicht mehr verfügbar waren, gelöscht oder entfernt wurden. Die hier aufgeführten Videos allerdings waren noch alle zum Zeitpunkt der Veröffentlichung verfügbar.

REPORTAGE - "Grundrechte sind Schutz und Kompass"
https://youtu.be/L_-7R9bS2To
Festnahme von Tino Last Man Standing am 16.05.20 am Reichstag! Die komplette Szene aus Berlin
https://youtu.be/YhhHEiK6VV0
Mehrere Technik-Lastwagen für Corona-Demo angezündet
https://youtu.be/1SX3E4POx0k
Aktuelle Korona-News | Mainstream-Wahrheiten | Von Aluhüten und Wirrköpfen | 451 Grad
https://youtu.be/KIX5eU67DLw
heute journal vom 10.05.2020
https://youtu.be/MhU2_LZI0JQ
Tansania testet Motoröl, Pflanzen und diverse Tiere auf Corona. Mit erstaunlichen Ergebnissen
https://youtu.be/wKRcPFk3v9k
Luc Montagnier HIV Nobel Prize Winner Says Virus "Bio-engineered" in Lab 黄艳玲 17/04/20
https://youtu.be/durcHyxpFT4
Corona Demo München Marienplatz am 9.5.2020 von 14-16 Uhr
https://youtu.be/otKbT4FPqx0
Berlin 09.05.2020 Alex
https://youtu.be/tLzNOOjv_Ng

IM GESPRÄCH - Gefahr, dass wir Corona-Gesetze "mitschleppen"
https://youtu.be/qafD5ZwN8L8
Versammlung der Aluhüte: Demo gegen Corona-Maßnahmen
https://youtu.be/k1U7MtW-tKs
"Heinsberg-Studie": Wie verhält sich das Virus SARS-Cov-2?
https://youtu.be/OmhAt6Zsn74
Polizei Berlin weist Frau an, Grundgesetz bei Demo wegzustecken!
https://youtu.be/PcuM0A1DEQs
Corona Demo München am 18.4.2020
https://youtu.be/G-pRJ7NMoQI
DÜ vom Rosa-Luxemburg-Platz
https://youtu.be/k5M05c_JtxI
Berlin: Polizei löst Demonstration gegen Einschränkung von Grundrechten auf
https://youtu.be/8ejofplUjtg
Finanzminister Schäfer bringt Nachtragshaushalt 2020 ein - 36. Plenarsitzung des Hessischen Landtags
https://youtu.be/YB-Zj7pVV9c
Kontrollverlust | Jens Berger | NachDenkSeiten-Podcast | 11.03.2020
https://youtu.be/mV5t03SWOO8
Live: Kanzlerin Merkel und Gesundheitsminister Spahn zu Coronavirus
https://youtu.be/7HXrhgrCj24
Wutrede eines Arztes gegen Spahnmerkel, Wieler, RKI und viele andere Koryphäen|Sehr emotional!|Q
https://youtu.be/rRamB2imJ4Y
Demo / Mahnwache Grundgesetz / 23.05.2020 / QUERDENKEN 615 Darmstadt
https://youtu.be/v0k8godfskw

Leutnant der Reserve Spricht zur Polizei, Corona Demo Berlin
https://youtu.be/r3xycX7DMH8
23.05.2020 Freiheit Coronademonstration Russische Botschaft Berlin Unter den Linden Grundgesetz
https://youtu.be/nTyQb4UNukE
23.05.2020 Augenzeuge Polizeieinsatz bei Coronademonstrationen Berlin Zeuge 2
https://youtu.be/XXvEbOw-83g
Demo Berlin 23.05.2020
https://youtu.be/TDp4JjlPIv4
California Police STAND DOWN After Marine Vet Challenges Their Integrity
https://youtu.be/DTqipTcwxyA
Poland: Police surround hundreds of anti-lockdown protesters in central Warsaw
https://youtu.be/7cY72HjmYvg
HAMBURG CORONA - DEMO. Gegen Corona - Auflagen
https://youtu.be/y51dag9ZHoY
RUBIKON: Im Gespräch: „Wir klagen an!“ (David Jungbluth und Jens Lehrich)
https://youtu.be/DUoHJAKNCD8
Keine Übersterblichkeit: Warum starben 2018 mehr als 2020? - Punkt.PRERADOVIC mit Prof. Homburg
https://youtu.be/V3AzAXZmoB0
Impfung gegen Covid-19 sinnlos - Punkt.PRERADOVIC mit Prof. Dr. Sucharit Bhakdi
https://youtu.be/zMAO0F5bBKc
Steinmeier in Berlin: Kamera an, Maske an – Kamera aus, Maske aus [14.05.2020]
https://youtu.be/y2qAKS6Hl4I
REPORTAGE - Querdenken 711 Stuttgart 31.5.2020
https://youtu.be/84qk03kWJNQ

An Staatsministerium BW - Stabsstelle für Zivilgesellschaft und Bürgerbeteiligung vom 04.05.2020
https://youtu.be/uS-tJTGiZNQ
Corona Demo München am 9.5.2020 Marienplatz 16:15-18:15 Uhr TEIL 1
https://youtu.be/c-fVJRxWJsk
Der Realitätsverlust - 49
https://youtu.be/iTrcCG4CGJU
NARRATIVE #6 - Gespräch mit Prof. Sucharit Bhakdi. Alle Pläne zur Impfung müssen gestoppt werden.
https://youtu.be/FowK14stnlk
Sky du Mont trifft auf den Epidemiologen Prof. Sucharit Bhakdi | GRENZGÄNGER - Episode 6
https://youtu.be/Z_bK_xVQ5rI
Geld weg – und jetzt? Kleinunternehmen kämpfen um ihr Lebenswerk | SWR Doku
https://youtu.be/PI8LcxQqziI
Der große BLUFF
https://youtu.be/HSA9AHt16yg

STECKANDOSE.COM sagt Danke,

dass Sie dieses Buch gekauft haben.

Wenn es Ihnen gefallen hat, geben Sie gern eine Bewertung auf Amazon zum Buch ab.

Auf den folgenden Seiten empfehlen wir Ihnen mit Vergnügen weitere Bücher zum Thema Reisen, Entspannung und Spaß sowie Unterhaltung und Lernen für Kinder.

Mit LOVE durch LONDON

Ein Insider Reiseführer

Ausgabe 2020/2021

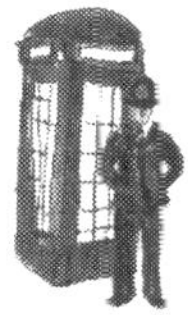

Love Piepenbrinck

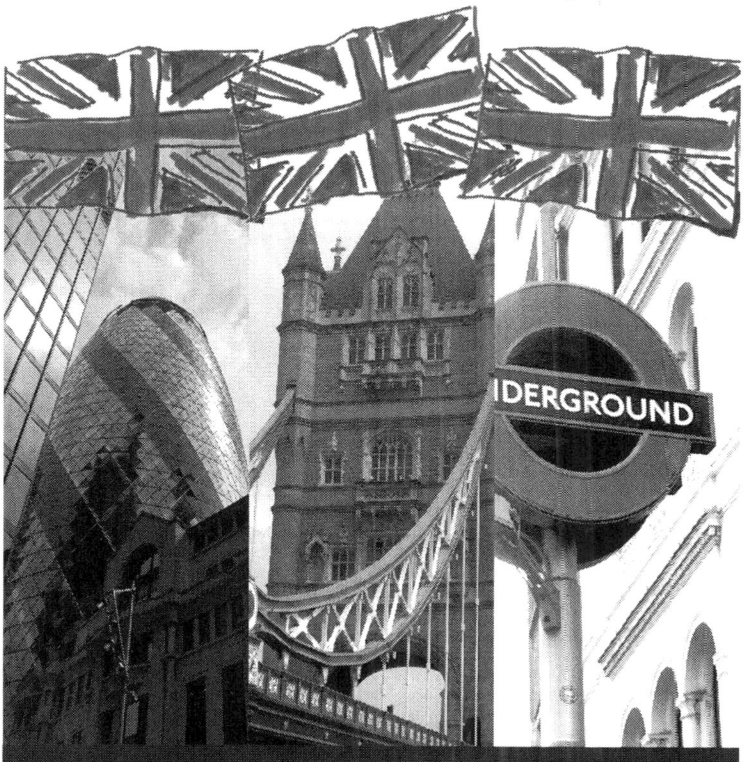

London – Eine der Hauptstädte in Europa, die jährlich Millionen Menschen anziehen. Eine Stadt voller Sehenswürdigkeiten und Attraktionen, voller Geschichte und Geschichten. Das weiß auch die bucklige Verwandtschaft von Love Piepenbrinck, die sich regelmäßig in ihrem Haus einquartiert und es als Basis für Besuche Londons nutzt. Um nicht jedes Mal den Reiseführer zu geben, entschloss sich Love, einen ganz speziellen Reiseführer für ihre Verwandtschaft zu schreiben." Ich mache einfach mal einen kleinen, ganz speziellen London Reiseführer und zeige meine Lieblingsecken, darüber hinaus ein paar Orte, die man wirklich gesehen haben sollte. Weil die bucklige Verwandtschaft bei mir aber immer nur für drei oder vier Tage in London bei aufschlägt, musste ich nicht jede Kleinigkeit aufführen. Das wäre ja auch noch schöner. Dann könnten die gleich einen ganz dicken Reiseführer kaufen und all die beschriebenen Wege ablaufen. Aber da wären sie abends platt wie `ne Flunder, könnten nicht mehr Piep sagen und würden außerdem nicht die interessanten Geschichten kennen, die ich zu erzählen habe!“ Love lebt seit mehr als zehn Jahren in der britischen Hauptstadt, kennt die Orte, die Menschen und die Geschichten. Mit ihr als Insider erlebt man London anders, als auf einem Standard-Touri-Programm. Sie führt in Ecken der Stadt und erzählt Geschichten, die unbekannt sind. Vier Tage mit Love durch London zeigen Bekanntes, wenig Bekanntes und geben Raum, auch völlig neue Seiten der Stadt allein, zu zweit oder mit der Familie zu entdecken. Freuen Sie sich darauf, mit Love gemeinsam diese spannende und interessante europäische Hauptstadt zu erforschen. Es wird garantiert nicht langweilig. Die aktualisierte und erweiterte Neuauflage hat noch mehr London, mehr Bilder, mehr Geschichten und eine neue Tour. Love war dafür wieder intensiv in der Stadt unterwegs und bringt auch diesmal wieder alles in ihrer gewohnten Erzählweise.

MIT **LOVE** AUF **REISEN**

Mit dem

Champagner-Schach-Express

nach **KRAKAU**

Love Piepenbrinck

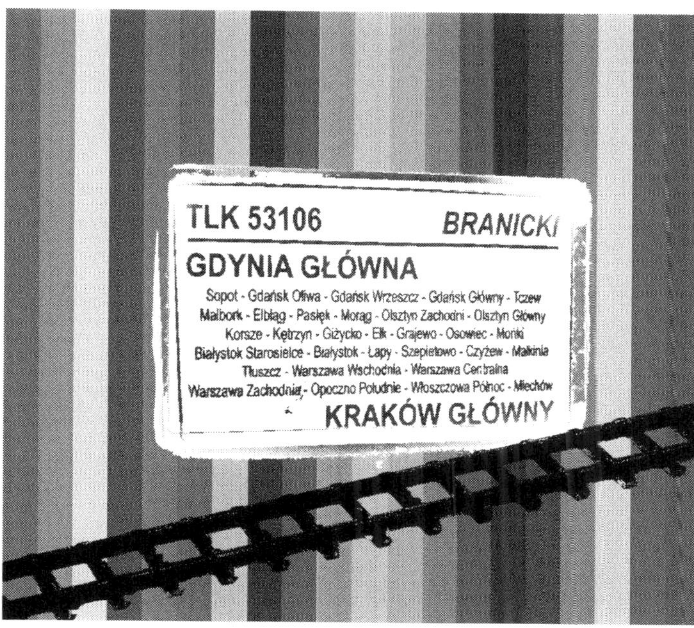
TLK 53106
BRANICKI
GDYNIA GŁÓWNA
Sopot - Gdańsk Oliwa - Gdańsk Wrzeszcz - Gdańsk Główny - Tczew
Malbork - Elbląg - Pasłęk - Morąg - Olsztyn Zachodni - Olsztyn Główny
Korsze - Kętrzyn - Giżycko - Ełk - Grajewo - Osowiec - Mońki
Białystok Starosielce - Białystok - Łapy - Szepietowo - Czyżew - Małkinia
Tłuszcz - Warszawa Wschodnia - Warszawa Centralna
Warszawa Zachodnia - Opoczno Południe - Włoszczowa Północ - Miechów
KRAKÓW GŁÓWNY

Mehr von Love Piepenbrinck

Zugfahren ist ein wenig aus der Mode gekommen. Love Piepenbrinck ist begeistert davon, langsam zu reisen. So wundert es nicht, dass sie sich auf den Weg machte, um Krakau, die heimliche polnische Hauptstadt zu entdecken. Mit dem Zug.

Wer mit Love unterwegs ist, der weiß, dass es auf solch einer Reise immer etwas zu erleben gibt. Denn Love erzählt eine Menge über Geschichte und Geschichten, die man sonst nur selten findet. Ein modernes Abenteuer auf der Schiene, von Hamburg über Berlin und Warschau nach Krakau. Eine Entdeckungsreise in der alten, wundervollen Stadt im Süden Polens.

Vom Rezept für eine leckere Weihnachtsgans über zwei verrückte Amerikaner auf Europatour, einen Trompeter, den mitten im Spiel ein Tartarenpfeil niederstreckte bis hin zu leckerer polnischer Hausmannskost und alter Schnitzkunst in Kirchen baut Love den ganz großen Bogen in ihrem Buch. Man kann das Buch einfach „nur so“ lesen, man sollte es dabeihaben, wenn man nach Krakau fährt.

Heute hast Du ein

DATE MIT DIR

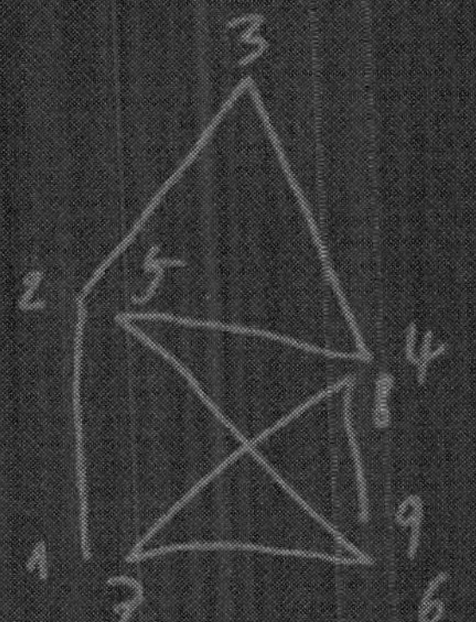

Dr. Albert van Newton

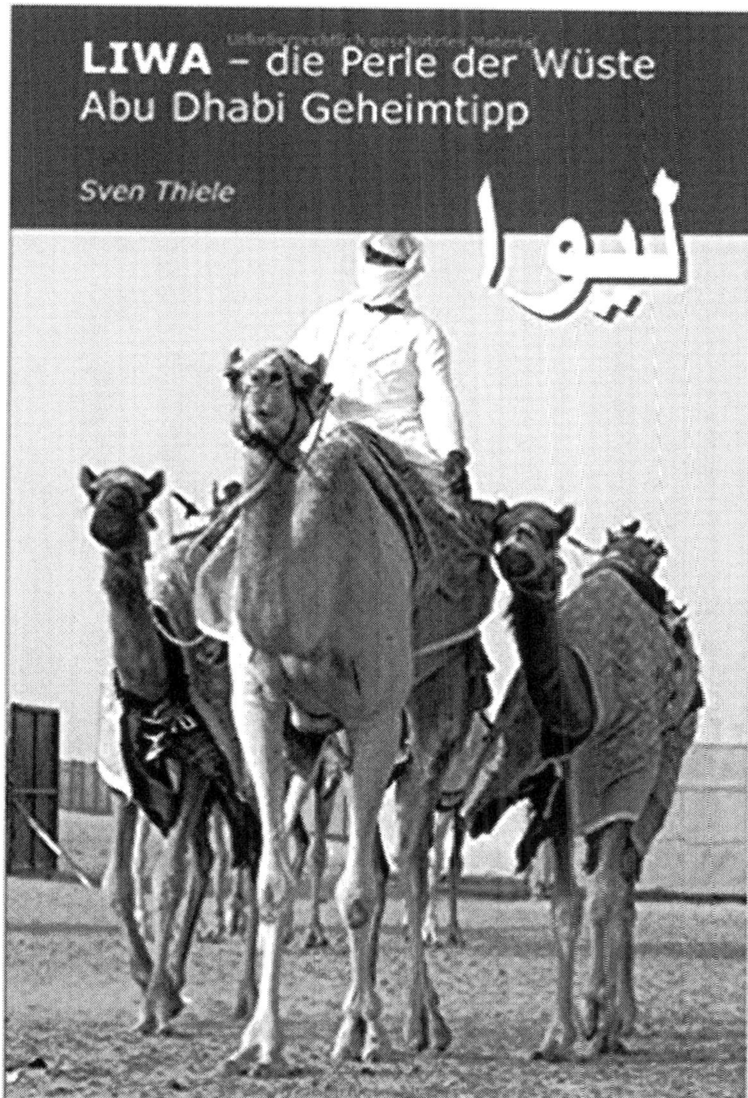
LIWA – die Perle der Wüste
Abu Dhabi Geheimtipp
Sven Thiele
ليوا

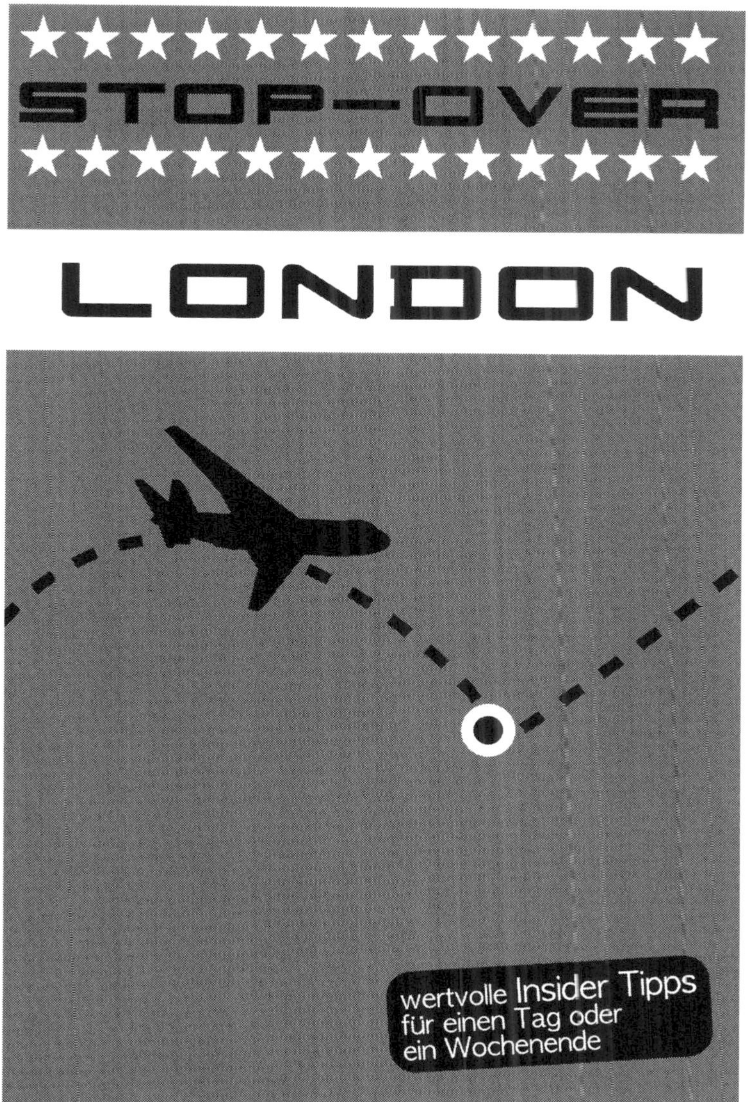
STOP-OVER
LONDON
wertvolle Insider Tipps
für einen Tag oder
ein Wochenende

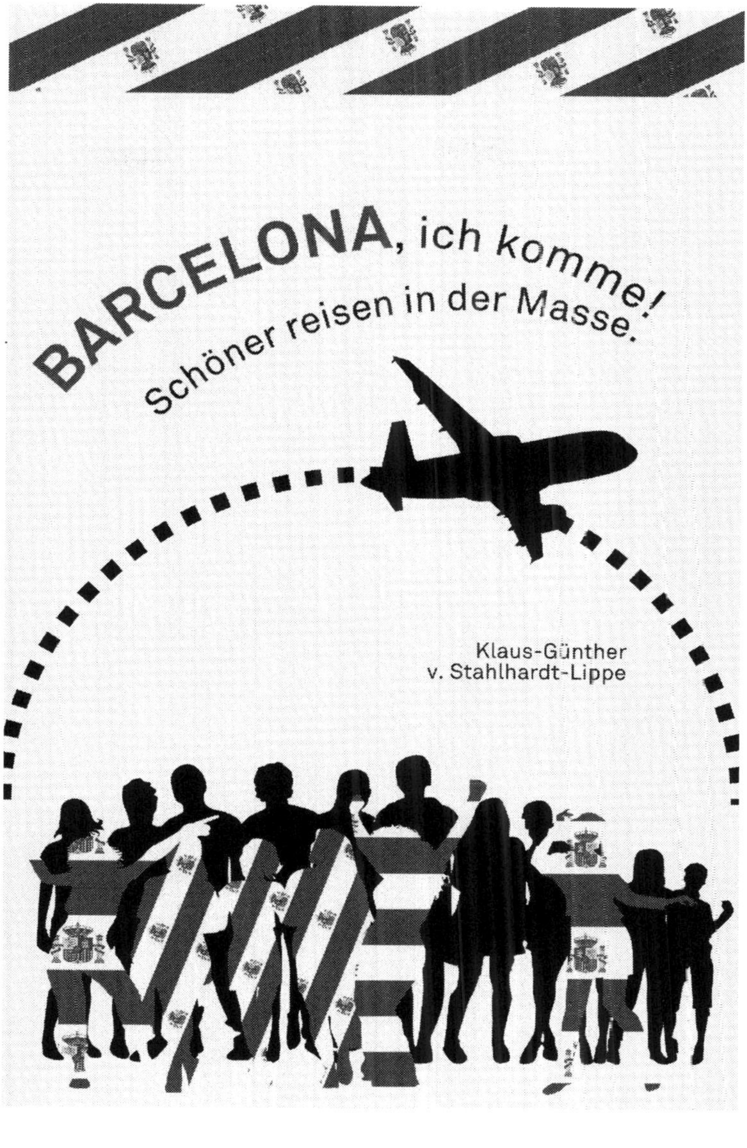
BARCELONA, ich komme!
Schöner reisen in der Masse.
Klaus-Günther
v. Stahlhardt-Lippe

Unsere Empfehlung zum Thema Reisen

Barcelona- Kulturstadt am Mittelmeer, umgeben von Bergen und voller Sehenswürdigkeiten. Spanische und internationale Kultur trifft hier auf Tradition und entspannt mediterrane Lebensart. Barcelona ist das Sehnsuchtsziel vieler Menschen, ob nur für ein Wochenende oder für immer.

Kunstkenner und Kunstsammler von Stahlhardt-Lippe wollte es wissen und folgte einer Einladung ans Mittelmeer. Auf dem Flug entschied er sich, Barcelona anderen zu überlassen. Immer mehr, immer voller und immer alles das Gleiche ist nicht seine Philosophie. So gerät die Reisegeschichte zu einer Abrechnung in klaren Worten mit dem heutigen Massentourismus. Sicherlich nicht für jeden amüsant. Der ein oder andere mag sich selbst erkennen, wobei von Stahlhardt-Lippe dies nur recht wäre.

Klaus-Günther von Stahlhardt-Lippe: Barcelona, ich komme! Schöner Reisen in der Masse.

Erhältlich auf Amazon als Taschenbuch und e-book

BRIEFE AUS LONDON

Sven Thiele

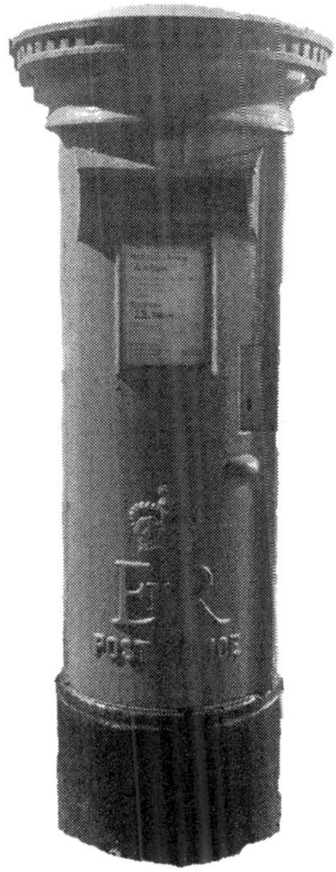

Unsere Empfehlung zum Thema Reisen

London ist die westliche Mega-City in Europa, der Counterpart zu Moskau im Osten und Istanbul im Süden des Kontinents. Von hier wurde einst ein Empire regiert, das als solches nicht mehr existiert. Die Stadt an der Themse ist Sehnsucht für viele Millionen Menschen aus aller Welt, die als Touristen oder Einwanderer kommen. In den Straßen tobt das Leben, es pulsiert 24 Stunden am Tag. Für einige ist die Stadt das Paradies, nicht wenige gehen in ihr unter. Während die Oligarchen Fußballklubs kaufen und Superreiche in Kensington residieren, ist die Endstation im Osten der Stadt sichtbar. Banken recken ihre Türme in der City und in Canary Wharf in die Höhe, in anderen Stadtteilen lassen Spekulanten die Häuser verfallen. Wer in London arbeitet, hat oft lange Fahrzeiten und vom Glamour, den die Touristen sehen, bleibt wenig. Eine marode Infrastruktur, hohe Wohnungspreise und erhebliche Lebenshaltungskosten machen das Leben anstrengend. Viele derer, die hier wohnen, haben eine Hassliebe gegenüber der Stadt entwickelt. Man will gehen, aber irgendetwas lässt dies nicht zu.
Der Autor lebt und arbeitet seit mehr als zehn Jahren in London und kennt nahezu alle Freuden und Probleme, die diese Stadt zu bieten hat. Im Buch schildert er einige davon und erklärt, was den skurrilen Engländer so sehr von den Deutschen unterscheidet. Man kann das Buch als eye-opener bezeichnen und Thiele schreibt wie gewohnt unkonventionell und nicht immer politisch korrekt, besonders wenn es um die heiklen politischen und historischen Themen geht.

Sven Thiele: Briefe aus London

Erhältlich auf Amazon als Taschenbuch und e-book

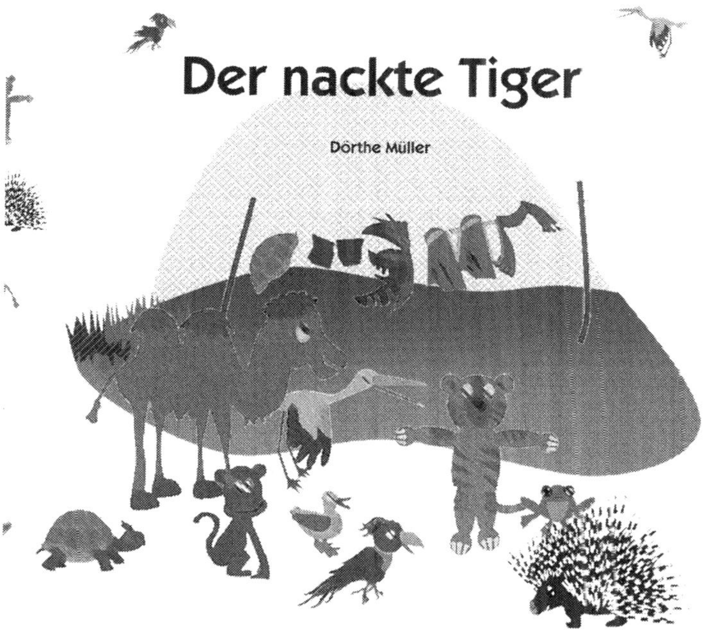
Der nackte Tiger
Dörthe Müller

Bücher für Kinder mit Gute Nacht Geschichten, zum Lesen und Malen

Auch kleine Tiger können allein sein und frieren. Und weil diese Situation dem kleinen nackten Tiger nicht gefällt, macht er sich auf den Weg. Dabei findet er einen Freund, der ihm in einer kniffligen Situation zur Seite steht und ihm auf seinem weiteren Weg hilft, neue Freunde zu finden, Entdeckungen zu machen und zu verstehen, was Freundschaft ist.
Kinder lernen mit diesem Buch, was es heißt, trotz Unterschieden Gemeinsamkeiten zu entdecken, proaktiv hilfsbereit zu sein und gleichzeitig sich helfen zu lassen, durch Offenheit gemeinsam Probleme zu lösen und mit anderen freundschaftlich zu teilen, um gemeinsam Freude und Spaß zu haben. Jeder liebt die geheime Botschaft über Mut, Vertrauen und Zuversicht, was die Autorin so beschreibt: „Ich kann groß werden und lernen. Ich kann mir selbst vertrauen und mit Freunden gemeinsam die Welt entdecken."

Das Buch „Der nackte Tiger" besticht nicht zuletzt durch seine farbenfrohen collageartigen Illustrationen und seine versteckten Botschaften, die die Phantasie der Kinder anregen und lernen lassen. Gleichzeitig macht es den Eltern Spaß, wenn diese ihren Kindern das Buch vorlesen.

Dörthe Müller, Der nackte Tiger

Erhältlich auf Amazon als Taschenbuch und e-book

Die kleine Prinzessin,

die nicht einschlafen wollte:

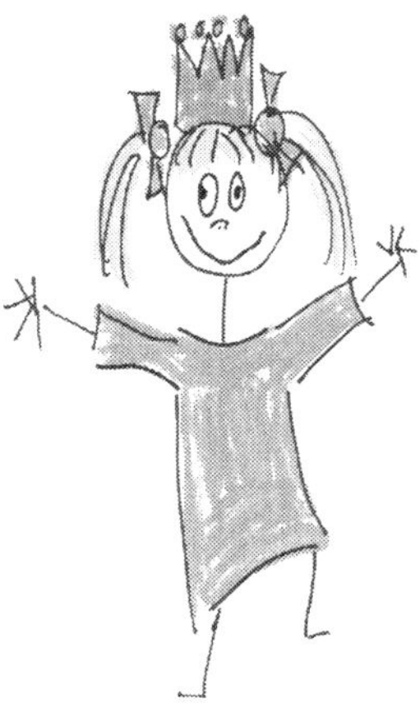

Teil 1:Die Kräuterfee

Constanze von Raithenfeldt

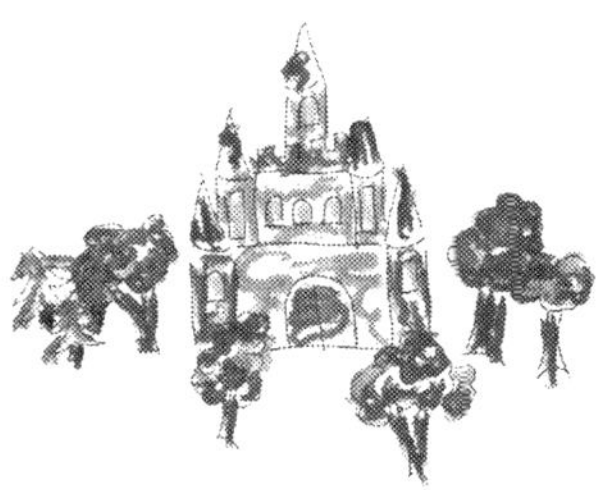

Vor langer, langer Zeit lebte eine kleine Prinzessin mit ihren Eltern, der Königin und dem König in einem Schloss hinter vielen Bergen. Die kleine Prinzessin erlebte jeden Tag Abenteuer im Schlosspark. Sie tobt mit ihren Freundinnen herum, klettert im Sommer auf Bäume, beobachtet die Bienen und Hummeln, während sie auf der blühenden Wiese liegt und die Sonne scheint. Im Winter läuft sie Schlittschuh auf tief zugefrorenen Schlossteichen oder lässt sich von ihrem Lieblingspferd auf dem Schlitten durch den Schnee ziehen. Und im Herbst malt sie alles, was sie im Park sieht: Blumen, bunte Bäume, Rehe und Hasen. Auf dem Dachboden findet sie alte Kleider und probiert eins nach dem anderen an.

Bei diesen vielen Abenteuern fällt es der kleinen Prinzessin schwer, am Abend einzuschlafen. Königin und König machen sich Gedanken, wie es wohl weitergehen soll, wenn die Prinzessin in die Schule kommt. Gar nicht auszudenken, würde sie im Unterricht einschlafen und die Königin und der König würden beim Elternabend deswegen Probleme bekommen. Eine Lösung muss her. Und wie die aussieht, ob sie funktioniert und was die kleine Prinzessin noch alles erlebt, erfahrt Ihr im ersten Teil der Geschichte.

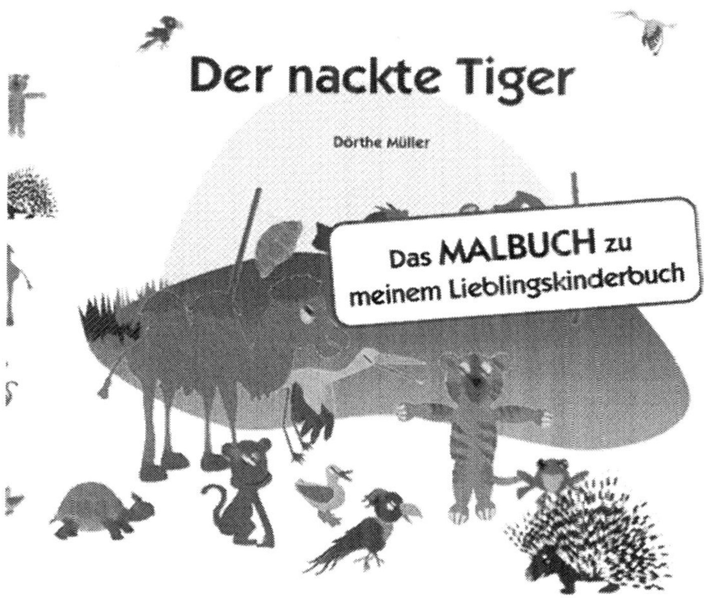
Der nackte Tiger
Dörthe Müller
Das MALBUCH zu
meinem Lieblingskinderbuch

Haftungsausschluss

Der Inhalt dieses eBooks/Buches wurde mit großer Sorgfalt geprüft und erstellt. Für die Vollständigkeit, Richtigkeit und Aktualität der Inhalte kann jedoch keine Garantie oder Gewähr übernommen werden. Der Inhalt dieses eBooks/Buches repräsentiert teilweise die persönliche Erfahrung und Meinung des Autors. Die Aussagen, Meinungen, Ansichten und Berichte der interviewten Personen sind nicht die des Autors und/oder des Herausgebers dieses Buches. Vielmehr sind es die Meinungen, Ansichten, Berichte der interviewten Personen, die der Autor nicht auf seine Richtigkeit überprüft hat. Der Autor und/oder der Herausgeber übernehmen daher keine Haftung für deren Richtigkeit. Der Inhalt des vorliegenden Buches sollte nicht mit einer Anleitung und/oder Aufforderung dazu verwechselt werden, sich Gefahren auf Reisen auszusetzen oder Dinge bzw. Handlungen, wie vom Autor beschrieben nachzumachen. Es wird keine juristische Verantwortung und/oder Haftung für Schäden übernommen, die Reisen, Expedition o.ä. des Lesers entstehen. Es kann auch keine Garantie für Erfolg etwaiger Reisen, Urlaube oder Expeditionen übernommen werden. Der Autor und/oder der Herausgeber übernehmen daher keine Verantwortung für das Nicht-Erreichen der im Buch beschriebenen Ziele und/oder für Taten, die sich auf das Buch oder seine beschriebenen Inhalte beziehen.

Dieses eBook/Buch enthält Links zu anderen Webseiten. Auf den Inhalt dieser Webseiten haben wir keinen Einfluss. Deshalb kann auf diesen Inhalt auch keine Gewähr übernommen werden. Die verlinkten Seiten wurden zum Zeitpunkt der Verlinkung auf mögliche Rechtsverstöße überprüft. Für die Inhalte der verlinkten Seiten ist aber der jeweilige Anbieter oder Betreiber der Seiten verantwortlich. Rechtswidrige Inhalte konnten zum Zeitpunkt der Verlinkung nicht festgestellt werden.

Printed in Poland
by Amazon Fulfillment
Poland Sp. z o.o., Wrocław

68708569R00257